W0187219

# 7 MINUTES PAR JOUR

## CARDIO BRÛLE-GRAISSES + GAINAGE COMPLET

# 7 MINUTES PAR JOUR

## CARDIO BRÛLE-GRAISSES + GAINAGE COMPLET

ÉDITIONS DE NOYELLES

# INTRODUCTION

*C'est démontré . 7 minutes de sport pratiqué intensément et régulièrement peuvent se révéler très bénéfiques, tant pour gagner en tonicité musculaire que pour perdre du poids.*

## DES ARGUMENTS POUR VOUS Y METTRE ?

*Voici tout ce qu'une activité physique régulière vous apporte :*

- *elle améliore les dépenses énergétiques et, donc, équilibre la balance entre tout ce que vous mangez et tout ce que vous dépensez ;*
- *elle exerce une influence positive sur la santé, en diminuant le risque d'obésité et le développement de maladies comme le diabète, les maladies cardiovasculaires ou l'hypertension artérielle ;*
- *elle augmente votre souffle, votre tonus musculaire, votre souplesse et votre équilibre – tout en vous rendant plus résistant à la fatigue et au stress – et optimise la qualité de votre sommeil.*

## UNE COLLECTION POUR FAIRE DU SPORT AU QUOTIDIEN

*La collection « **7 minutes par jour** » vous propose des programmes complets de remise en forme sur une durée d'un mois : 30 séances d'environ 7 minutes pour un entraînement de 3 exercices, précédés d'échauffement et suivis de retour au calme avec des étirements.*

*Au cours de ces 7 minutes, vous produirez des efforts intenses d'une durée courte, les exercices étant entrecoupés d'une brève récupération (nous vous conseillons une dizaine de secondes).*

*En fin d'ouvrage, nous vous proposons 3 enchaînements de 8 exercices chacun, reprenant les principaux mouvements que vous aurez appris à maîtriser au cours de vos séances quotidiennes d'entraînement.*

*Par rapport à un travail en continu, il suffit de quelques minutes d'entraînement à haute intensité avec des espaces de récupération limités, pour accroître la dépense énergétique : en pratiquant régulièrement, vous utiliserez plus d'énergie.*

*En jouant sur le nombre de répétitions des enchaînements que vous effectuerez (les séries), vous adapterez votre séance en fonction de votre niveau, du temps dont vous disposez… et, bien sûr, de votre forme physique :*

*– niveau débutant : 1 série (7 minutes) ;*

*– niveau intermédiaire : 2 séries (14 minutes) ;*

*– niveau avancé : 3 séries (21 minutes).*

*Les exercices, qui ne nécessitent que peu de matériel, peuvent être réalisés n'importe où (à la maison, au bureau ou en voyage).*

# C'EST DÉCIDÉ, VOUS VOUS LANCEZ !

*Oui, mais… Quel est le meilleur moment pour commencer votre séance ? Tôt le matin ou tard le soir ? Avant le repas de midi ou juste après ? Tout est une question d'organisation.*

*De nombreuses idées reçues circulent sur l'existence d'un moment idéal pour faire du sport. On entend parfois qu'il serait déconseillé de faire de l'exercice le soir, sous peine de mal dormir. En réalité, tout dépend de l'organisme de chacun.*

*Pour rester motivé, le meilleur moment est celui qui vous paraît le plus pratique, qui rentre dans votre emploi du temps. Le moment que vous préférez, dans lequel vous vous sentez bien et que vous pourrez respecter en termes d'horaires.*

## LE MATÉRIEL UTILE

- **Il vous suffit de quelques accessoires très simples pour effectuer vos séances :**
  **– un manche à balai ;**
  **– une chaise ;**
  **– un coussin.**
- **Si vous le souhaitez, un tapis de gym vous apportera plus de confort.**
- **Pour vous chronométrer plus facilement, utilisez un timer (type GymBoss) ou un smartphone.**

## LE MATIN, POUR PRIVILÉGIER LA PERTE DE POIDS

*Une séance au lever est idéale pour brûler les graisses et ne pas perturber la digestion.*

*Sans pour autant faire du sport le ventre vide : commencez par prendre un petit-déjeuner très léger si vous pratiquez plus de 20 minutes d'activité physique.*

*Faire du sport le matin peut avoir pour effet de dynamiser votre corps en augmentant les sécrétions de sérotonine, dopamine et endorphines : toutes les hormones impliquées dans le bien-être...*

*Ce coup de booster se traduit par :*

- *la sensation de déborder d'énergie ;*
- *une diminution du stress (celui-ci ayant un effet négatif certain sur l'alimentation, car il bloque le sentiment de satiété).*

*Bref, tout pour passer une bonne journée !*

*Attention, cependant, au risque de blessures le matin, plus fréquent lorsque le corps n'est pas encore chaud. Ne zappez pas les deux exercices d'échauffement !*

## L'APRÈS-MIDI, POUR PRENDRE SON TEMPS

*Une étude de l'UCLA (université de Californie-Los Angeles), réalisée en décembre 2012, a démontré que l'après-midi était le moment le plus propice pour ressentir les effets bénéfiques du sport.*

*La seule recommandation : attendre au moins deux à trois heures après le déjeuner, car la digestion sollicite beaucoup d'énergie.*

## LE SOIR, POUR ÉVACUER LE STRESS DE LA JOURNÉE

*La fin de journée est le moment idéal pour un travail musculaire ou d'endurance, car les articulations sont plus chaudes et les muscles, plus flexibles que le matin. Elle serait aussi plus propice pour gagner du muscle et perdre du gras.*

*Cependant, l'effort favorise la sécrétion d'adrénaline et d'autres hormones stimulantes. Pour bien dormir, attendez une à deux heures après la séance de sport pour aller vous coucher.*

## LEXIQUE DES MOUVEMENTS

**Pour vous y retrouver dans les noms – parfois étranges – des principaux exercices utilisés dans ce programme…**

- **Burpee : mouvement imitant le saut de la grenouille. Il travaille l'ensemble du corps et le cardiovasculaire.**
- **Crunch : ou enroulement vertébral. Il consiste à relever le buste pour le rapprocher des jambes. Un abdo classique avec des variantes.**
- **Dips : un basique pour muscler triceps et pectoraux en fléchissant et étendant les bras en appui sur un support.**
- **Gainage : technique de renforcement des muscles du tronc (abdos et dos) par des positions statiques (face, dorsale, latérale)à maintenir. Travailler le corps gainé, c'est travailler avec les abdominaux contractés.**
- **Jumping jack : saut avec écart latéral des bras et des jambes simultanément. Il travaille l'ensemble du corps et se combine avec de nombreux autres mouvements (jumping jack planche, etc.).**
- **Push-up : pompes classiques.**
- **Planche : exercice de gainage face au sol, jambes étendues.**
- **Sit-up : relevé de buste à partir de la position assise. Il raffermit la taille et muscle les abdominaux.**
- **Squat : accroupissement suivi d'un redressement. Il travaille le bas du corps et particulièrement les fesses. Il est à la base de nombreux autres mouvements (squat jump, etc.).**

# CARDIO BRÛLE-GRAISSES « MON PROGRAMME POUR M'AFFINER »

*Ce programme quotidien vous propose des exercices intenses entrecoupés d'une brève récupération, inspirés du HIIT (High Intensity Interval Training).*

*Plus l'alternance effort/récupération est rapide, plus vous améliorez votre résistance et votre souffle. Votre capacité à maintenir un effort soutenu augmente votre endurance respiratoire, cardiovasculaire et musculaire. Un cœur fortifié et une circulation sanguine plus fluide en sont les principaux bénéfices.*

*Côté silhouette, l'organisme brûle des calories et va puiser l'énergie dont il a besoin dans les réserves de graisse, sans faire fondre vos muscles. Mieux : la combustion continue même dans les 24 heures qui suivent l'entraînement, c'est le* ***burn effect****. Résultat ? On perd du gras à très court terme et on gagne en muscle à plus long terme.*

# MODE D'EMPLOI

Votre indispensable échauffement : respectez sa durée !

Préparez le matériel dont vous avez besoin.

Repérez en rose les muscles travaillés au cours de cet entraînement.

Combien de temps dure chaque exercice ?

Combien de fois répéter l'enchaînement des 3 exercices ?

## SÉANCE #01

**MATÉRIEL :** *une corde à sauter.*

MUSCLES SOLLICITÉS

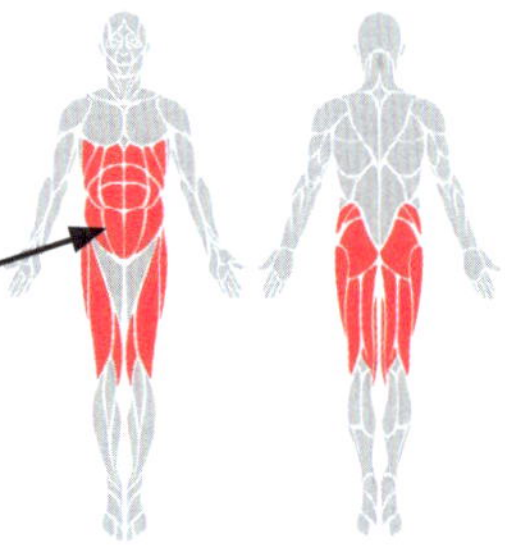

/ Abdominaux
/ Quadriceps

/ Fessiers
/ Ischio-jambiers

30 s par exercice | 3 séries | ÉCHAUFFEMENT

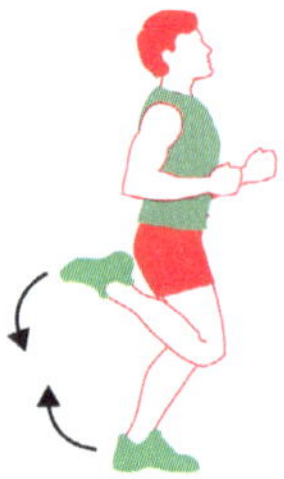

**1 Talons-fesses**
*Marchez rapidement en ramenant les talons contre les fesses.*

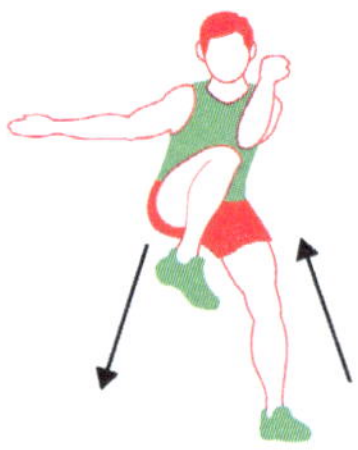

**2 Montées de genoux**
*Marchez en montant les genoux vers la poitrine.*

## ENTRAÎNEMENT

**DURÉE**
40 s
par exercice

**RÉPÉTITIONS**
3 séries

SAUT À LA CORDE | 40 s

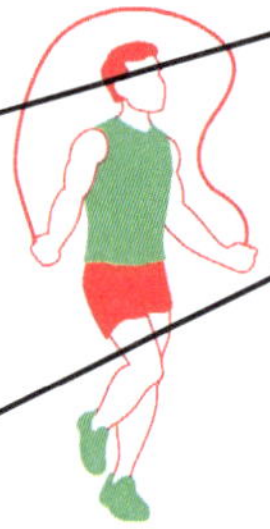

**1** *Sautez à la corde en alternant les pieds.*

Rappel de la durée de chaque exercice.

**FENTES JUMP** | **40 s**

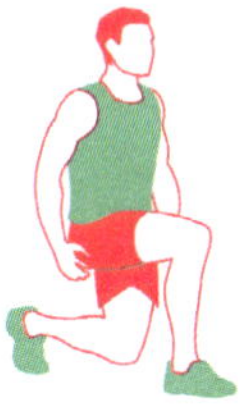

2 Par une impulsion et un ciseau des jambes, sautez en hauteur.

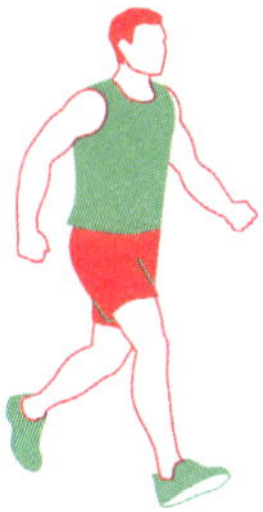

3 Alternez la position des jambes.

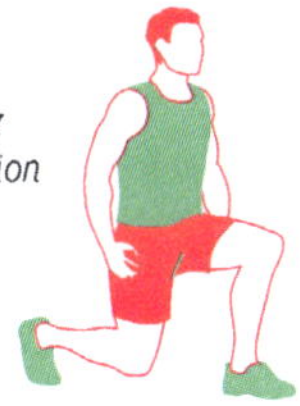

1 Placez-vous en fente avant.

**CRUNCH INVERSÉ** | **40 s**

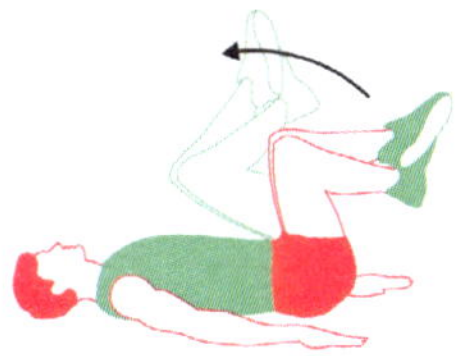

1 Allongez-vous sur le dos, relevez les jambes à l'équerre, la tête et les épaules décollées du sol.
Enroulez les genoux sur la poitrine, en soulevant le bassin.
Entre chaque montée, ne posez pas les pieds au sol.

Prenez le temps de vous étirer avant de revenir à une activité normale.

**RETOUR AU CALME** | **30 s par étirement** | **2 séries**

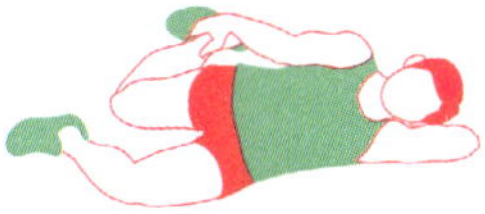

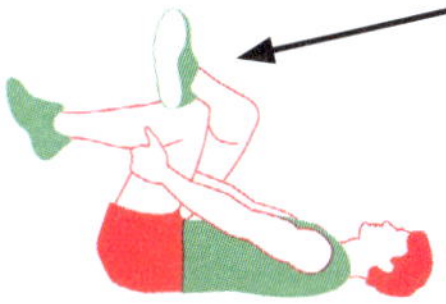

1 **Étirement des cuisses**
*Allongé sur un côté, poussez le bassin vers l'avant.*
*Tirez une cuisse en arrière et vers le haut.*
*Alternez les cuisses.*

2 **Étirement des fessiers**
*Allongé sur le dos, fléchissez la cuisse gauche.*
*Posez dessus le pied droit.*
*Attrapez l'arrière de la cuisse gauche et tirez vers vous.*
*Alternez les cuisses.*

# SÉANCE #01

***MATÉRIEL :*** *une corde à sauter.*

MUSCLES SOLLICITÉS

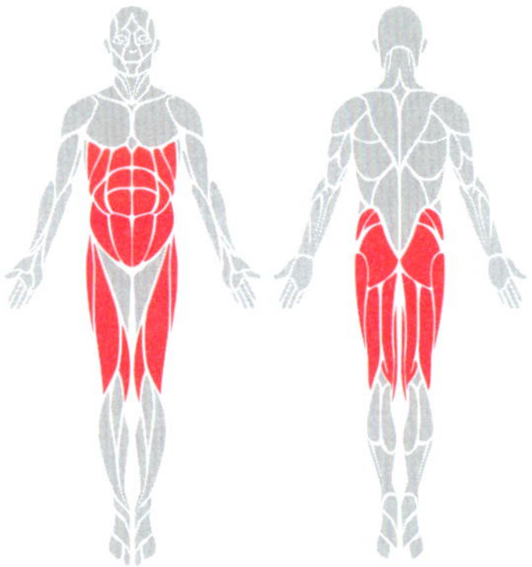

/ Abdominaux
/ Quadriceps
/ Fessiers
/ Ischio-jambiers

**30 s par exercice** | **3 séries** | ***ÉCHAUFFEMENT***

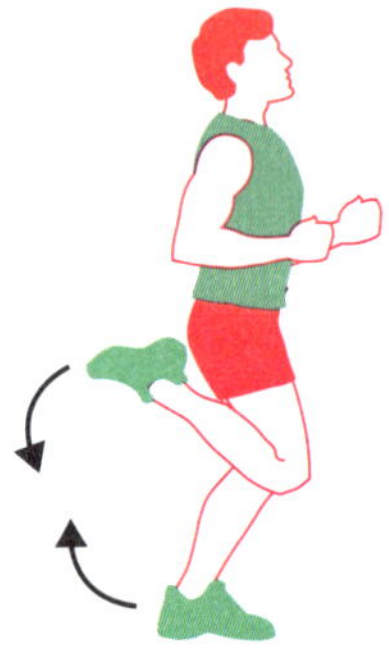

**1** ***Talons-fesses***
*Marchez rapidement en ramenant les talons contre les fesses.*

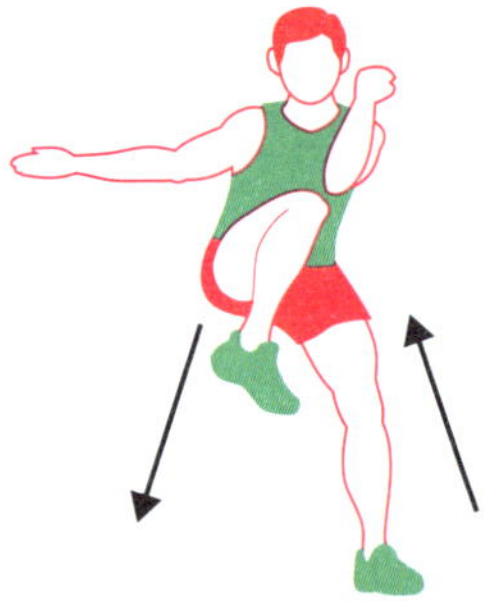

**2** ***Montées de genoux***
*Marchez en montant les genoux vers la poitrine.*

# ENTRAÎNEMENT

**DURÉE**
40 s
par exercice

**RÉPÉTITIONS**
3 séries

***SAUT À LA CORDE*** | ***40 s***

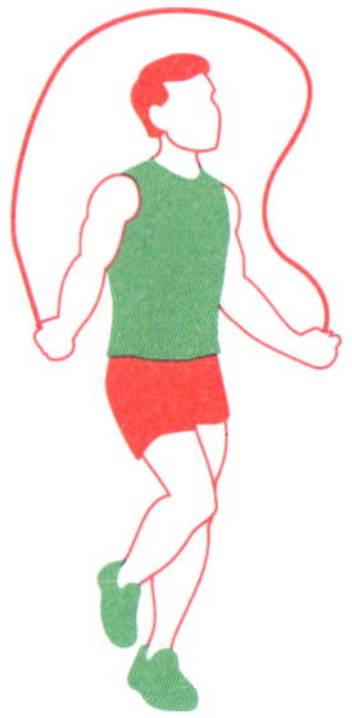

**1** *Sautez à la corde en alternant les pieds.*

## FENTES JUMP 40 s

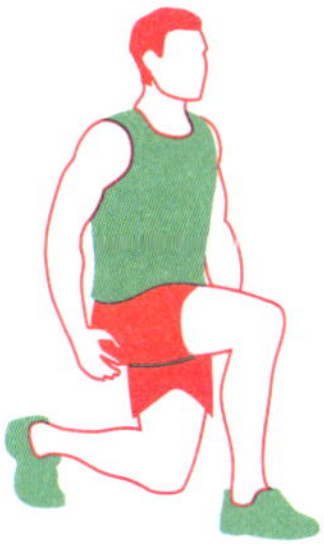

2 Par une impulsion et un ciseau des jambes, sautez en hauteur.

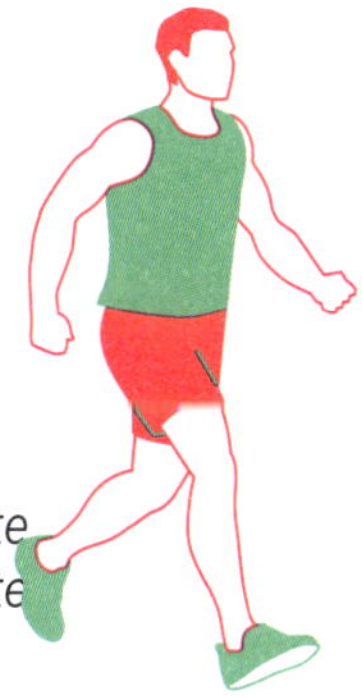

3 Alternez la position des jambes.

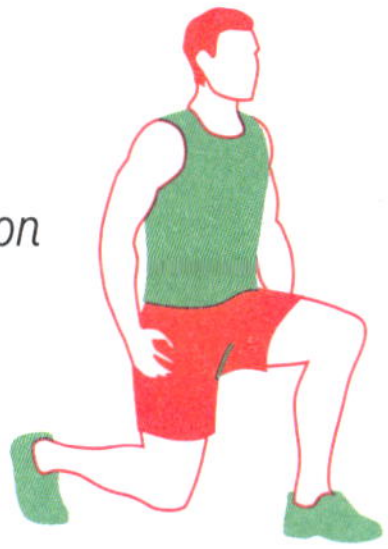

1 Placez-vous en fente avant.

1 Texte Texte Texte... Texte...

## CRUNCH INVERSÉ 40 s

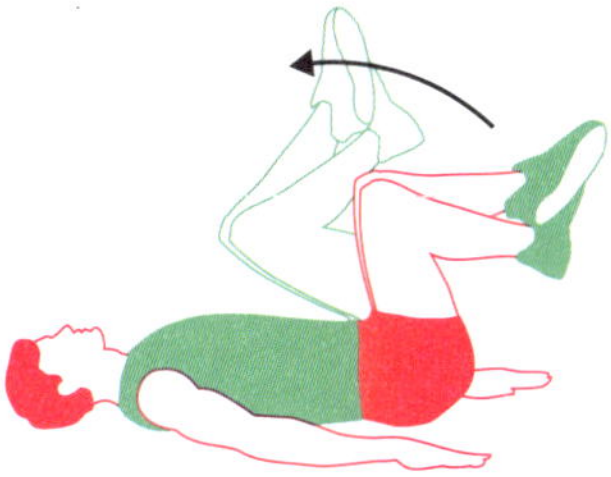

1 Allongez-vous sur le dos, relevez les jambes à l'équerre, la tête et les épaules décollées du sol.
Enroulez les genoux sur la poitrine, en soulevant le bassin.
Entre chaque montée, ne posez pas les pieds au sol.

1 Texte Texte... Texte... Texte...

## RETOUR AU CALME 30 s par étirement 2 séries

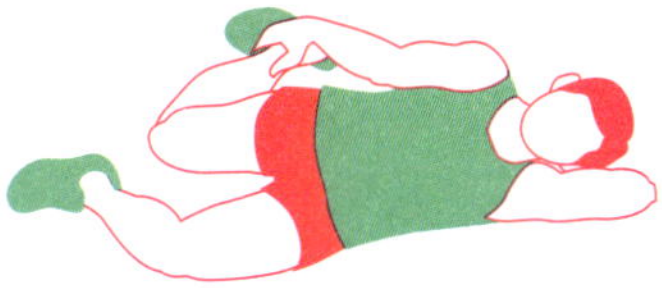

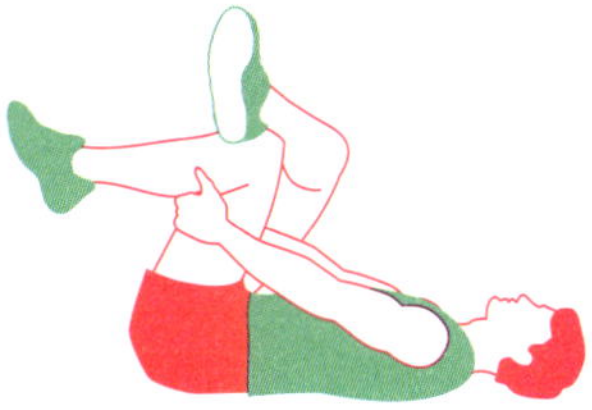

1 **Étirement des cuisses**
*Allongé sur un côté, poussez le bassin vers l'avant.*
*Tirez une cuisse en arrière et vers le haut.*
*Alternez les cuisses.*

2 **Étirement des fessiers**
*Allongé sur le dos, fléchissez la cuisse gauche.*
*Posez dessus le pied droit.*
*Attrapez l'arrière de la cuisse gauche et tirez vers vous.*
*Alternez les cuisses.*

# SÉANCE # 02

MUSCLES SOLLICITÉS

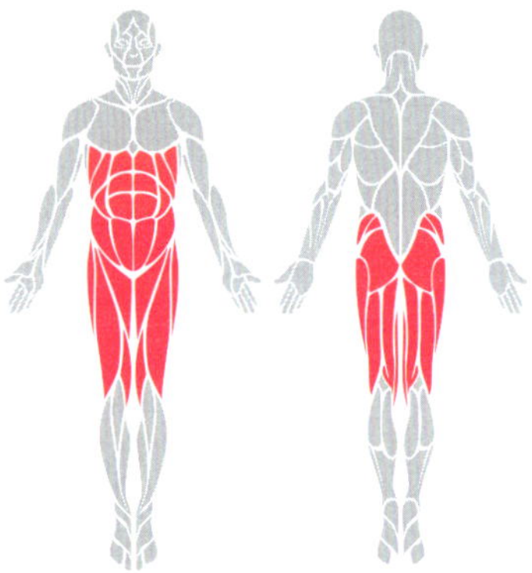

/ Abdominaux
/ Adducteurs
/ Quadriceps

/ Fessiers
/ Ischio-jambiers

**30 s par exercice** | **3 séries** | ***ÉCHAUFFEMENT***

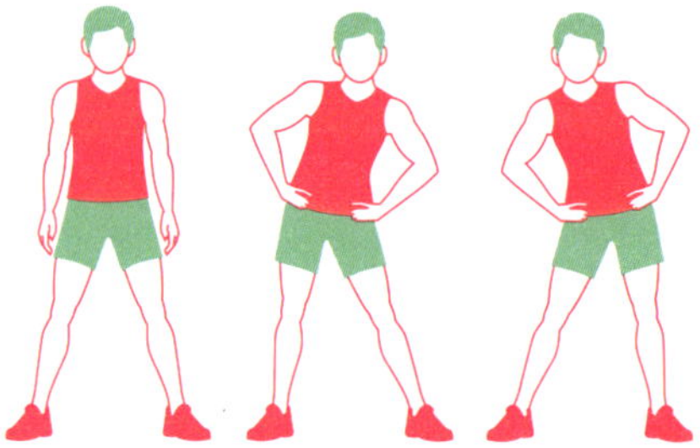

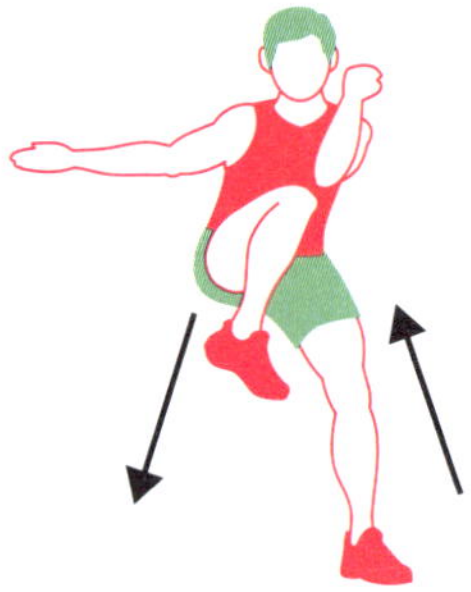

**1** ***Mobilisation du bassin***
*Debout, jambes fixes. Rotation du bassin de droite à gauche, puis inversez.*

**2** ***Montées de genoux***
*Marchez en montant les genoux vers la poitrine.*

# ENTRAÎNEMENT

**DURÉE**
40 s
par exercice

**RÉPÉTITIONS**
3 séries

***JUMPING JACK SQUAT*** | ***40 s***

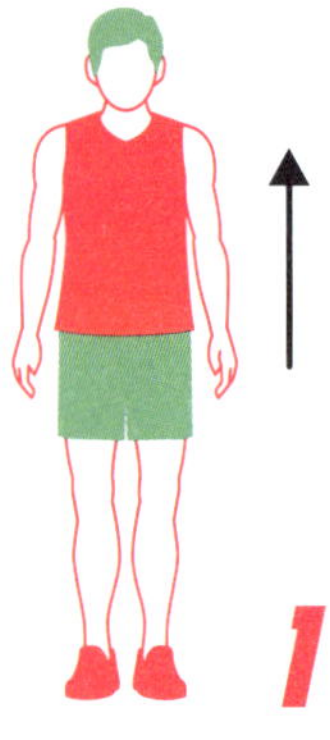

**1** *Debout, jambes serrées.*

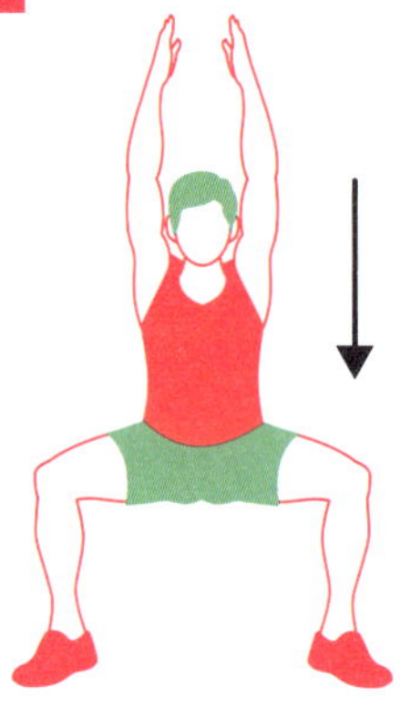

**2** *Sautez en écartant les jambes, bras en l'air, avant de revenir à la position initiale.*

## COURSE SUR PLACE — 40 s

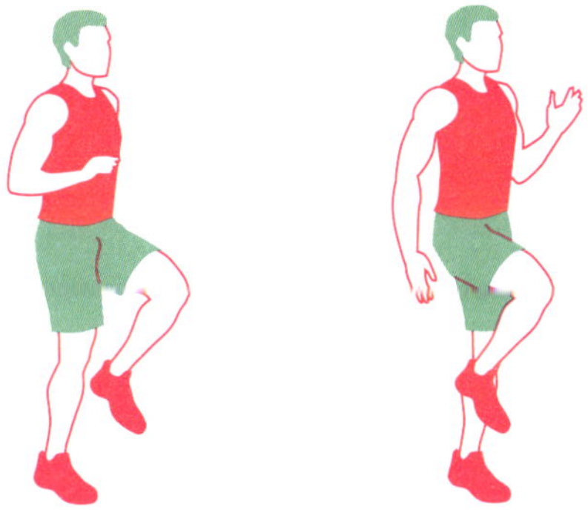

1 *Courez sur place en montant haut les genoux.*

## GAINAGE STATIQUE — 40 s

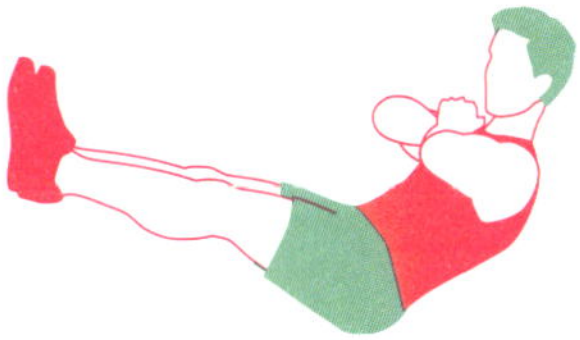

1 *Asseyez-vous par terre, jambes allongées. Décollez les épaules du sol et levez les jambes serrées, en gardant le bas du dos au sol et en rentrant le ventre.*

## RETOUR AU CALME — 30 s par étirement — 2 séries

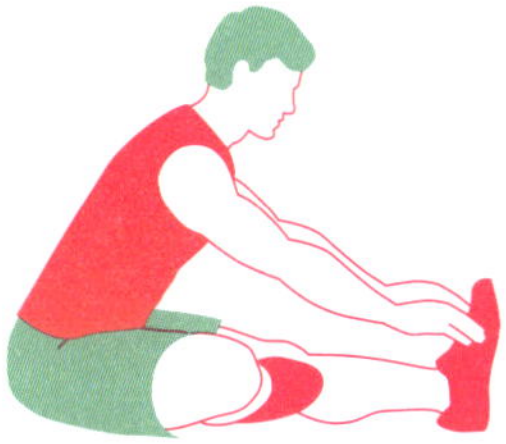

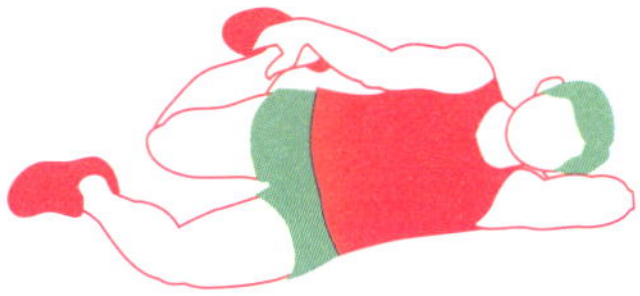

1 **Étirement des cuisses**
*Assis au sol, une jambe allongée, l'autre pliée, appuyez le pied sur la face intérieure de la jambe tendue. En gardant le dos droit, attrapez la cheville de la jambe tendue.*

2 **Étirement des cuisses**
*Allongé sur un côté, poussez le bassin vers l'avant. Tirez une cuisse en arrière et vers le haut. Alternez les cuisses.*

# SÉANCE # 03

MUSCLES SOLLICITÉS

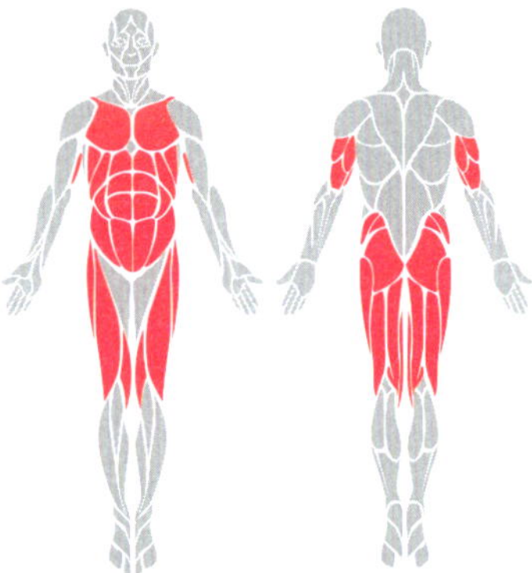

/ Abdominaux
/ Pectoraux
/ Quadriceps
/ Fessiers
/ Ischio-jambiers
/ Triceps

| 30 s par exercice | 3 séries | *ÉCHAUFFEMENT* |
|---|---|---|

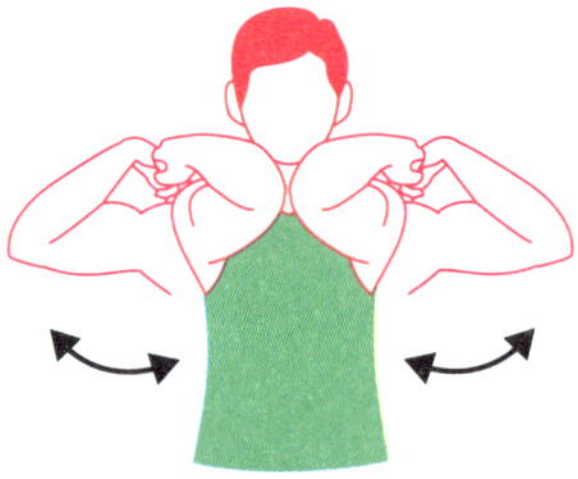

**1** ***Enroulement des épaules***
*Enroulez les épaules d'avant en arrière et inversement.*

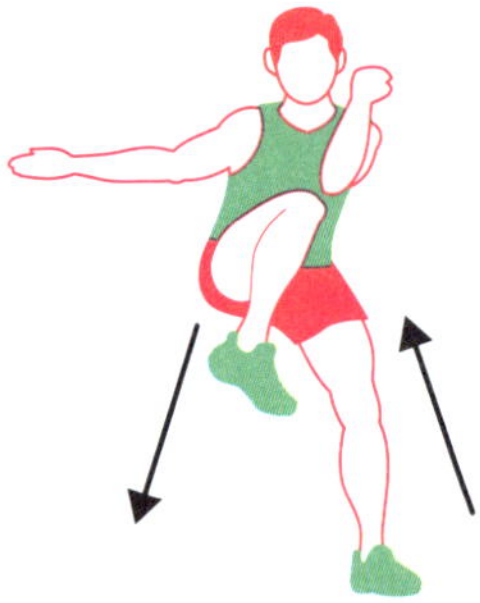

**2** ***Montées de genoux***
*Marchez en montant les genoux vers la poitrine.*

# ENTRAÎNEMENT

**DURÉE**
40 s
par exercice

**RÉPÉTITIONS**
3 séries

## *FENTES JUMP* — *40 s*

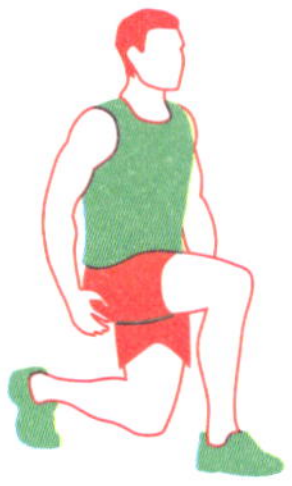

**1** *Placez-vous en fente avant.*

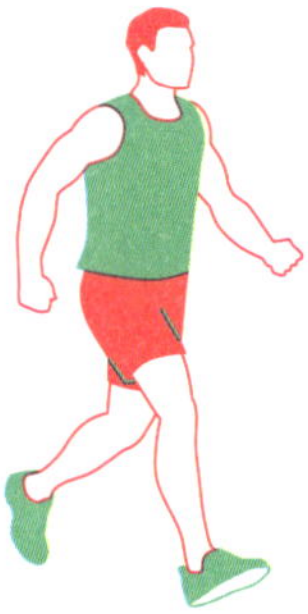

**2** *Par une impulsion et un ciseau des jambes, sautez en hauteur.*

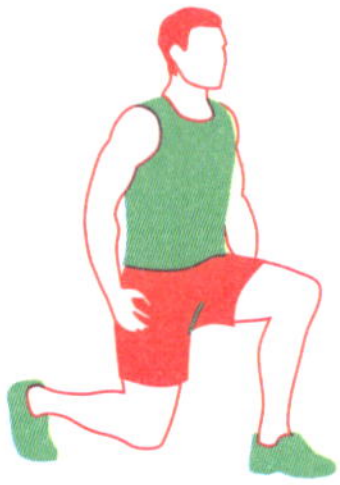

**3** *Alternez la position des jambes.*

## SQUAT JUMP — 40 s

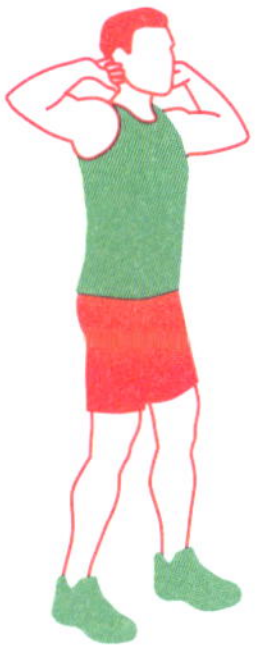

**1** Debout, levez les bras à hauteur des épaules et les mains de chaque côté du visage.

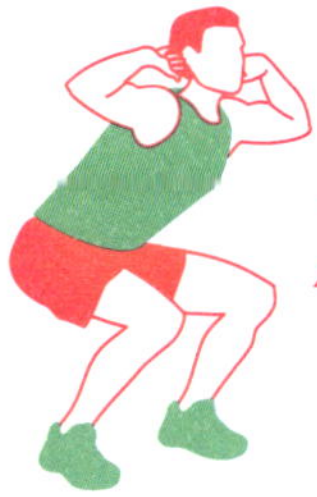

**2** Fléchissez les genoux.

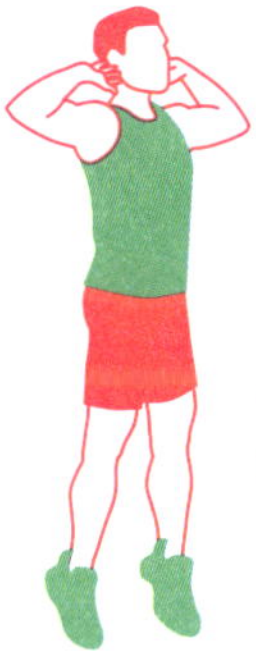

**3** En extension, redressez-vous et sautez jambes tendues.

## POMPES GENOU / COUDE — 40 s

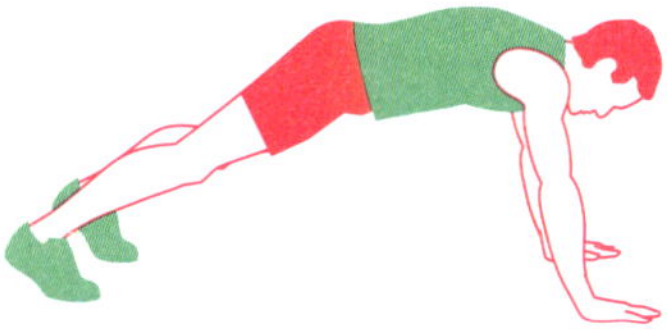

**1** En position de planche, pliez les bras.

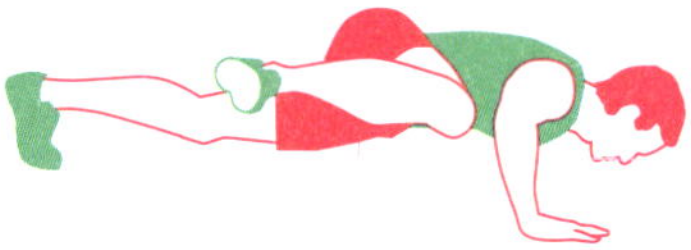

**2** Rapprochez le genou du coude. Remontez et alternez les genoux.

## RETOUR AU CALME — 30 s par étirement — 2 séries

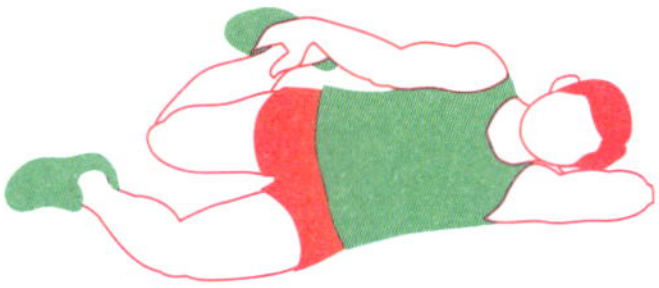

**1** ***Étirement des cuisses***
*Allongé sur un côté, poussez le bassin vers l'avant.*
*Tirez une cuisse en arrière et vers le haut.*
*Alternez les cuisses.*

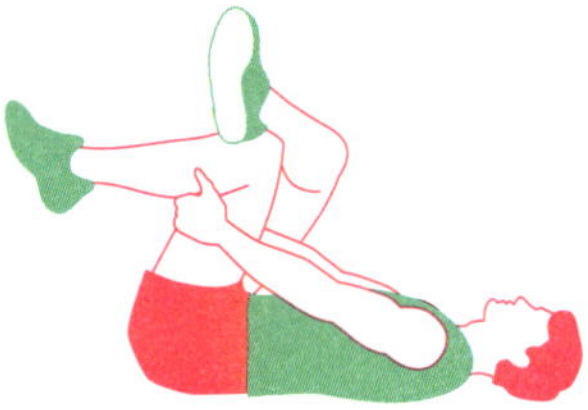

**2** ***Étirement des fessiers***
*Allongé sur le dos, fléchissez la cuisse gauche.*
*Posez dessus le pied droit.*
*Attrapez l'arrière de la cuisse gauche et tirez vers vous.*
*Alternez les cuisses.*

# SÉANCE # 04

**MATÉRIEL :** *une chaise.*

MUSCLES SOLLICITÉS

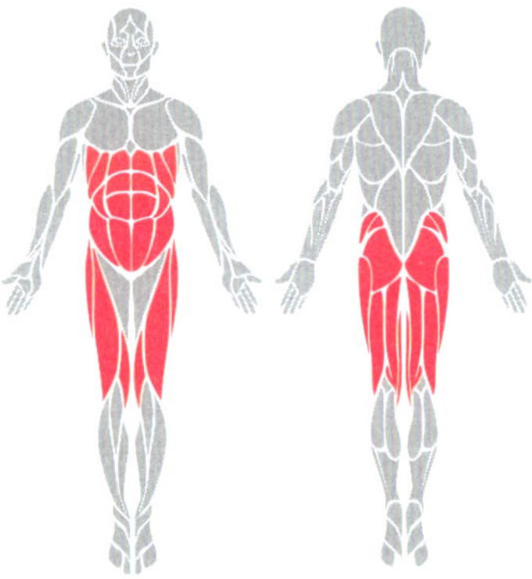

/ Abdominaux
/ Quadriceps
/ Fessiers
/ Ischio-jambiers

| 30 s par exercice | 3 séries | *ÉCHAUFFEMENT* |
| --- | --- | --- |

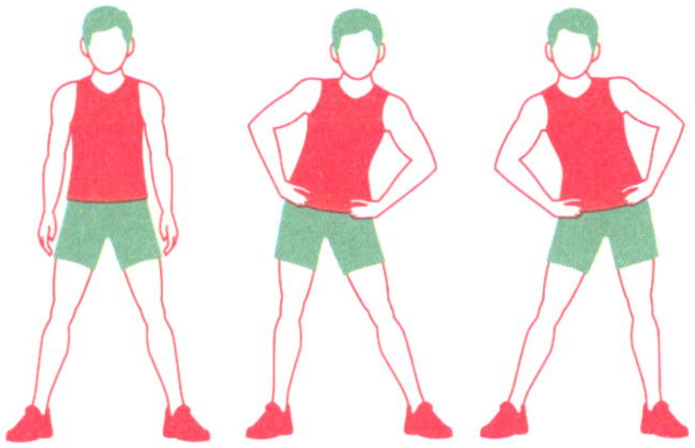

**1 *Mobilisation du bassin***
*Debout, jambes fixes. Rotation du bassin de droite à gauche, puis inversez.*

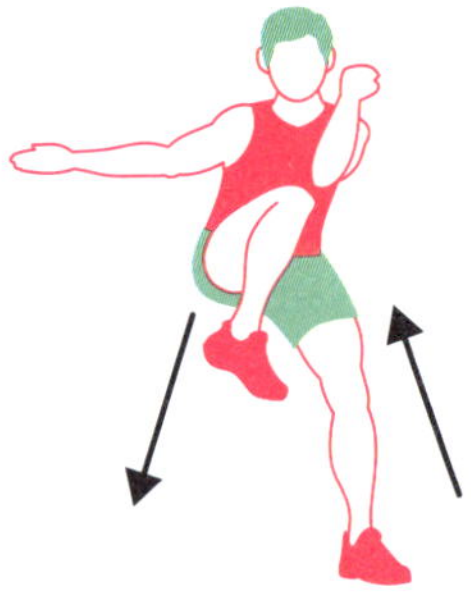

**2 *Montées de genoux***
*Marchez en montant les genoux vers la poitrine.*

# ENTRAÎNEMENT

**DURÉE**
40 s
par exercice

**RÉPÉTITIONS**
3 séries

| *FENTES JUMP SUR UNE CHAISE* | *20 s de chaque côté* |
| --- | --- |

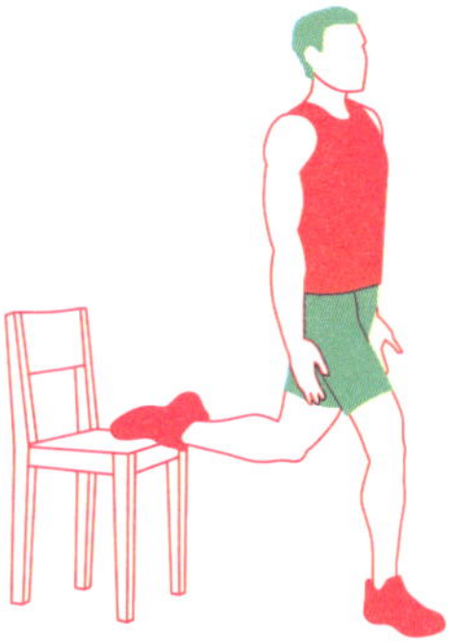

**1** *Posez un pied sur une chaise placée derrière vous.*

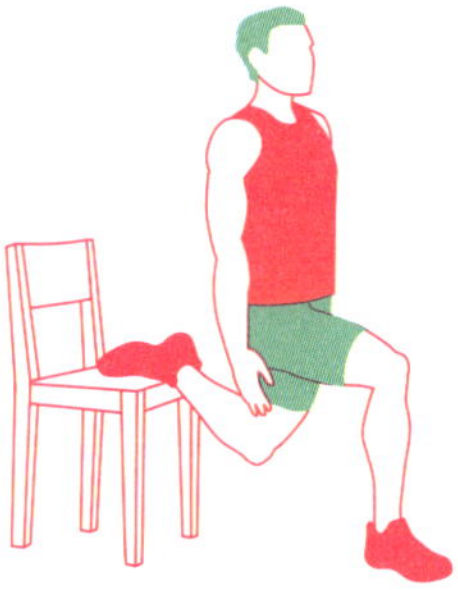

**2** *Fléchissez la jambe avant pour prendre votre impulsion. Sautez en extension.*

## SQUAT JUMP | 40 s

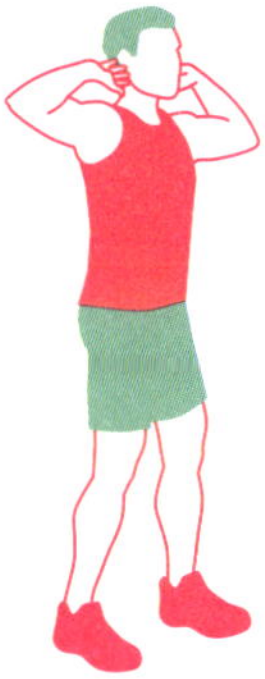

**1** Debout, levez les bras à hauteur des épaules et les mains de chaque côté du visage.

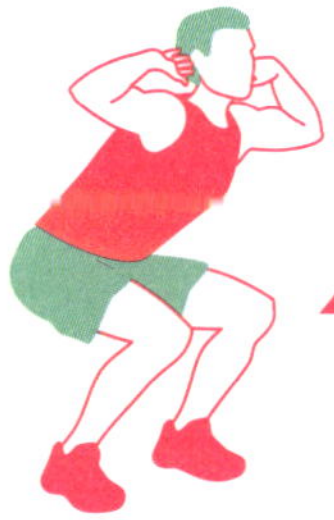

**2** Fléchissez les genoux.

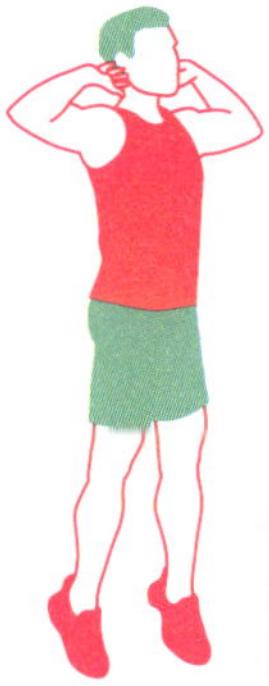

**3** En extension, redressez-vous et sautez jambes tendues.

## ABDOS AVEC UNE JAMBE | 40 s

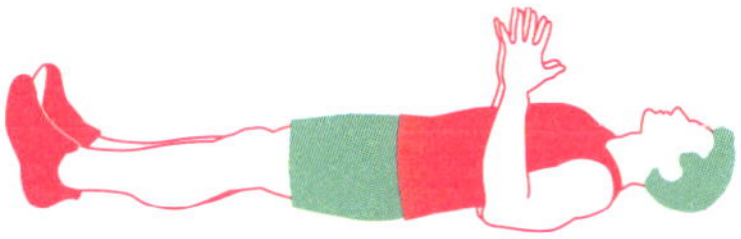

**1** Allongé au sol, décollez une jambe et le buste.

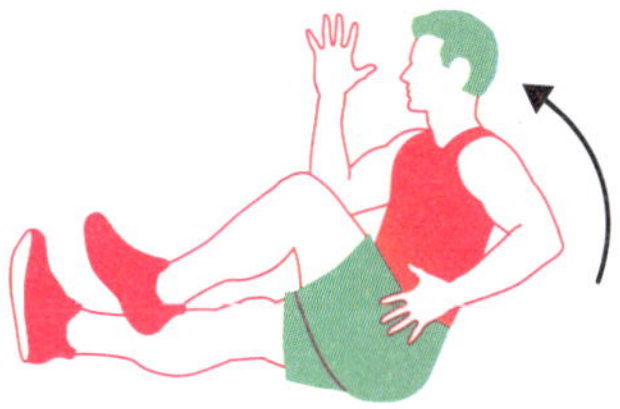

**2** Levez le bras opposé. Alternez les jambes.

## RETOUR AU CALME | 30 s par étirement | 2 séries

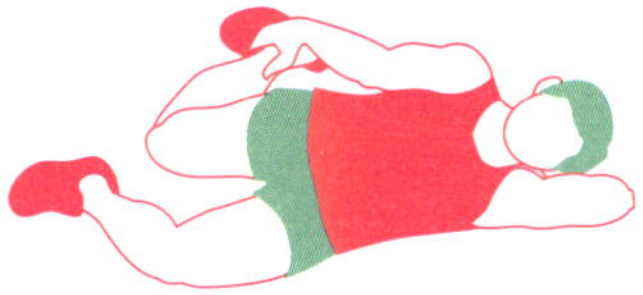

**1** ***Étirement des cuisses***
*Allongé sur un côté, poussez le bassin vers l'avant.*
*Tirez une cuisse en arrière et vers le haut.*
*Alternez les cuisses.*

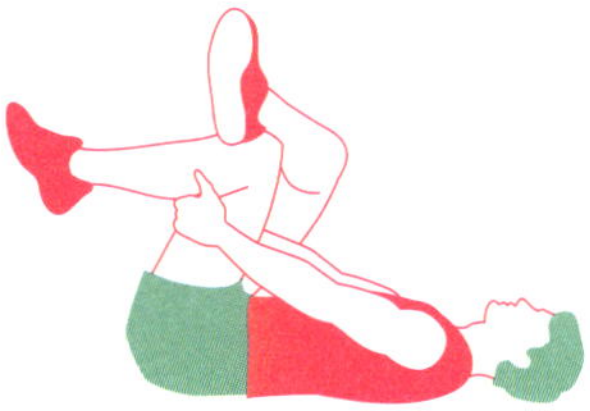

**2** ***Étirement des fessiers***
*Allongé sur le dos, fléchissez la cuisse gauche.*
*Posez dessus le pied droit.*
*Attrapez l'arrière de la cuisse gauche et tirez vers vous.*
*Alternez les cuisses.*

# SÉANCE #05

MUSCLES SOLLICITÉS

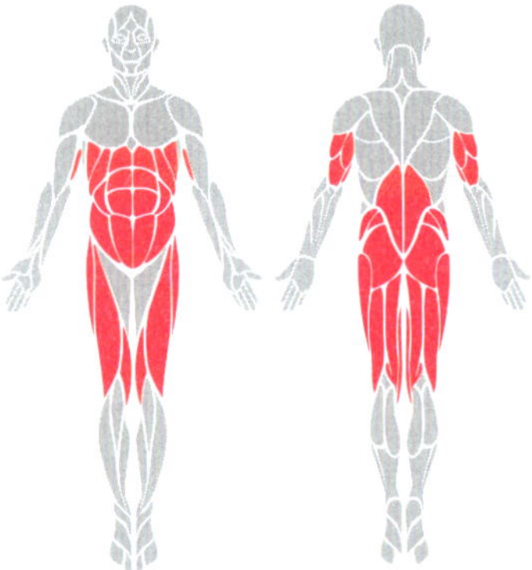

/ Abdominaux
/ Quadriceps

/ Fessiers
/ Ischio-jambiers
/ Triceps
/ Lombaires

30 s par exercice | 3 séries | **ÉCHAUFFEMENT**

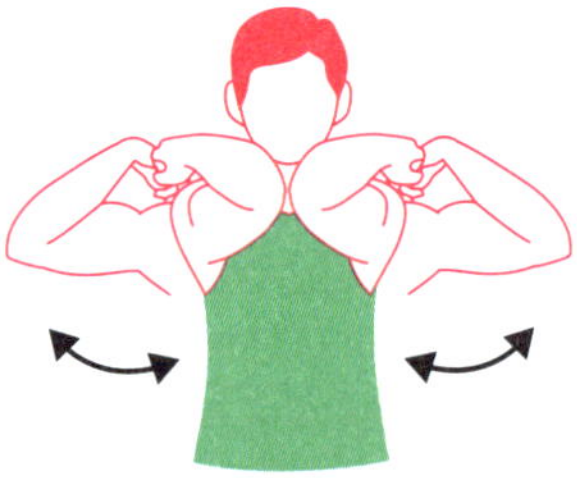

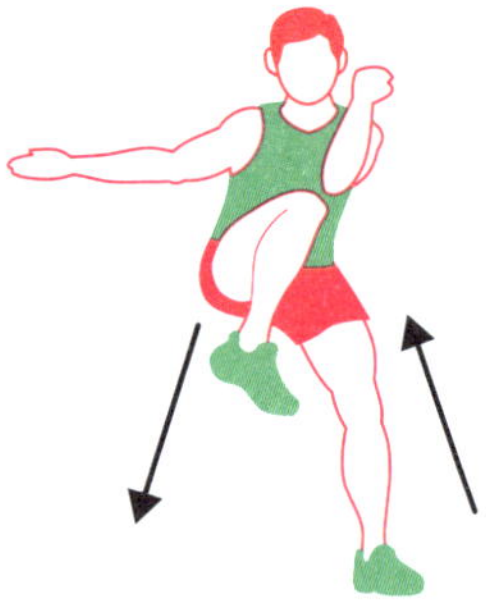

**1 Enroulement des épaules**
*Enroulez les épaules d'avant en arrière et inversement.*

**2 Montées de genoux**
*Marchez en montant les genoux vers la poitrine.*

# ENTRAÎNEMENT

**DURÉE**
40 s
par exercice

**RÉPÉTITIONS**
3 séries

**JUMPING JACK PLANCHE** | **40 s**

**1** *Placez-vous en position de planche.*

**2** *En sautant, ramenez les genoux fléchis près de la poitrine.*
*Sautez les deux jambes en arrière pour revenir en position initiale.*

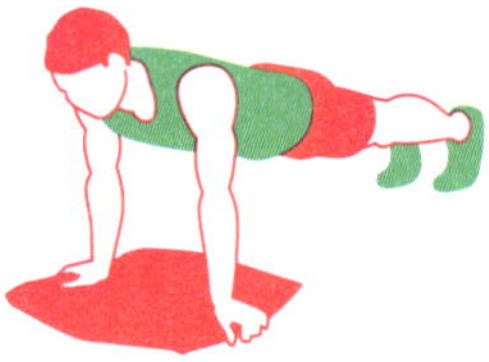

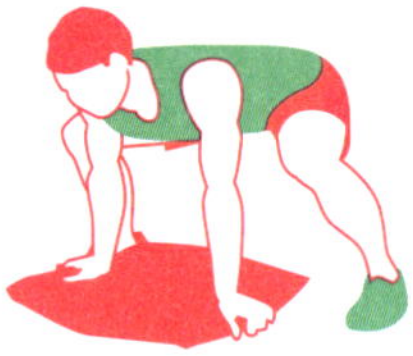

## SQUAT JUMP — 40 s

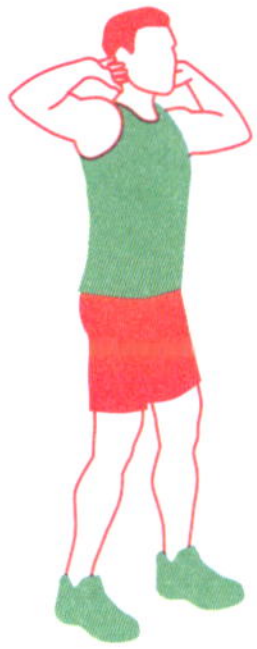

1 Debout, levez les bras à hauteur des épaules et les mains de chaque côté du visage.

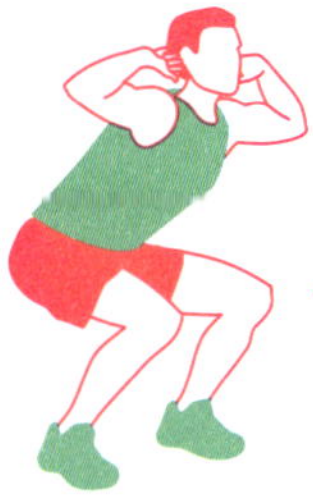

2 Fléchissez les genoux.

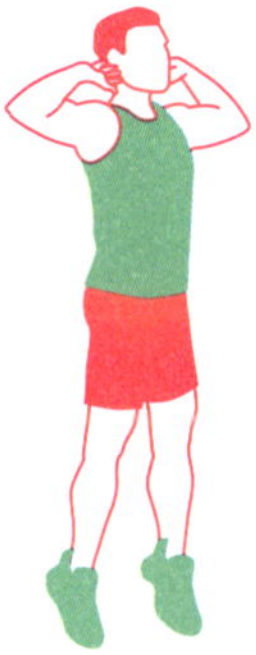

3 En extension, redressez-vous et sautez jambes tendues.

## LOMBAIRES SUPERMAN — 40 s

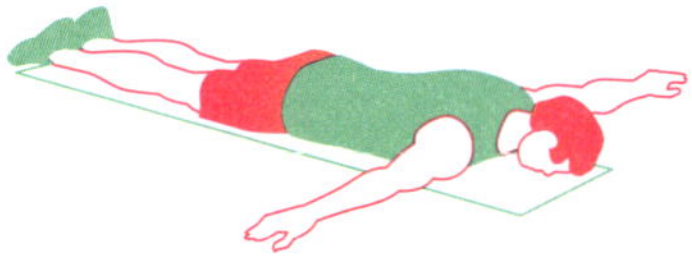

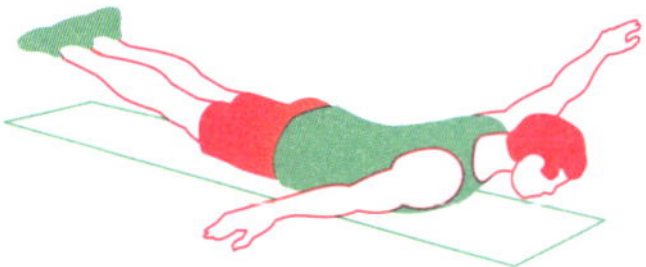

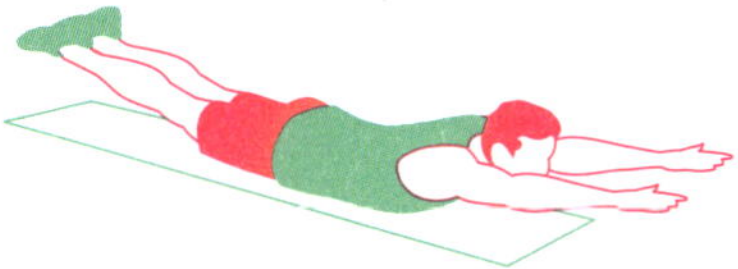

1 Allongez-vous sur le ventre, bras en croix.

2 Décollez les jambes et les bras.

3 Tendez les bras en avant et revenez à la position initiale.

## RETOUR AU CALME — 30 s par étirement — 2 séries

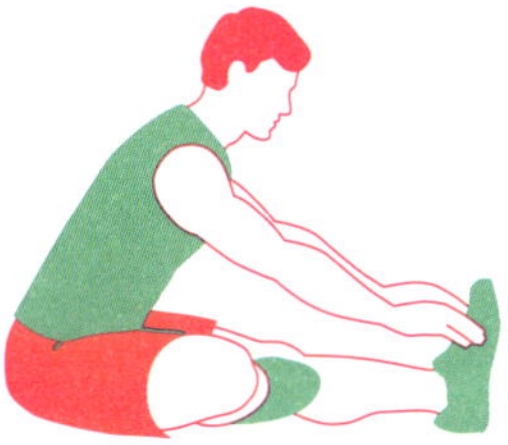

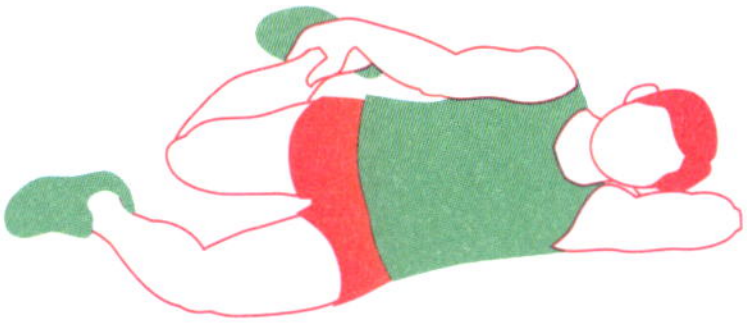

1 **Étirement des cuisses**
Assis au sol, une jambe allongée, l'autre pliée, appuyez le pied sur la face intérieure de la jambe tendue. En gardant le dos droit, attrapez la cheville de la jambe tendue.

2 **Étirement des cuisses**
Allongé sur un côté, poussez le bassin vers l'avant. Tirez une cuisse en arrière et vers le haut. Alternez les cuisses.

# SÉANCE # 06

***MATÉRIEL :*** *une corde à sauter.*

MUSCLES SOLLICITÉS

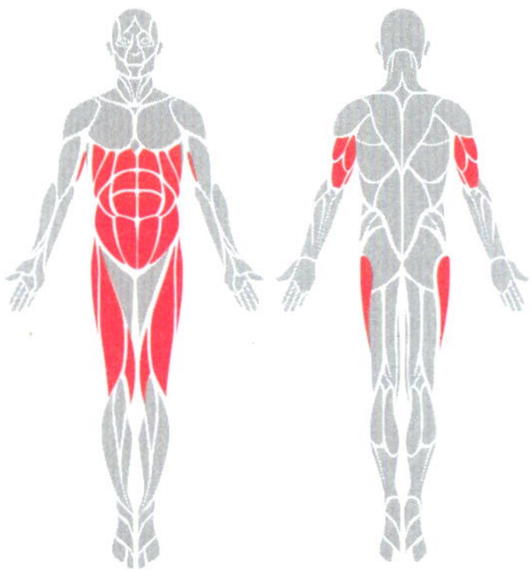

/ Abdominaux
/ Quadriceps
/ Triceps

| 30 s par exercice | 3 séries | *ÉCHAUFFEMENT* |
|---|---|---|

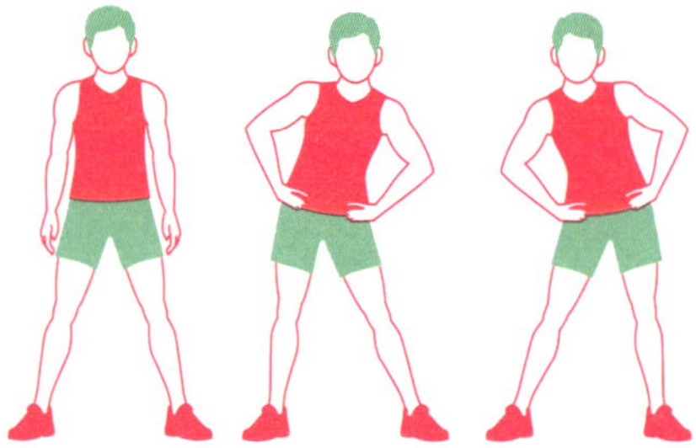

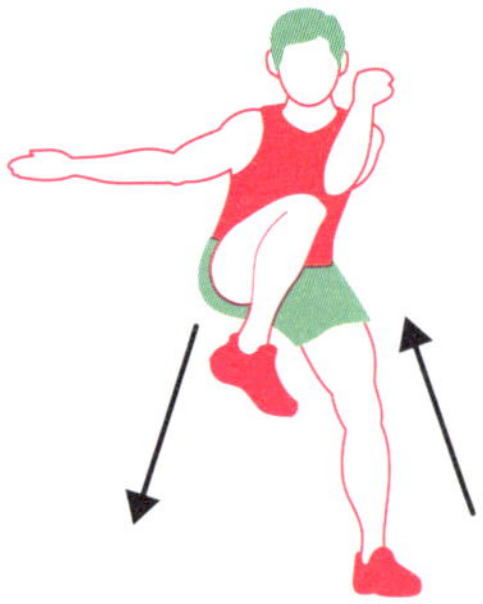

**1** ***Mobilisation du bassin***
*Debout, jambes fixes. Rotation du bassin de droite à gauche, puis inversez.*

**2** ***Montées de genoux***
*Marchez en montant les genoux vers la poitrine.*

# ENTRAÎNEMENT

**DURÉE**
40 s par exercice

**RÉPÉTITIONS**
3 séries

**SAUT À LA CORDE** — **40 s**

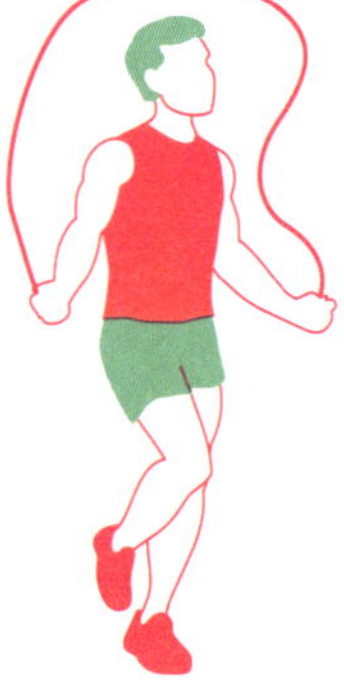

**1** *Sautez à la corde en alternant les pieds.*

## SKIPPING — 40 s

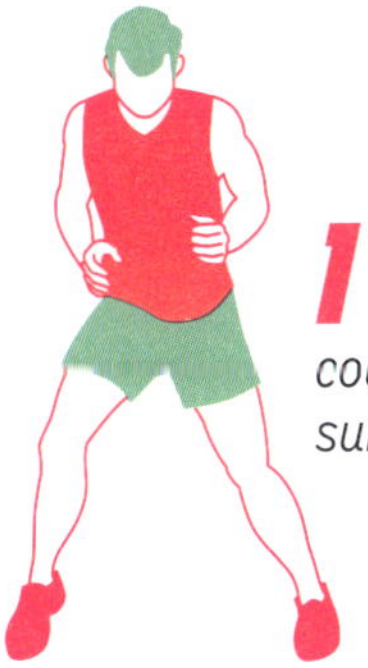

**1** Sans vous arrêter, courez très vite sur place.

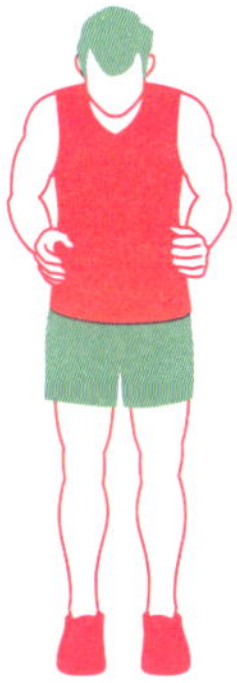

**2** Effectuez un maximum de petites foulées.

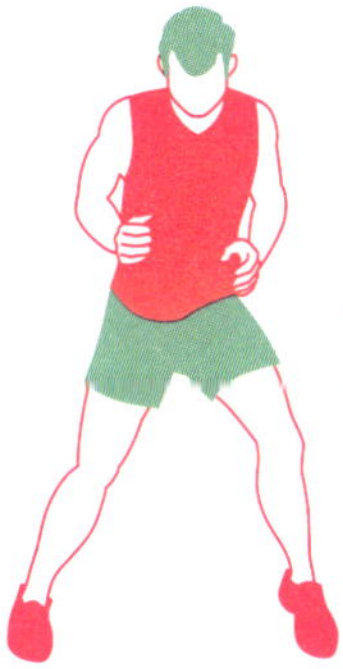

**3** Écartez et refermez les jambes.

## PLANCHE SAUTS ÉCARTÉS — 40 s

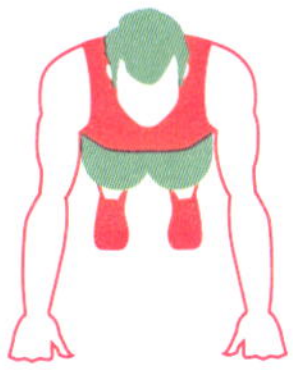

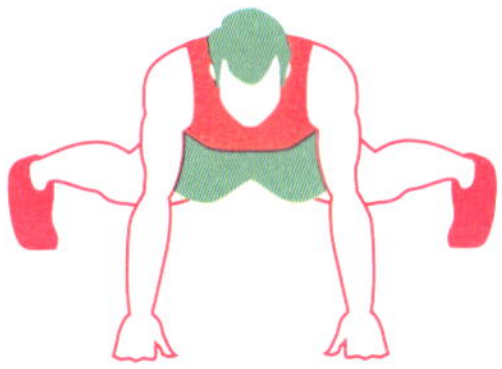

**1** En position de planche, alignez le bassin et les épaules.

**2** Ouvrez et fermez les jambes tendues en arrière en sautant.

## RETOUR AU CALME — 30 s par étirement — 2 séries

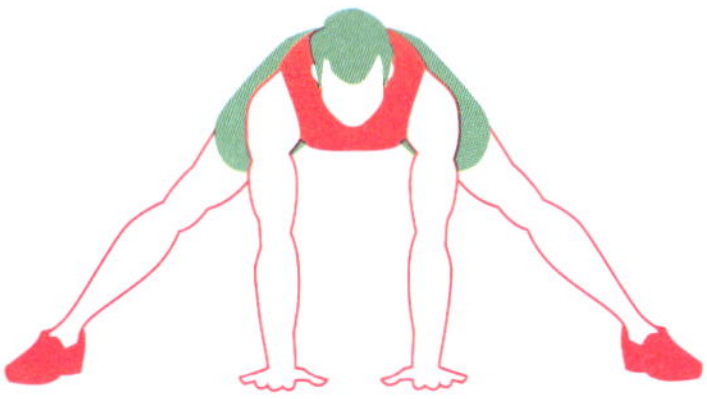

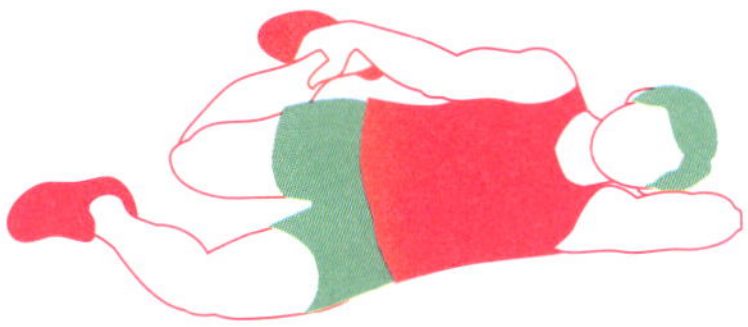

**1 Étirement de la chaîne postérieure**
Debout, écartez les jambes.
Tendez les bras en avant pour poser les mains au sol.
Poussez les fesses en arrière.

**2 Étirement des cuisses**
Allongé sur un côté, poussez le bassin vers l'avant.
Tirez une cuisse en arrière et vers le haut.
Alternez les cuisses.

# SÉANCE # 07

MUSCLES SOLLICITÉS

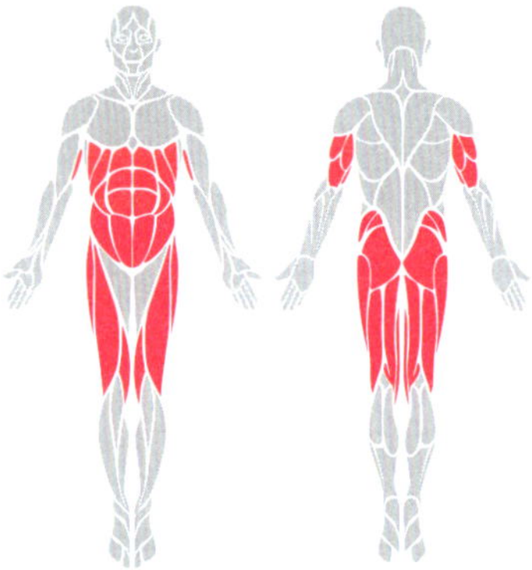

/ Abdominaux
/ Obliques
/ Quadriceps
/ Fessiers
/ Ischio-jambiers
/ Triceps

| 30 s par exercice | 3 séries | *ÉCHAUFFEMENT* |
|---|---|---|

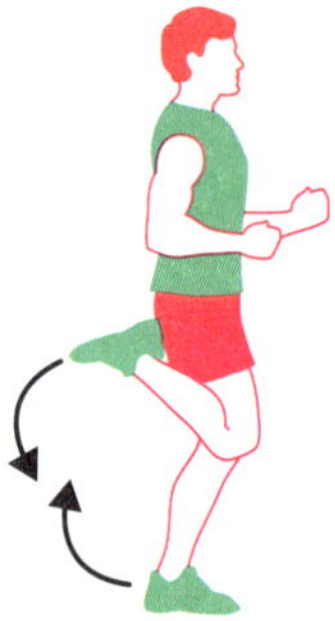

**1** ***Talons-fesses***
*Marchez rapidement en ramenant les talons contre les fesses.*

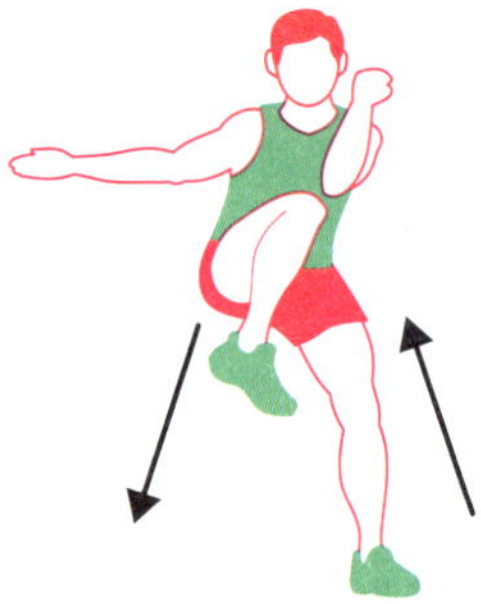

**2** ***Montées de genoux***
*Marchez en montant les genoux vers la poitrine.*

# ENTRAÎNEMENT

**DURÉE**
40 s par exercice

**RÉPÉTITIONS**
3 séries

*JUMPING JACK SQUAT* — *40 s*

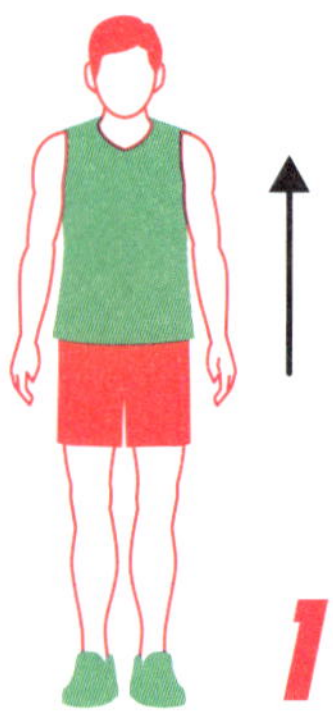

**1** *Debout, jambes serrées.*

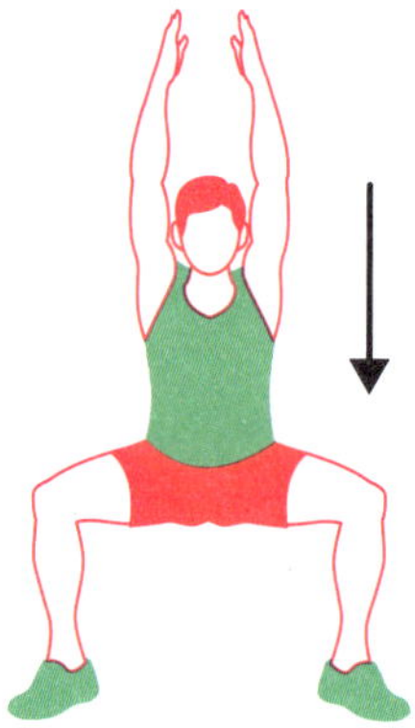

**2** *Sautez en écartant les jambes, bras en l'air, avant de revenir à la position initiale.*

## MOUNTAIN CLIMBER 40 s

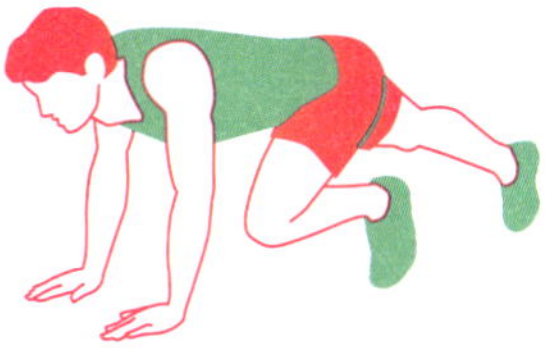

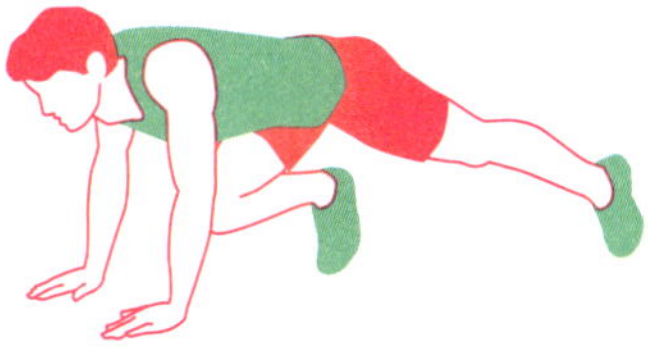

**1** En position de planche, effectuez des montées de genoux alternées.

**2** Conservez tête, dos et jambes alignés.

## GAINAGE TWIST 40 s

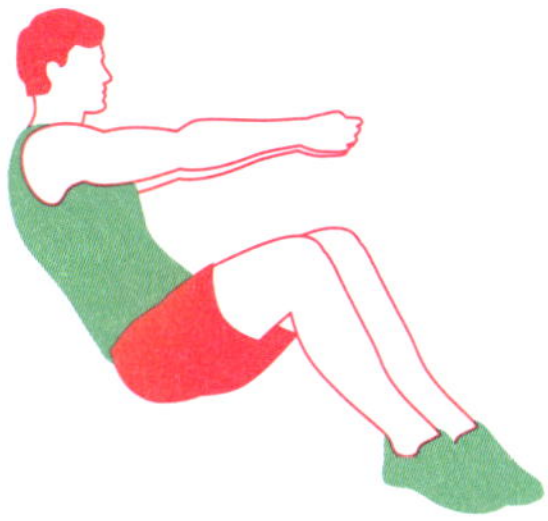

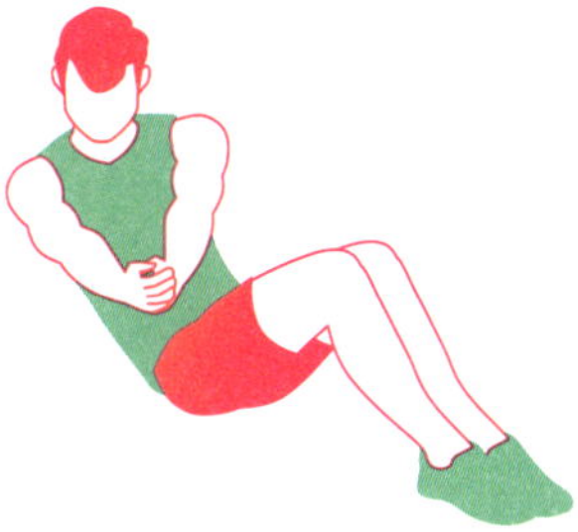

**1** Asseyez-vous, genoux fléchis et pieds à plat au sol. Tendez les bras, doigts croisés, et décollez le buste.

**2** Tournez le buste de gauche à droite.

## RETOUR AU CALME 30 s par étirement 2 séries

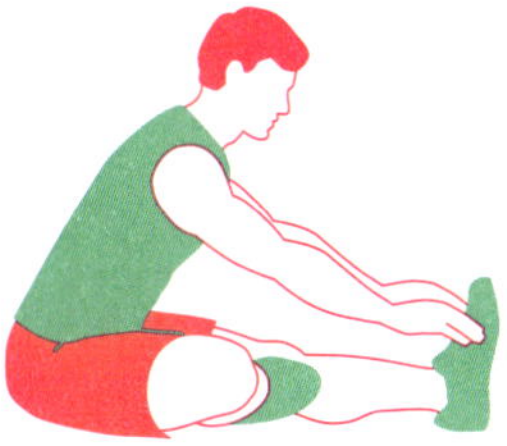

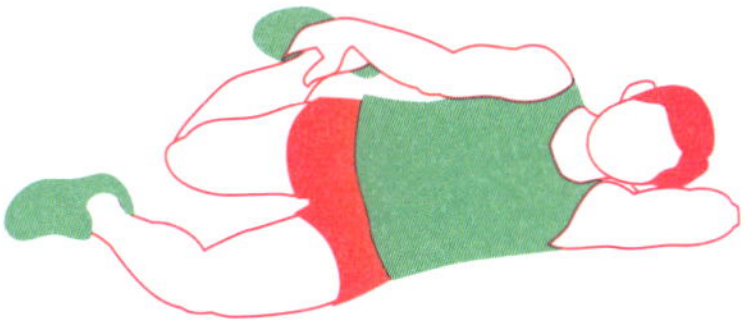

**1** **Étirement des cuisses**
*Assis au sol, une jambe allongée, l'autre pliée, appuyez le pied sur la face intérieure de la jambe tendue. En gardant le dos droit, attrapez la cheville de la jambe tendue.*

**2** **Étirement des cuisses**
*Allongé sur un côté, poussez le bassin vers l'avant. Tirez une cuisse en arrière et vers le haut. Alternez les cuisses.*

# SÉANCE #08

MUSCLES SOLLICITÉS

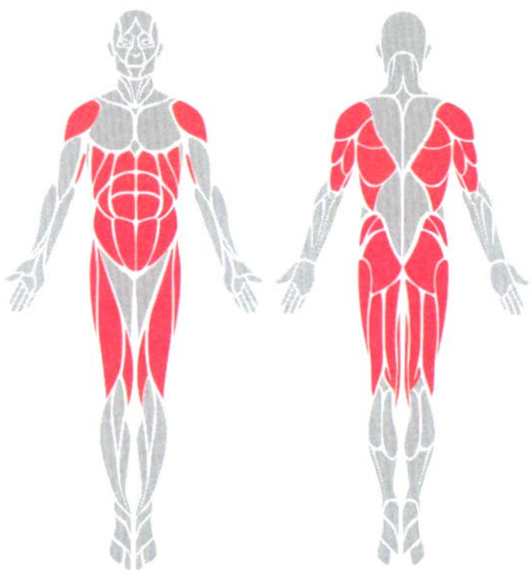

/ Abdominaux
/ Deltoïdes
/ Quadriceps

/ Fessiers
/ Grand dorsal
/ Ischio-jambiers
/ Triceps

30 s par exercice | 3 séries | *ÉCHAUFFEMENT*

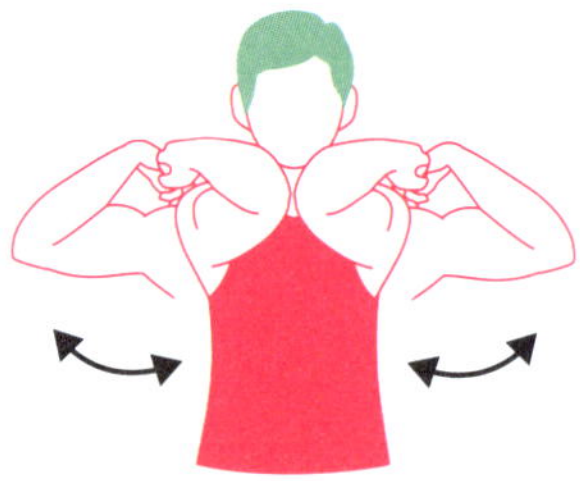

**1 Enroulement des épaules**
*Enroulez les épaules d'avant en arrière et inversement.*

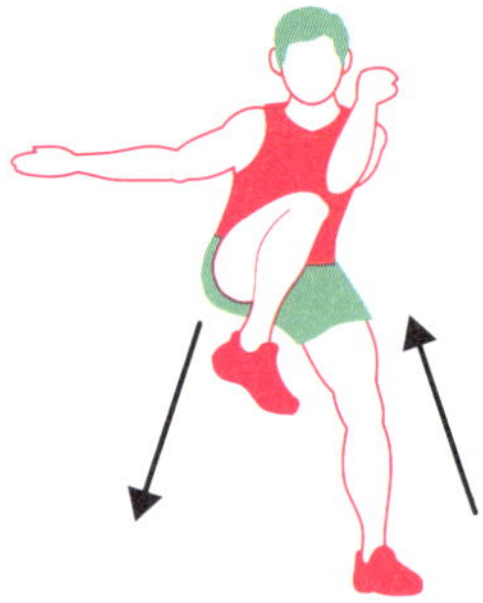

**2 Montées de genoux**
*Marchez en montant les genoux vers la poitrine.*

# ENTRAÎNEMENT

**DURÉE**
40 s
par exercice

**RÉPÉTITIONS**
3 séries

*SQUAT JUMP* — *40 s*

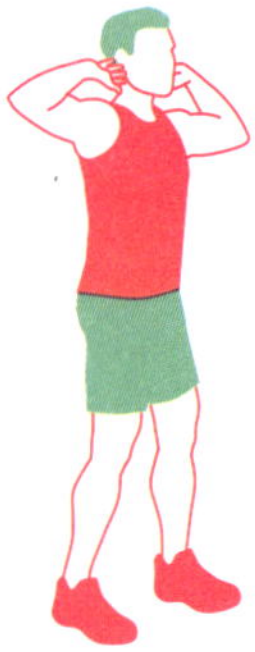

*1 Debout, levez les bras à hauteur des épaules et les mains de chaque côté du visage.*

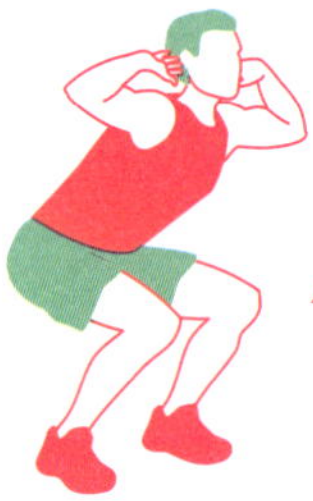

*2 Fléchissez les genoux.*

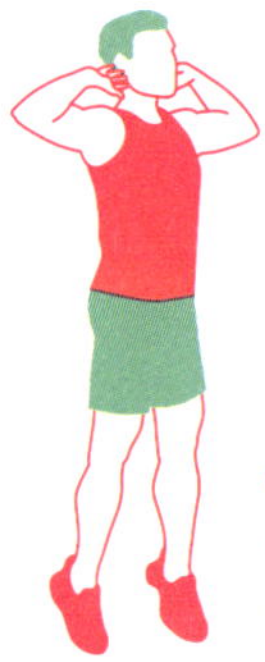

*3 En extension, redressez-vous et sautez jambes tendues.*

## SAUTS LINÉAIRES ÉCARTÉS — 40 s

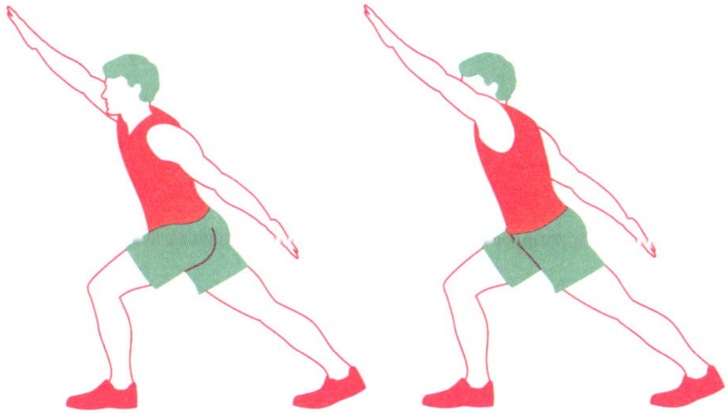

**1** Sautez en levant le bras droit et en avançant la jambe gauche, simultanément.

**2** Alternez les jambes et les bras.

## RENFORCEMENT DOS ET BRAS — 40 s

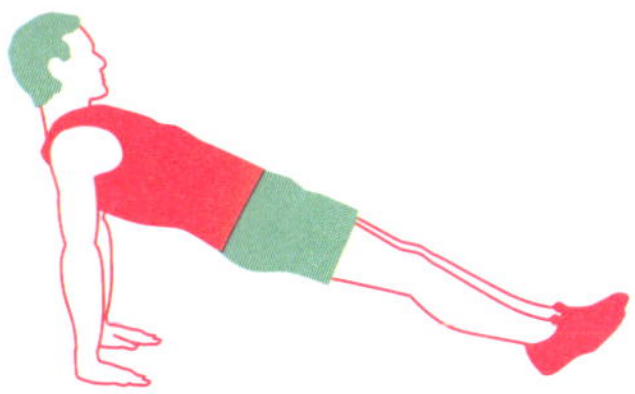

**1** Allongez-vous sur le dos, bras tendus en arrière.

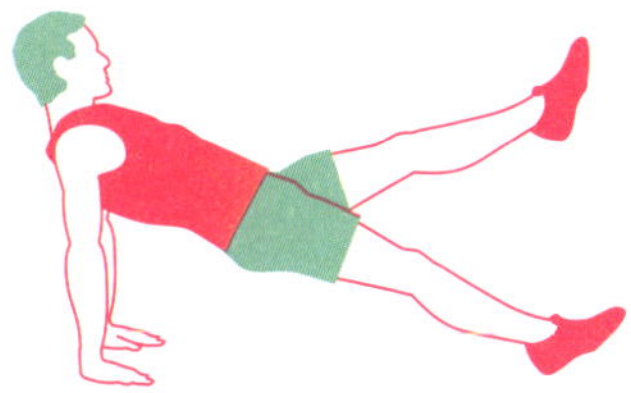

**2** Montez le bassin en gardant les jambes tendues. Levez une jambe, puis l'autre.

## RETOUR AU CALME — 30 s par étirement — 2 séries

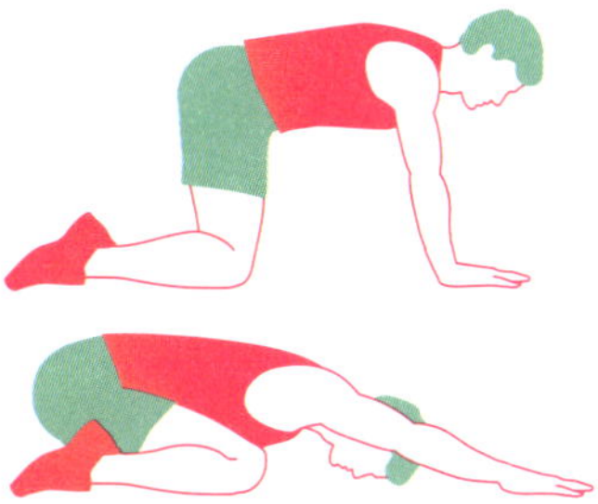

**1** **Étirement du dos**
*À genoux, reculez les fesses. Posez-les sur les talons. Allongez les bras loin devant.*

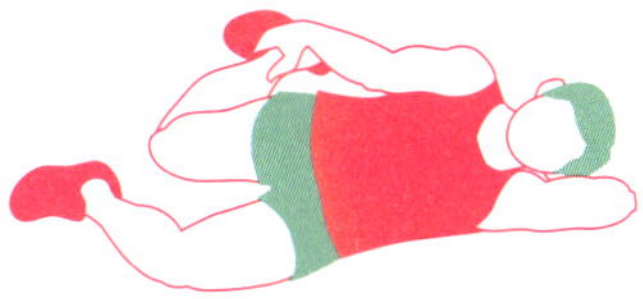

**2** **Étirement des cuisses**
*Allongé sur un côté, poussez le bassin vers l'avant. Tirez une cuisse en arrière et vers le haut. Alternez les cuisses.*

# SÉANCE #09

**MATÉRIEL :** *une chaise.*

MUSCLES SOLLICITÉS

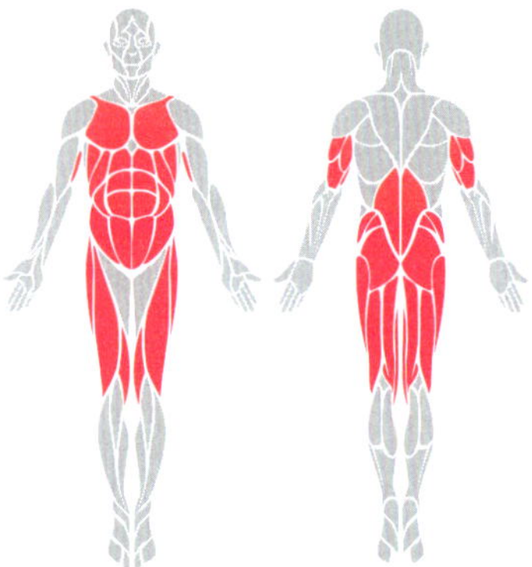

/ Abdominaux
/ Pectoraux
/ Quadriceps
/ Fessiers
/ Ischio-jambiers
/ Triceps
/ Lombaires

| 30 s par exercice | 3 séries | *ÉCHAUFFEMENT* |
|---|---|---|

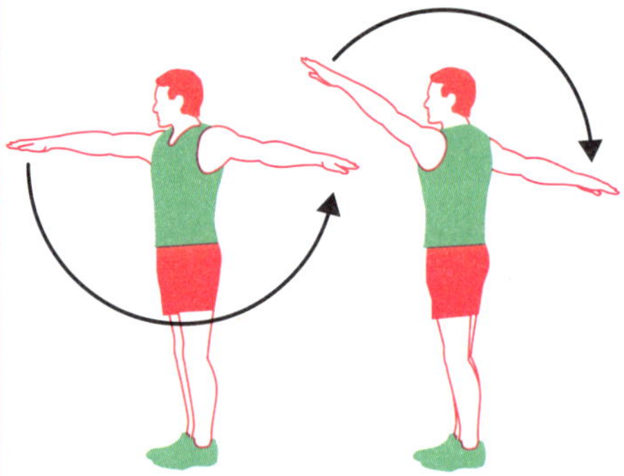

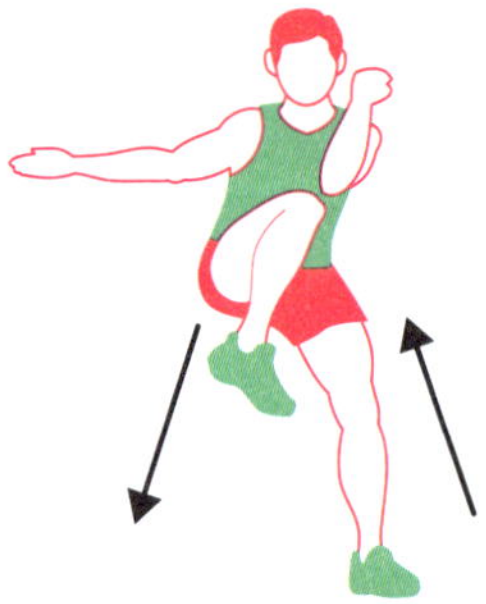

**1 *Balancement de bras***
*Balancez les bras avec une grande amplitude.*

**2 *Montées de genoux***
*Marchez en montant les genoux vers la poitrine.*

# ENTRAÎNEMENT

**DURÉE**
40 s
par exercice

**RÉPÉTITIONS**
3 séries

***JUMPING POMPE*** | ***40 s***

A

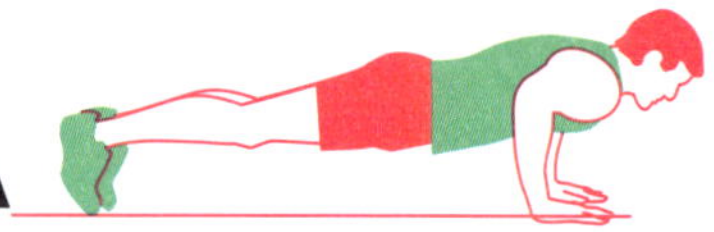

**1** *Placez-vous en position de planche, bras fléchis.*

B

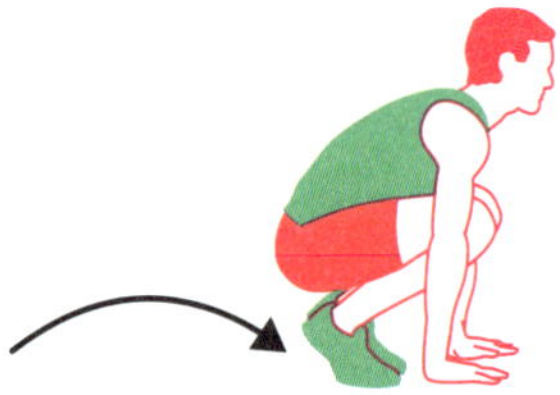

**2** *Ramenez les pieds en sautant pour venir en position accroupie.*

## FENTES JUMP SUR UNE CHAISE — 20 s de chaque côté

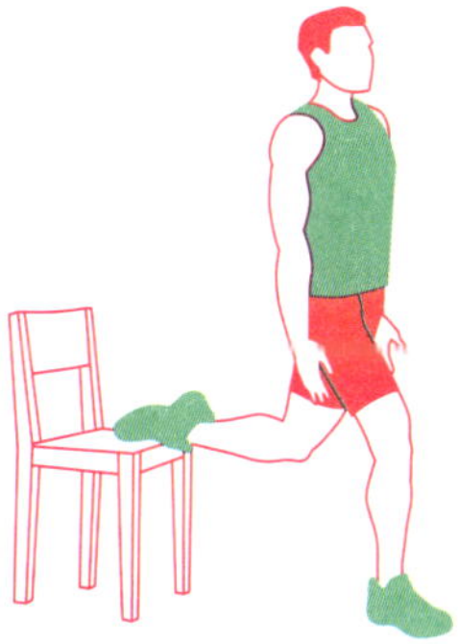

**1** *Posez un pied sur une chaise placée derrière vous.*

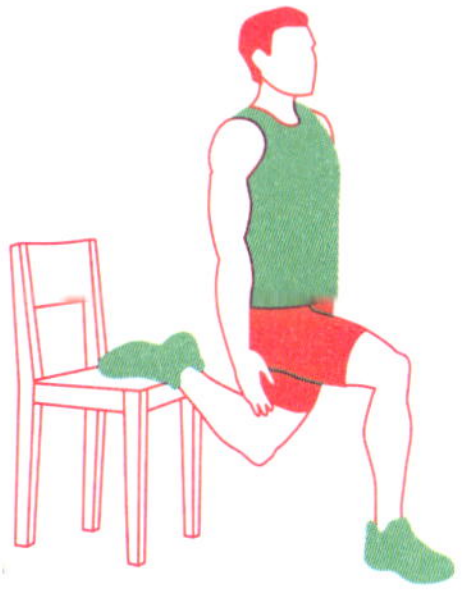

**2** *Fléchissez la jambe avant pour prendre votre impulsion. Sautez en extension.*

## CRUNCH INVERSÉ — 40 s

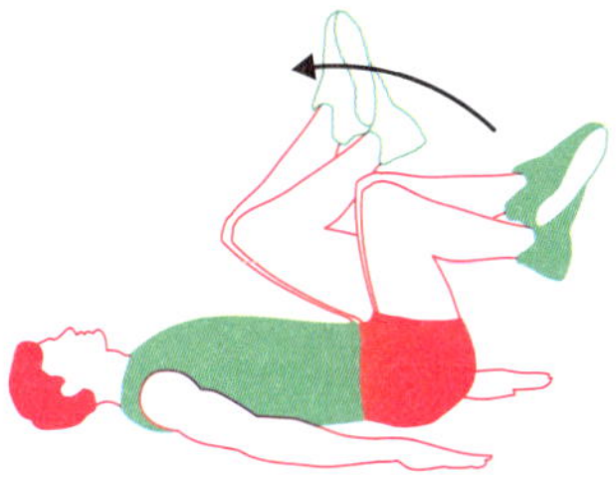

**1** *Allongez-vous sur le dos, relevez les jambes à l'équerre, la tête et les épaules décollées du sol.*
*Enroulez les genoux sur la poitrine, en soulevant le bassin.*
*Entre chaque montée, ne posez pas les pieds au sol.*

## RETOUR AU CALME — 30 s par étirement — 2 séries

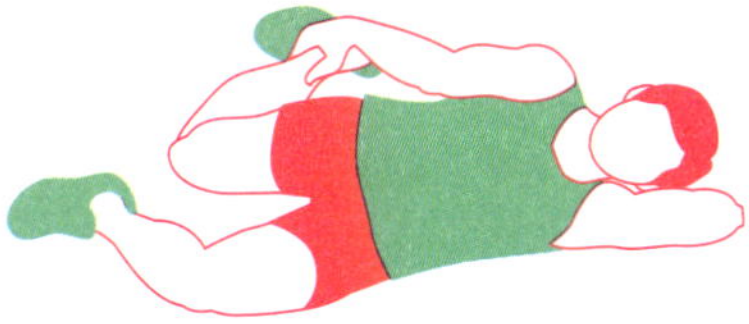

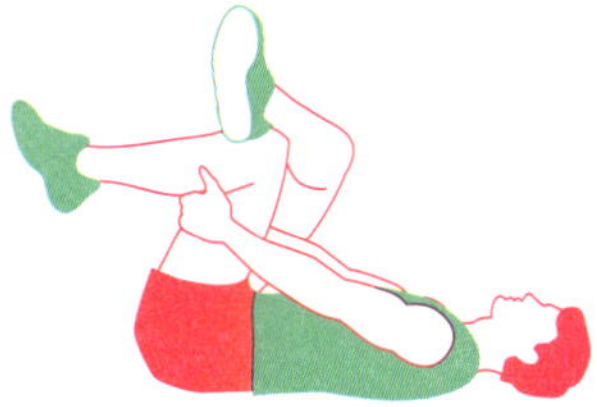

**1 Étirement des cuisses**
*Allongé sur un côté, poussez le bassin vers l'avant.*
*Tirez une cuisse en arrière et vers le haut.*
*Alternez les cuisses.*

**2 Étirement des fessiers**
*Allongé sur le dos, fléchissez la cuisse gauche.*
*Posez dessus le pied droit.*
*Attrapez l'arrière de la cuisse gauche et tirez vers vous.*
*Alternez les cuisses.*

# SÉANCE #10

MUSCLES SOLLICITÉS

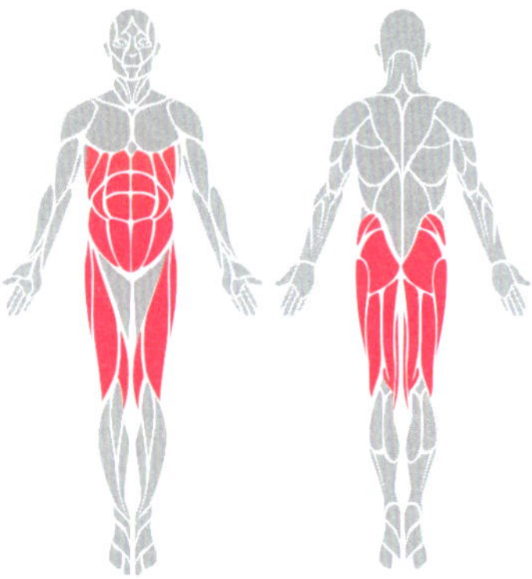

/ Abdominaux
/ Quadriceps

/ Fessiers
/ Ischio-jambiers

| 30 s par exercice | 3 séries | ÉCHAUFFEMENT |
|---|---|---|

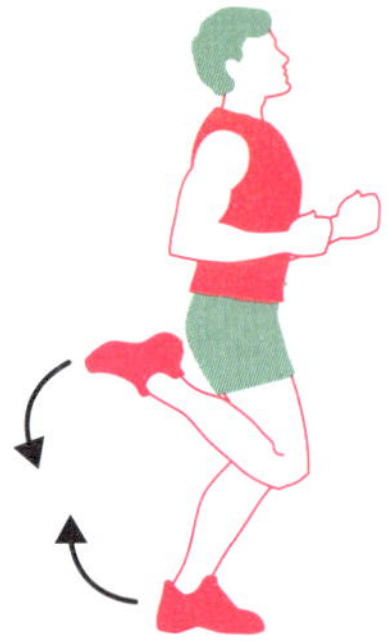

**1 Talons-fesses**
*Marchez rapidement en ramenant les talons contre les fesses.*

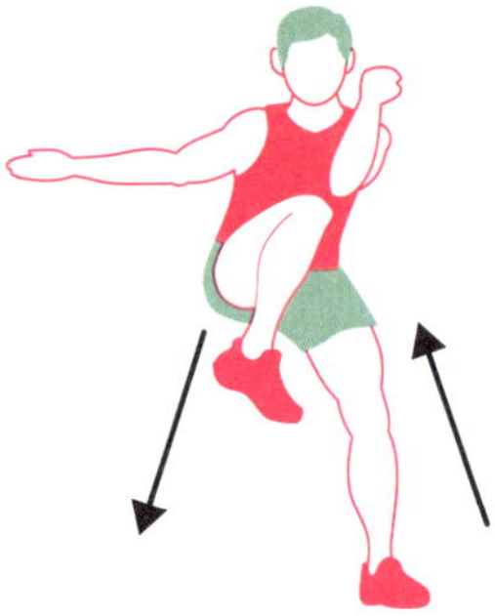

**2 Montées de genoux**
*Marchez en montant les genoux vers la poitrine.*

# ENTRAÎNEMENT

**DURÉE**
40 s
par exercice

**RÉPÉTITIONS**
3 séries

**FENTES JUMP** | **40 s**

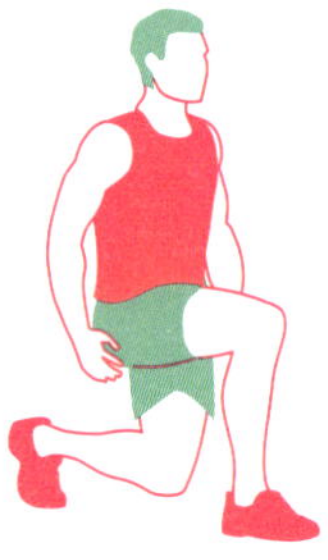

1 *Placez-vous en fente avant.*

2 *Par une impulsion et un ciseau des jambes, sautez en hauteur.*

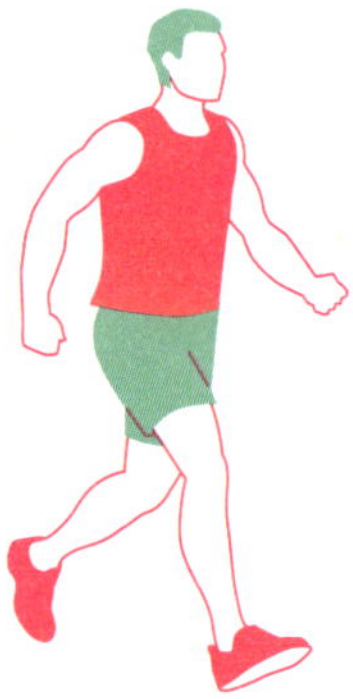

3 *Alternez la position des jambes.*

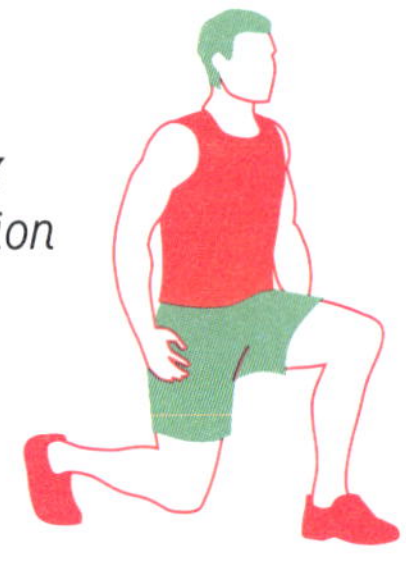

## SKIPPING — 40 s

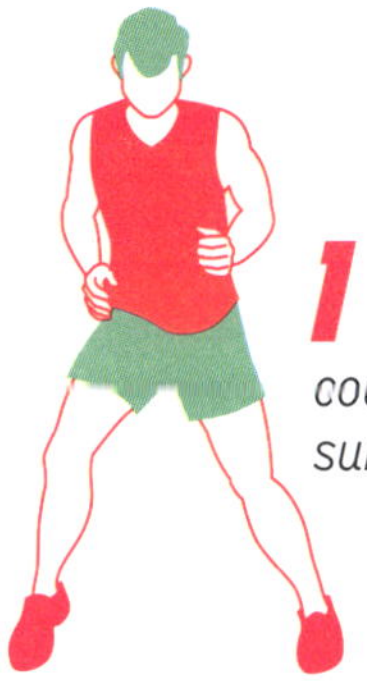

**1** Sans vous arrêter, courez très vite sur place.

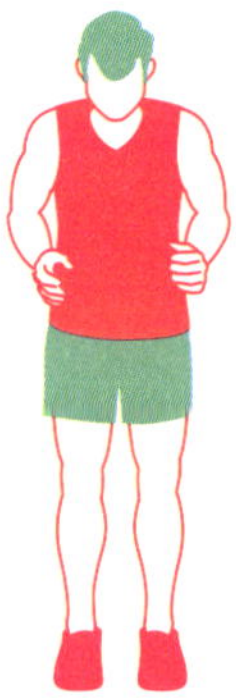

**2** Effectuez un maximum de petites foulées.

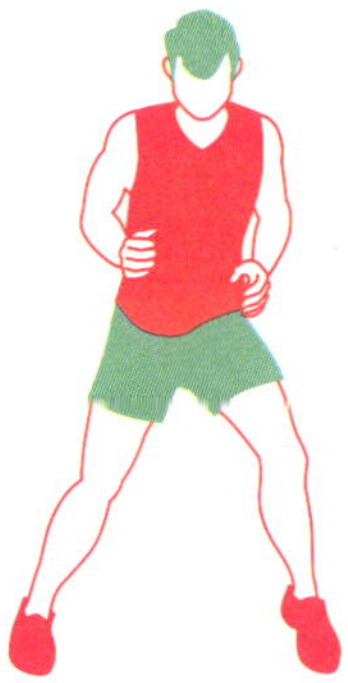

**3** Écartez et refermez les jambes.

## ABDOS CISEAUX — 40 s

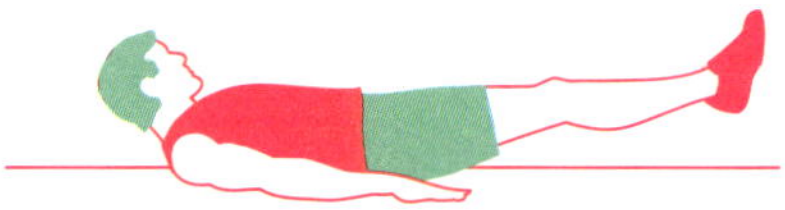

**1** Allongez-vous, dos écrasé au sol. Levez les épaules et la tête.

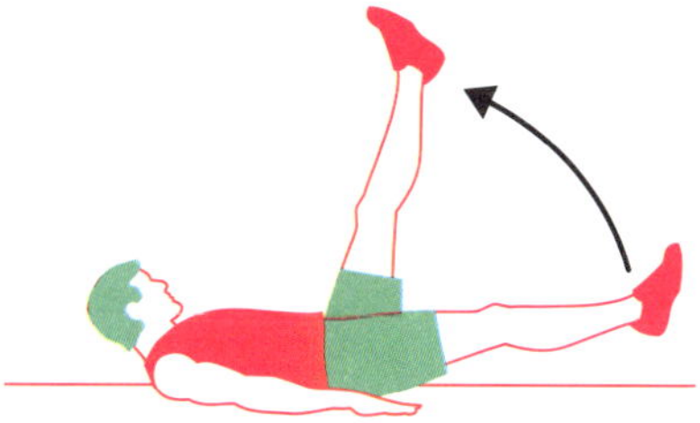

**2** Alternez les montées de jambes tendues.

## RETOUR AU CALME — 30 s par étirement — 2 séries

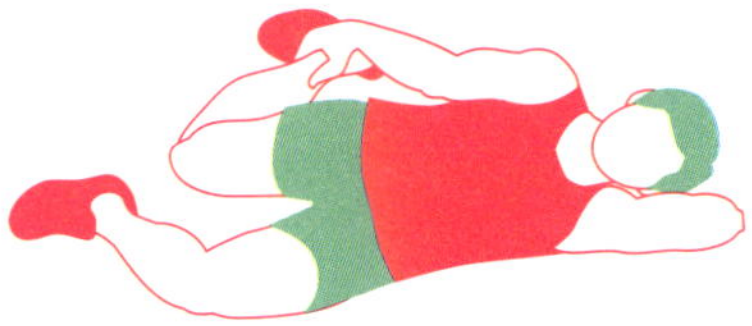

**1** ***Étirement des cuisses***
*Allongé sur un côté, poussez le bassin vers l'avant.*
*Tirez une cuisse en arrière et vers le haut.*
*Alternez les cuisses.*

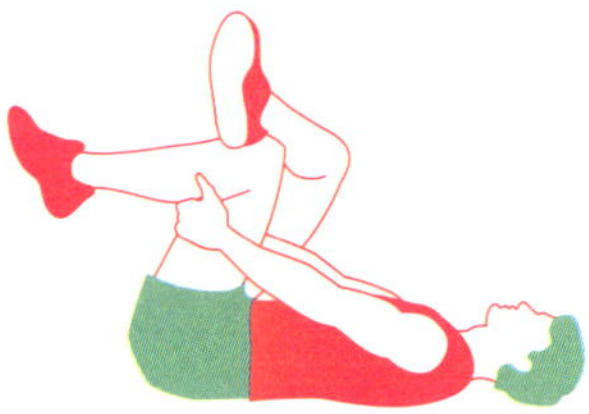

**2** ***Étirement des fessiers***
*Allongé sur le dos, fléchissez la cuisse gauche.*
*Posez dessus le pied droit.*
*Attrapez l'arrière de la cuisse gauche et tirez vers vous.*
*Alternez les cuisses.*

# SÉANCE #11

***MATÉRIEL :*** *une corde à sauter.*

MUSCLES SOLLICITÉS

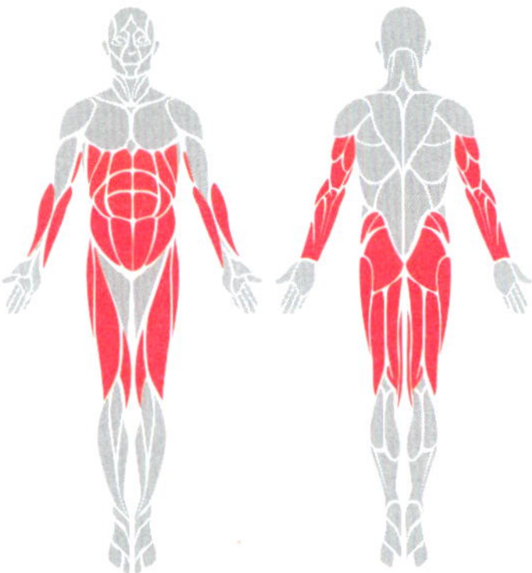

/ Abdominaux
/ Avant-bras
/ Quadriceps
/ Fessiers
/ Ischio-jambiers
/ Triceps

**30 s par exercice** | **3 séries** | ***ÉCHAUFFEMENT***

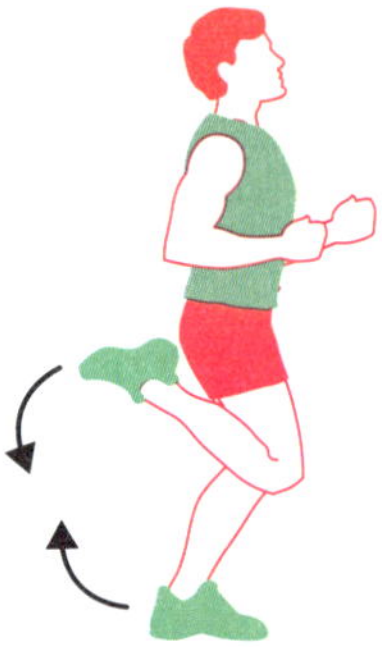

**1** ***Talons-fesses***
*Marchez rapidement en ramenant les talons contre les fesses.*

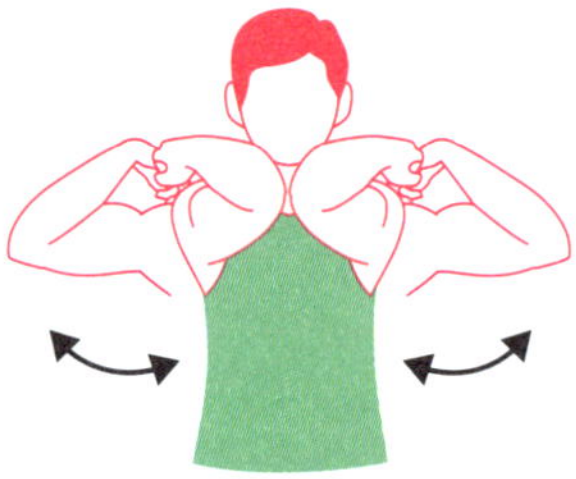

**2** ***Enroulement des épaules***
*Enroulez les épaules d'avant en arrière et inversement.*

# ENTRAÎNEMENT

**DURÉE**
40 s
par exercice

**RÉPÉTITIONS**
3 séries

***SAUT À LA CORDE*** — ***40 s***

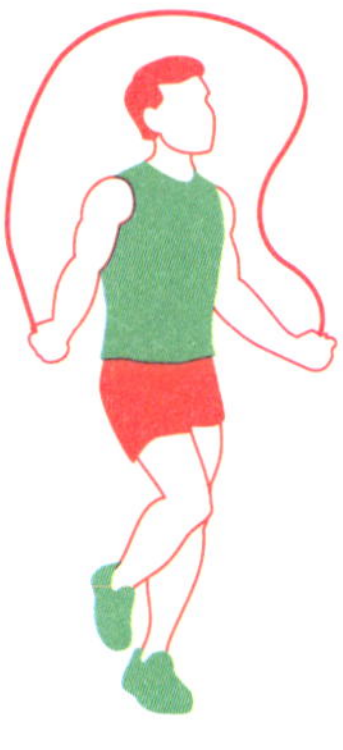

**1** *Sautez à la corde en alternant les pieds.*

## BURPEES | 40 s

**1** Accroupissez-vous, paumes des mains au sol.

**2** Lancez les jambes en arrière.

**3** Revenez en position accroupie.

**4** Redressez-vous en sautant, bras en l'air.

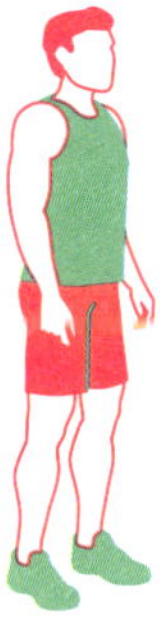

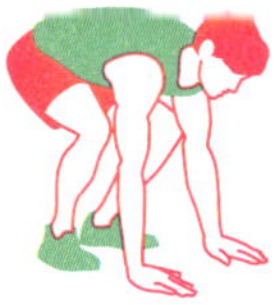

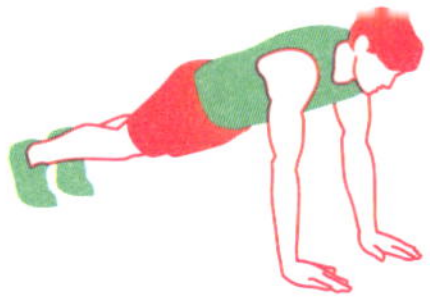

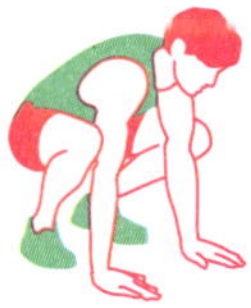

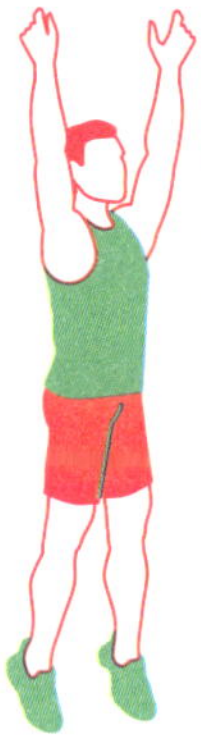

## ABDOS SIT-UP | 40 s

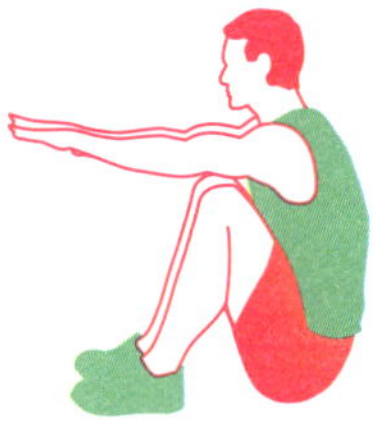

**1** Asseyez-vous, pieds serrés, genoux écartés et les bras tendus.

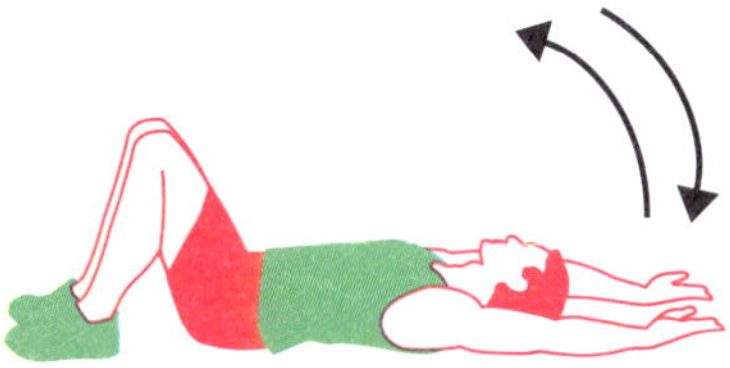

**2** Descendez et remontez le buste.

## RETOUR AU CALME | 30 s par étirement | 2 séries

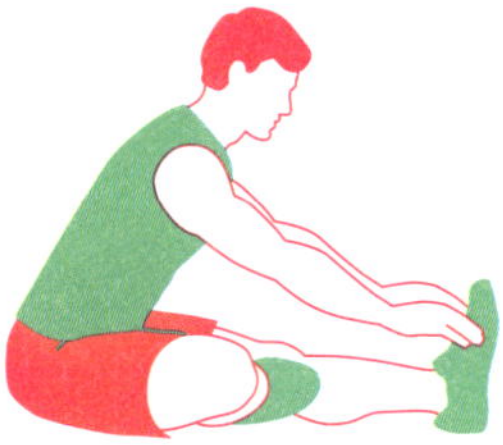

**1** **Étirement des cuisses**
Assis au sol, une jambe allongée, l'autre pliée, appuyez le pied sur la face intérieure de la jambe tendue.
En gardant le dos droit, attrapez la cheville de la jambe tendue.

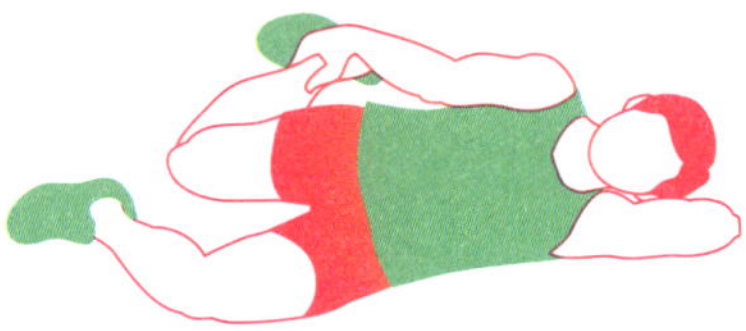

**2** **Étirement des cuisses**
Allongé sur un côté, poussez le bassin vers l'avant.
Tirez une cuisse en arrière et vers le haut.
Alternez les cuisses.

# SÉANCE #12

***MATÉRIEL :*** *un coussin.*

MUSCLES SOLLICITÉS

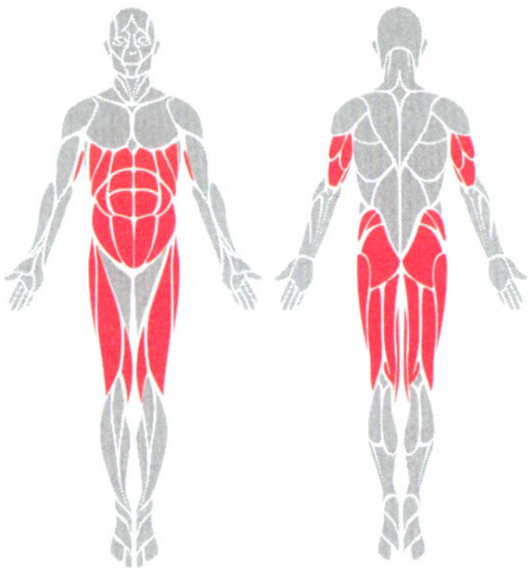

/ Abdominaux
/ Obliques
/ Quadriceps
/ Fessiers
/ Ischio-jambiers
/ Triceps

| 30 s par exercice | 3 séries | *ÉCHAUFFEMENT* |
|---|---|---|

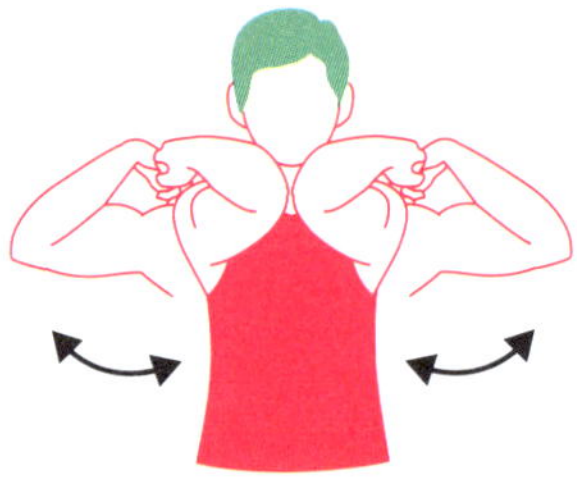

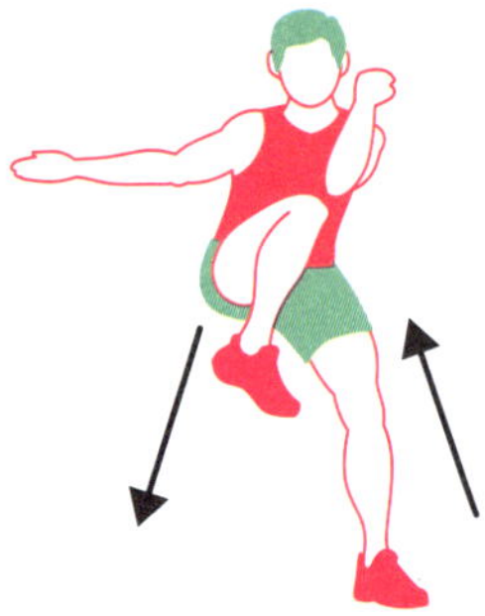

**1** ***Enroulement des épaules***
*Enroulez les épaules d'avant en arrière et inversement.*

**2** ***Montées de genoux***
*Marchez en montant les genoux vers la poitrine.*

# ENTRAÎNEMENT

**DURÉE**
40 s
par exercice

**RÉPÉTITIONS**
3 séries

***JUMPING JACK SQUAT*** — ***40 s***

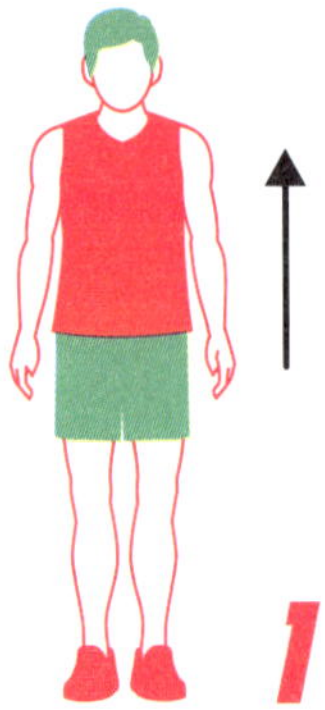

**1** *Debout, jambes serrées.*

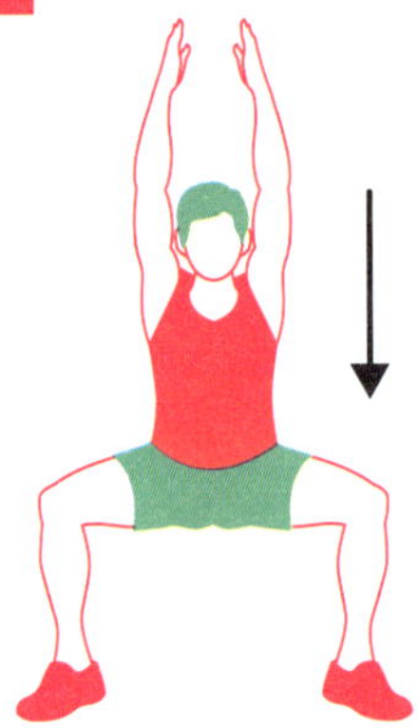

**2** *Sautez en écartant les jambes, bras en l'air, avant de revenir à la position initiale.*

## JUMPING JACK PLANCHE — 40 s

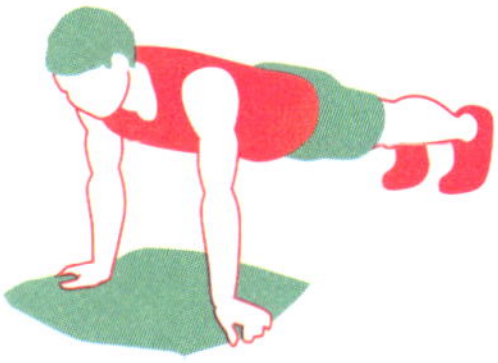

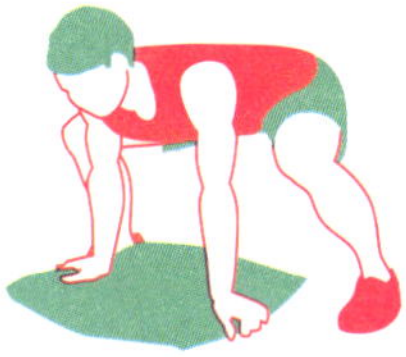

**1** Placez-vous en position de planche.

**2** En sautant, ramenez les genoux fléchis près de la poitrine.
Sautez les deux jambes en arrière pour revenir en position initiale.

## OBLIQUES — 20 s de chaque côté

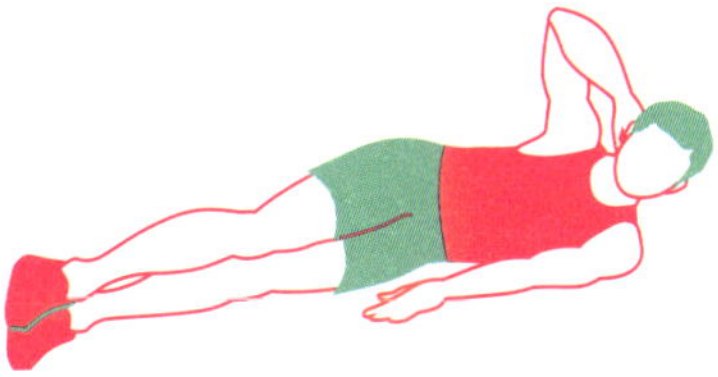

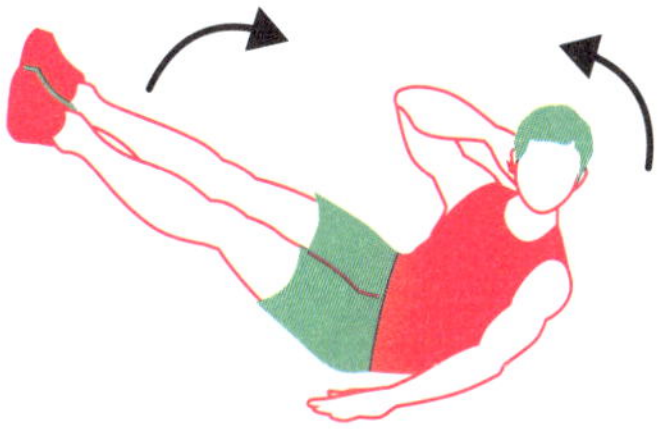

**1** Allongez-vous sur un côté, cuisses serrées, une main derrière la tête.

**2** Montez simultanément les cuisses et le buste.

## RETOUR AU CALME — 30 s par étirement — 2 séries

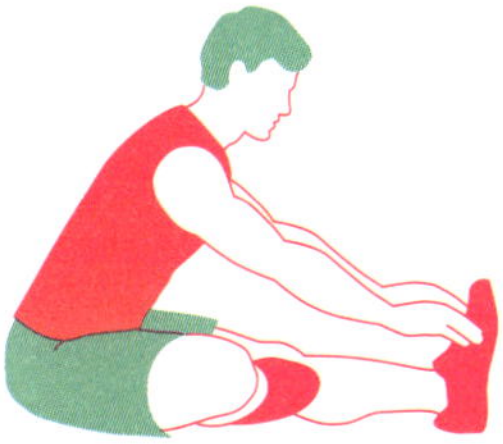

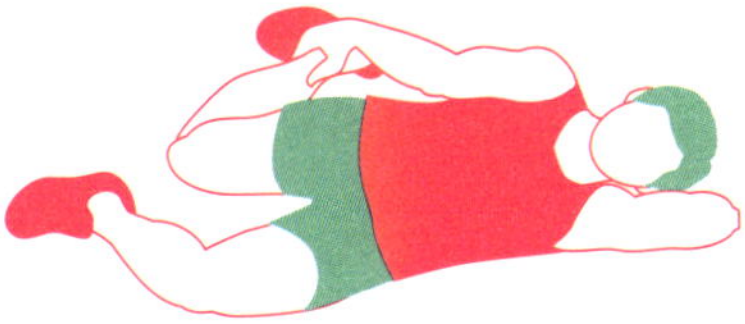

**1** **Étirement des cuisses**
Assis au sol, une jambe allongée, l'autre pliée, appuyez le pied sur la face intérieure de la jambe tendue.
En gardant le dos droit, attrapez la cheville de la jambe tendue.

**2** **Étirement des cuisses**
Allongé sur un côté, poussez le bassin vers l'avant.
Tirez une cuisse en arrière et vers le haut.
Alternez les cuisses.

# SÉANCE #13

MUSCLES SOLLICITÉS

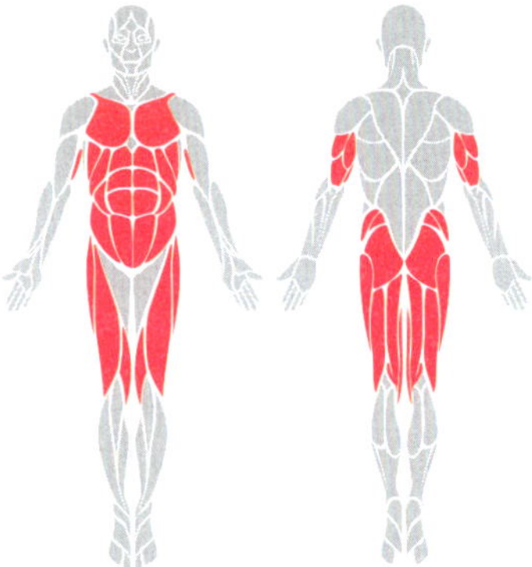

/ Abdominaux
/ Pectoraux
/ Quadriceps

/ Fessiers
/ Ischio-jambiers
/ Triceps

| 30 s par exercice | 3 séries | *ÉCHAUFFEMENT* |
|---|---|---|

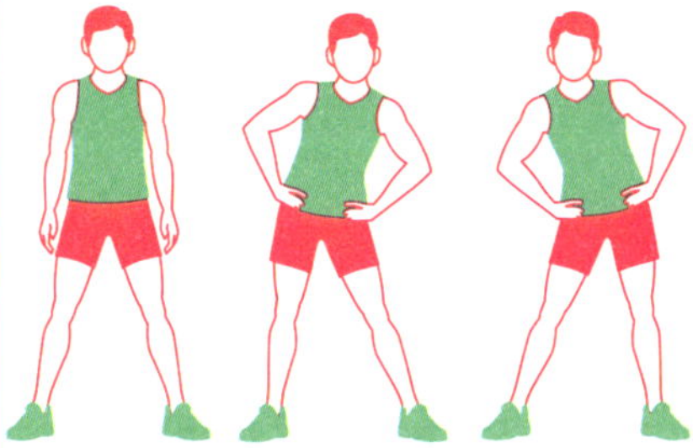

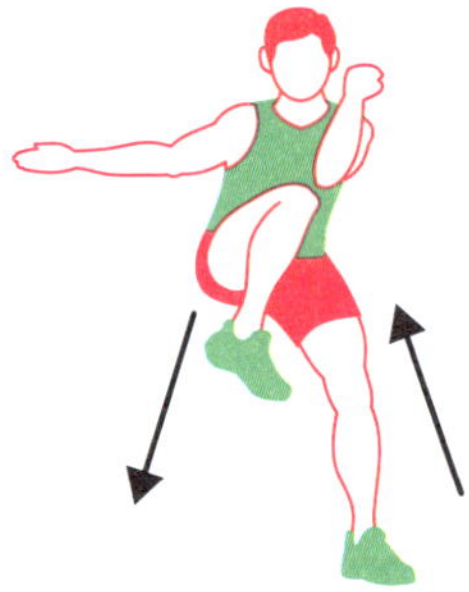

**1 Mobilisation du bassin**
*Debout, jambes fixes. Rotation du bassin de droite à gauche, puis inversez.*

**2 Montées de genoux**
*Marchez en montant les genoux vers la poitrine.*

# ENTRAÎNEMENT

**DURÉE**
40 s
par exercice

**RÉPÉTITIONS**
3 séries

**SQUAT JUMP ÉCART** | **40 s**

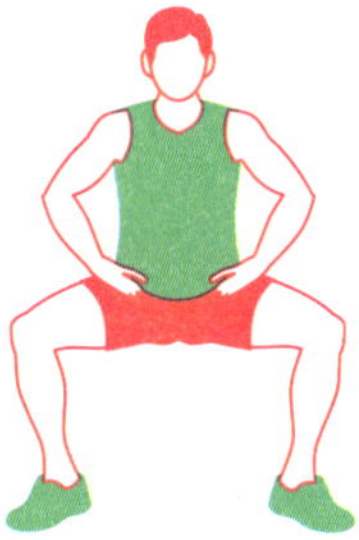

**1** *Debout, jambes largement écartées, mains sur la taille. Fléchissez les genoux.*

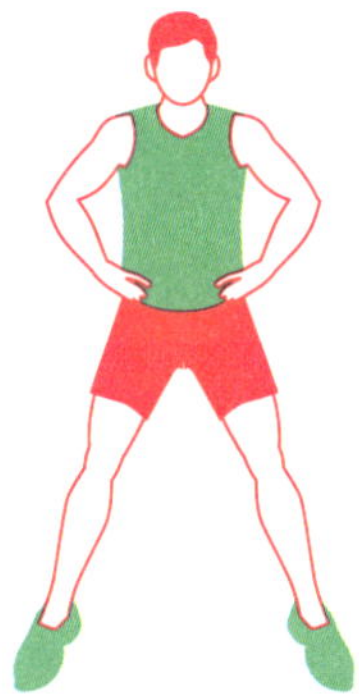

**2** *En extension, redressez-vous et sautez jambes tendues.*

## SQUAT ÉLÉVATION LATÉRALE — 40 s

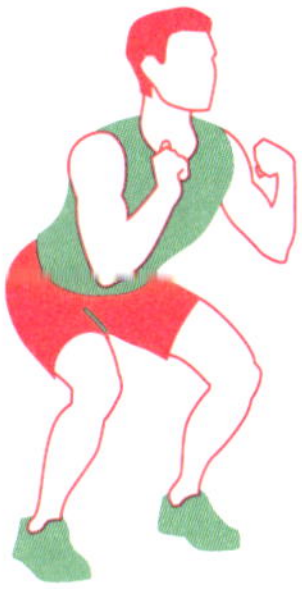

**1** Debout, pieds écartés, descendez en flexion, les fesses en arrière.

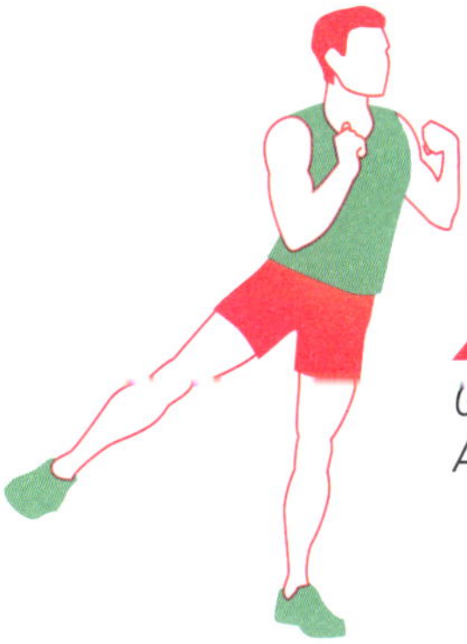

**2** Relevez-vous en extension et levez la jambe sur le côté. Gardez le dos droit. Alternez les jambes à chaque fois.

## GAINAGE PUSH-UP — 40 s

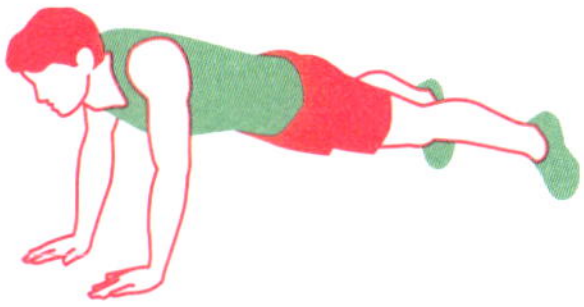

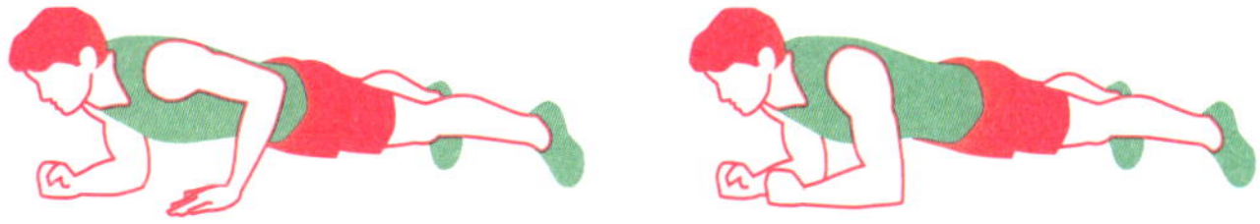

**1** En position de planche, posez les avant-bras au sol.

**2** Remontez et reposez un coude puis l'autre.

## RETOUR AU CALME — 30 s par étirement — 2 séries

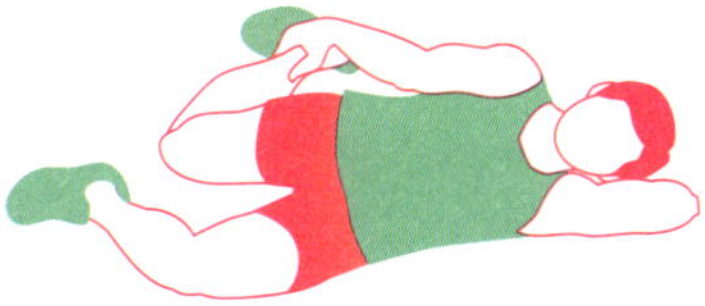

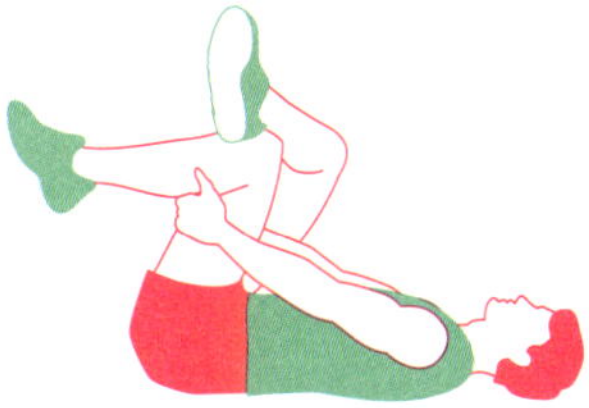

**1** ***Étirement des cuisses***
*Allongé sur un côté, poussez le bassin vers l'avant.*
*Tirez une cuisse en arrière et vers le haut.*
*Alternez les cuisses.*

**2** ***Étirement des fessiers***
*Allongé sur le dos, fléchissez la cuisse gauche.*
*Posez dessus le pied droit.*
*Attrapez l'arrière de la cuisse gauche et tirez vers vous.*
*Alternez les cuisses.*

# SÉANCE #14

MUSCLES SOLLICITÉS

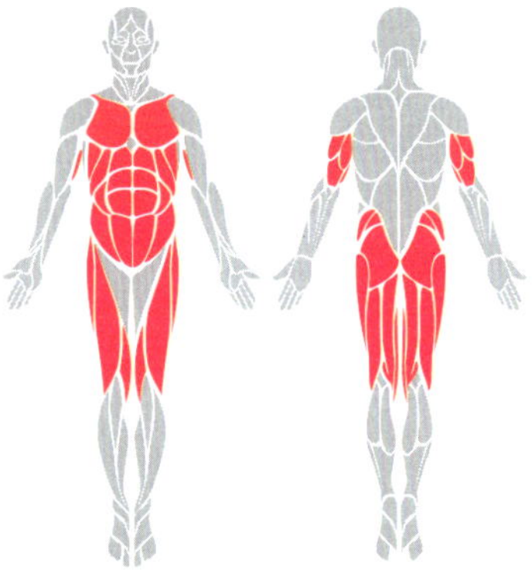

/ Abdominaux
/ Pectoraux
/ Quadriceps
/ Fessiers
/ Ischio-jambiers
/ Triceps

| 30 s par exercice | 3 séries | ÉCHAUFFEMENT |
|---|---|---|

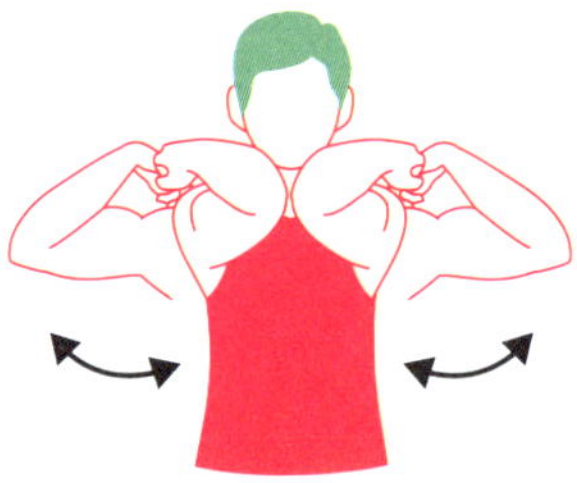

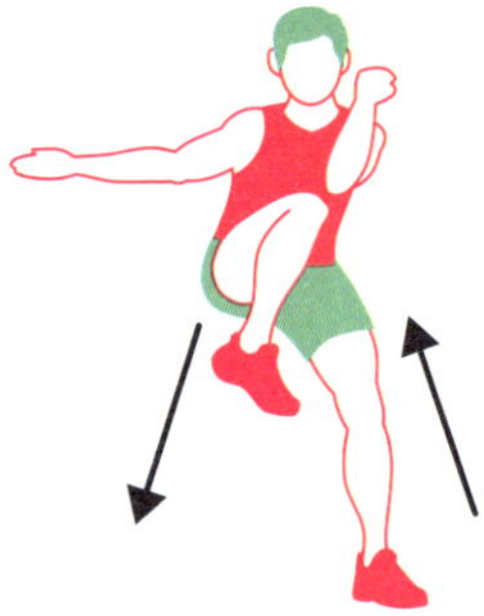

**1 Enroulement des épaules**
*Enroulez les épaules d'avant en arrière et inversement.*

**2 Montées de genoux**
*Marchez en montant les genoux vers la poitrine.*

# ENTRAÎNEMENT

**DURÉE**
40 s
par exercice

**RÉPÉTITIONS**
3 séries

| JUMPS GAUCHE / DROITE | 40 s |
|---|---|

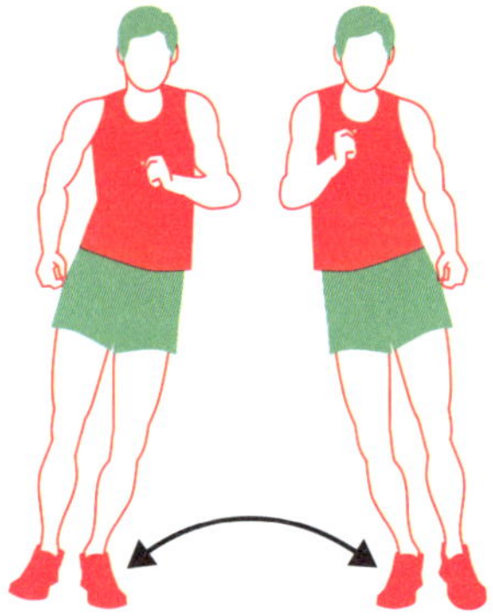

**1** *Sautez de gauche à droite.*
*Allez chercher loin sur le côté.*

## COURSE SUR PLACE | 40 s

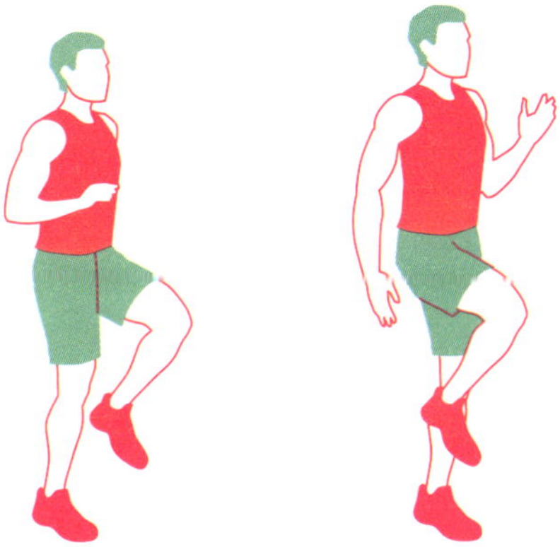

**1** *Courez sur place en montant haut les genoux.*

## POMPES GENOU / COUDE | 40 s

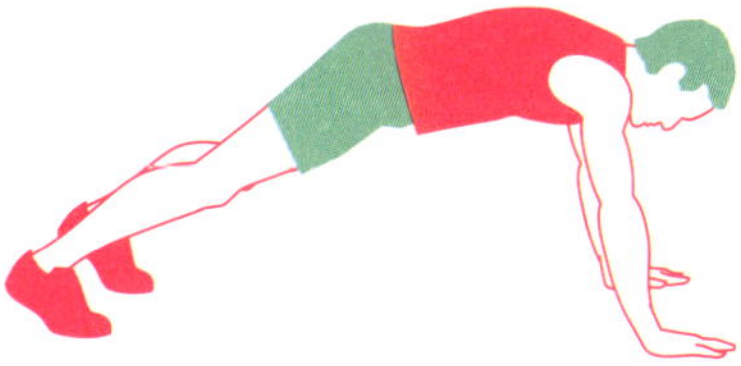

**1** *En position de planche, pliez les bras.*

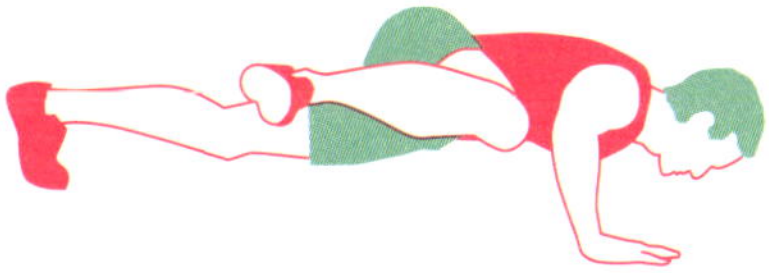

**2** *Rapprochez le genou du coude. Remontez et alternez les genoux.*

## RETOUR AU CALME | 30 s par étirement | 2 séries

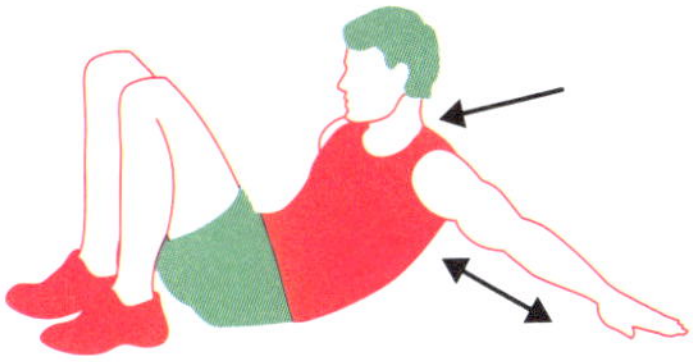

**1** ***Étirement des épaules***
*Assis au sol, ouvrez bien la poitrine. Allongez les bras loin derrière.*

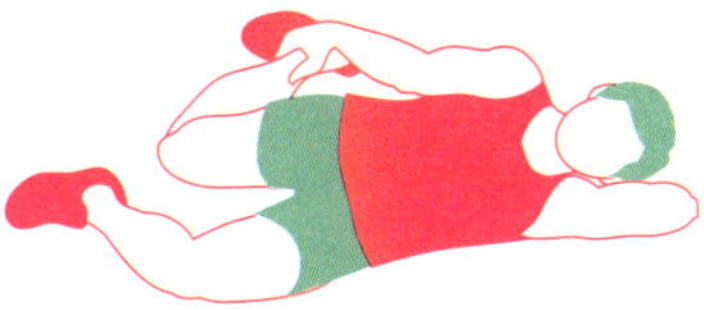

**2** ***Étirement des cuisses***
*Allongé sur un côté, poussez le bassin vers l'avant.*
*Tirez une cuisse en arrière et vers le haut.*
*Alternez les cuisses.*

# SÉANCE #15

MUSCLES SOLLICITÉS

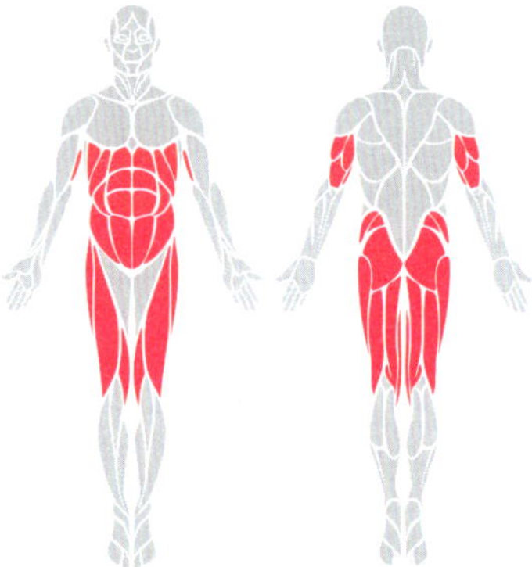

/ Abdominaux
/ Quadriceps

/ Fessiers
/ Ischio-jambiers
/ Triceps

30 s par exercice | 3 séries | ÉCHAUFFEMENT

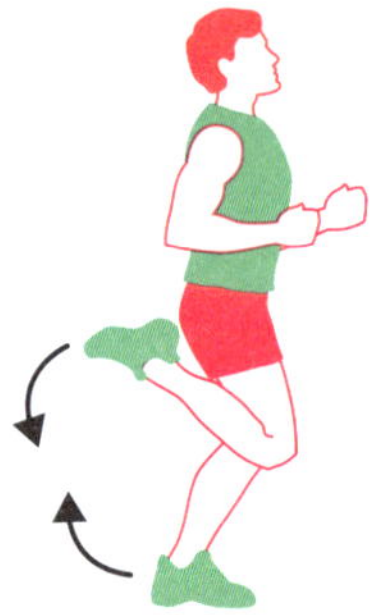

**1 Talons-fesses**
*Marchez rapidement en ramenant les talons contre les fesses.*

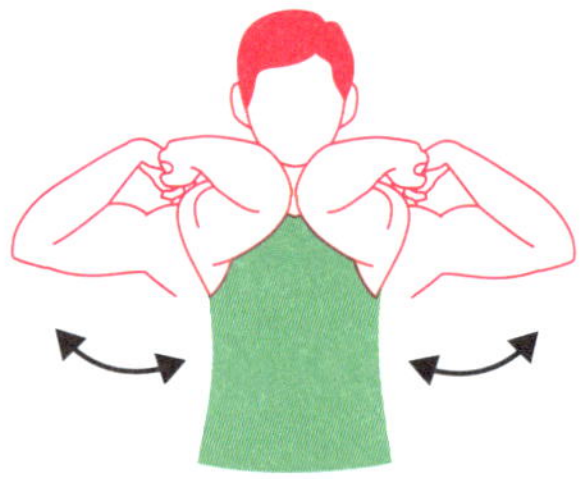

**2 Enroulement des épaules**
*Enroulez les épaules d'avant en arrière et inversement.*

# ENTRAÎNEMENT

**DURÉE**
40 s
par exercice

**RÉPÉTITIONS**
3 séries

SAUTS LATÉRAUX | 40 s

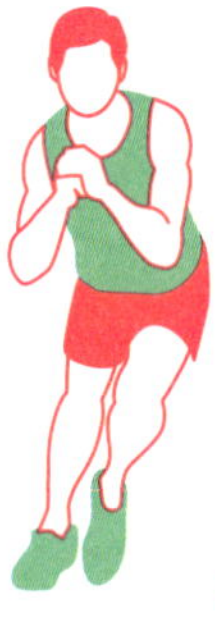

**1** *Sautez loin sur les côtés, sans arrêt.*

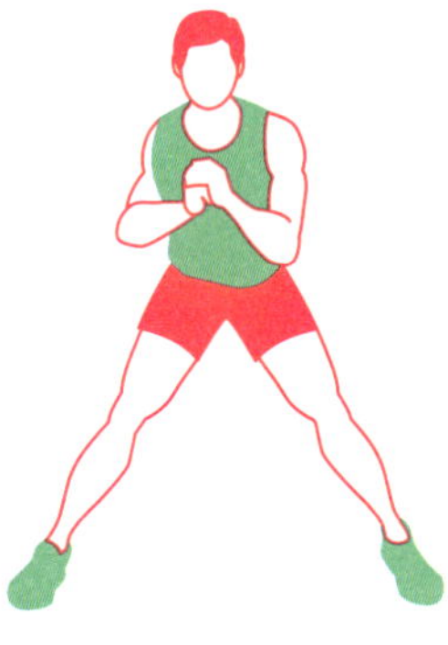

**2** *Amortissez et contrôlez*

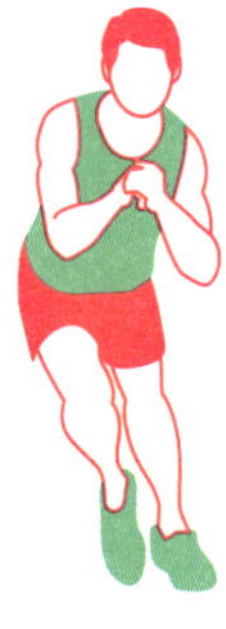

## BURPEES — 40 s

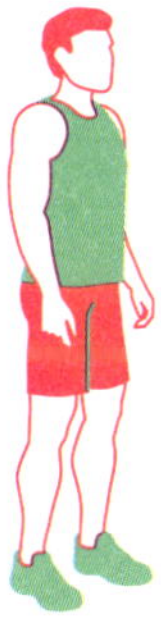

**1** Accroupissez-vous, paumes des mains au sol.

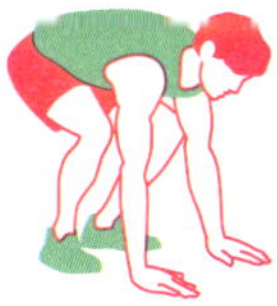

**2** Lancez les jambes en arrière.

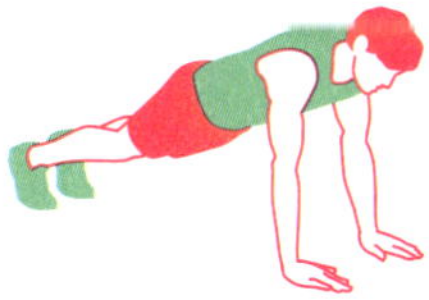

**3** Revenez en position accroupie.

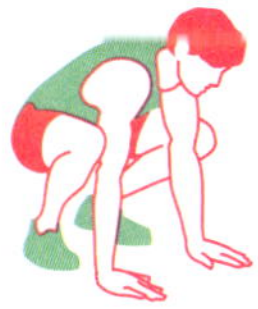

**4** Redressez-vous en sautant, bras en l'air.

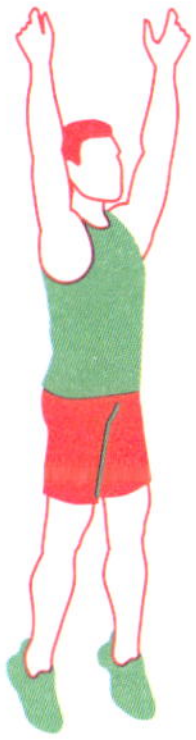

## ABDOS CRUNCH — 40 s

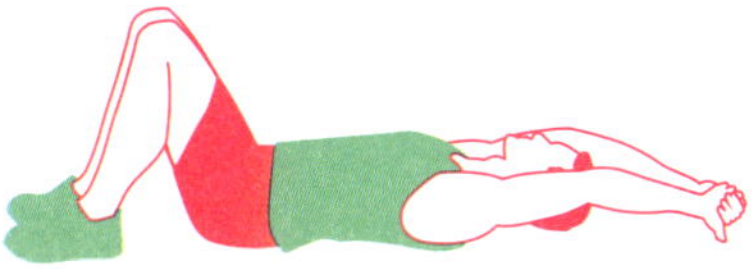

**1** Allongez-vous, dos écrasé au sol, bras en arrière.
Fléchissez les genoux.

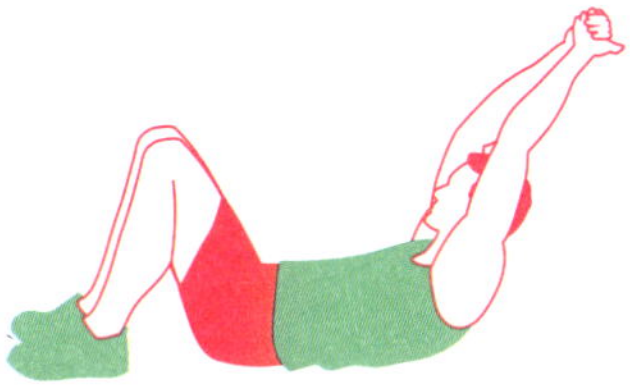

**2** Remontez le buste en gardant les bras étirés au-dessus de la tête.
Gardez les pieds à plat au sol.

## RETOUR AU CALME — 30 s par étirement — 2 séries

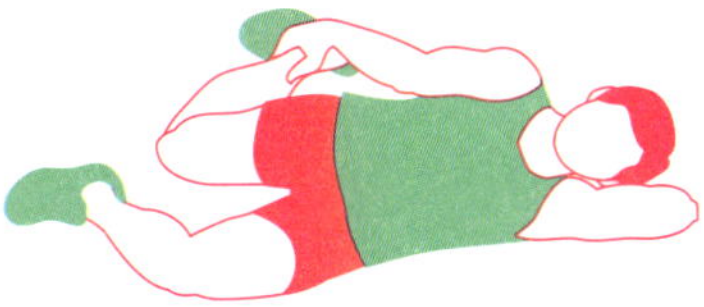

**1 Étirement des cuisses**
Allongé sur un côté, poussez le bassin vers l'avant.
Tirez une cuisse en arrière et vers le haut.
Alternez les cuisses.

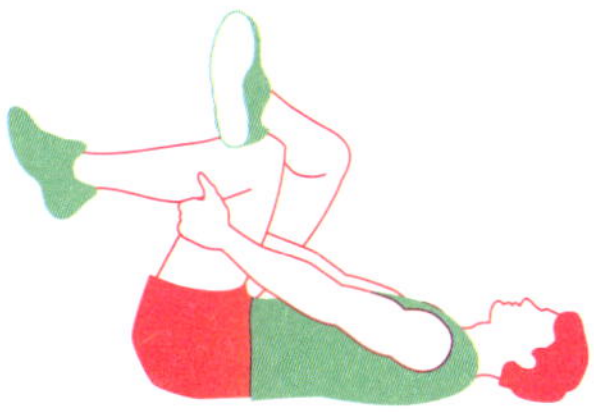

**2 Étirement des fessiers**
Allongé sur le dos, fléchissez la cuisse gauche.
Posez dessus le pied droit.
Attrapez l'arrière de la cuisse gauche et tirez vers vous.
Alternez les cuisses.

# SÉANCE #16

**MATÉRIEL :** *une corde à sauter.*

MUSCLES SOLLICITÉS

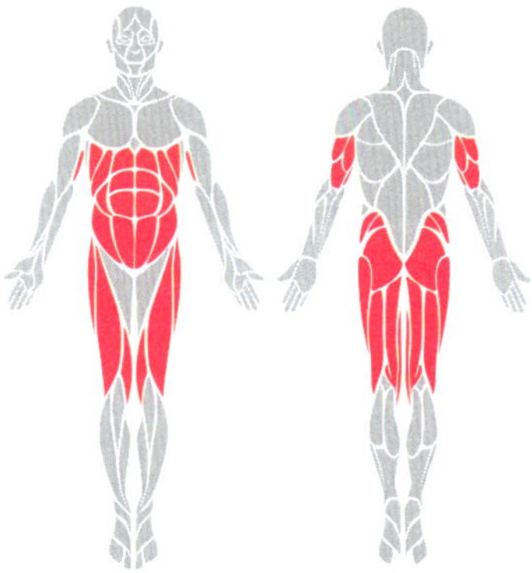

/ Abdominaux
/ Obliques
/ Quadriceps
/ Fessiers
/ Ischio-jambiers
/ Triceps

| 30 s par exercice | 3 séries | *ÉCHAUFFEMENT* |
|---|---|---|

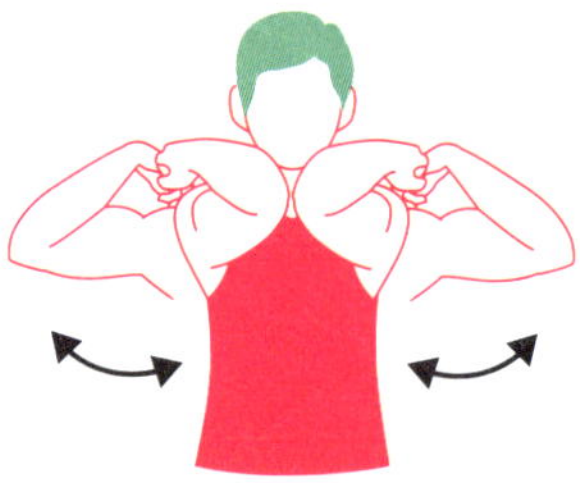

**1 Enroulement des épaules**
*Enroulez les épaules d'avant en arrière et inversement.*

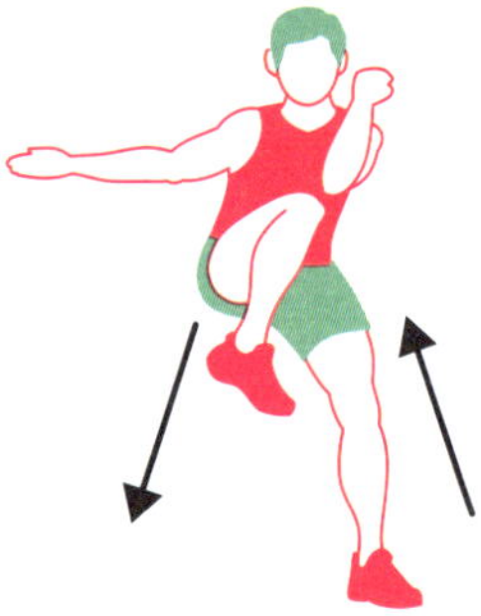

**2 Montées de genoux**
*Marchez en montant les genoux vers la poitrine.*

# ENTRAÎNEMENT

**DURÉE**
40 s
par exercice

**RÉPÉTITIONS**
3 séries

SAUT À LA CORDE — 40 s

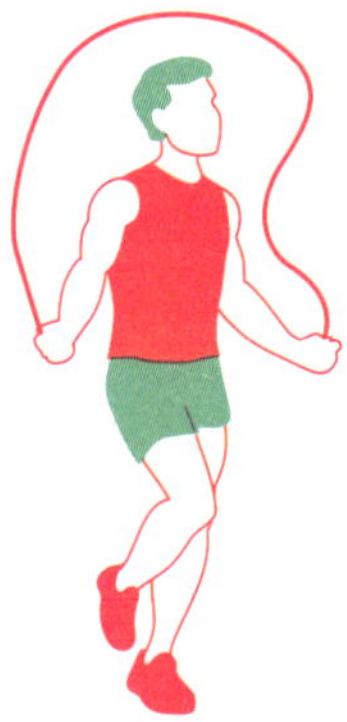

**1** *Sautez à la corde en alternant les pieds.*

## FENTES JUMP — 40 s

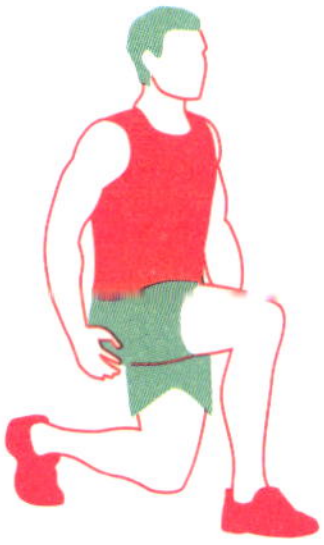

**1** Placez-vous en fente avant.

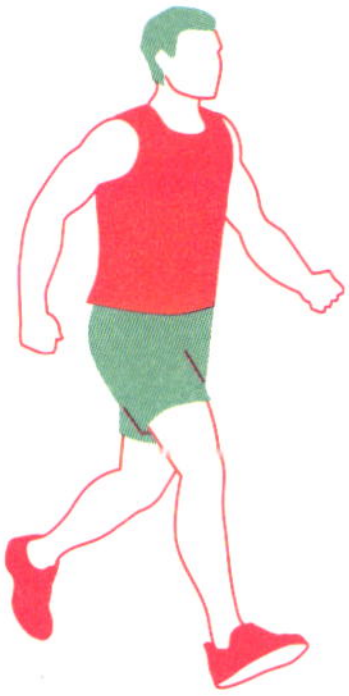

**2** Par une impulsion et un ciseau des jambes, sautez en hauteur.

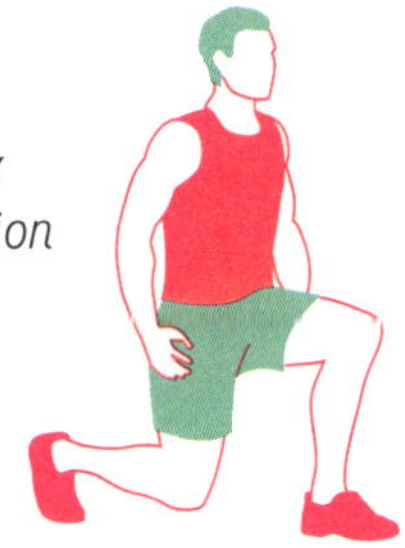

**3** Alternez la position des jambes.

## PLANCHE AVEC PIVOTS — 40 s

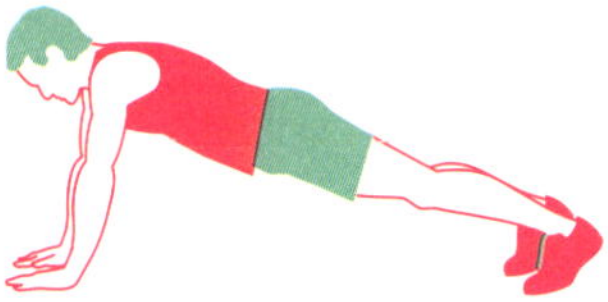

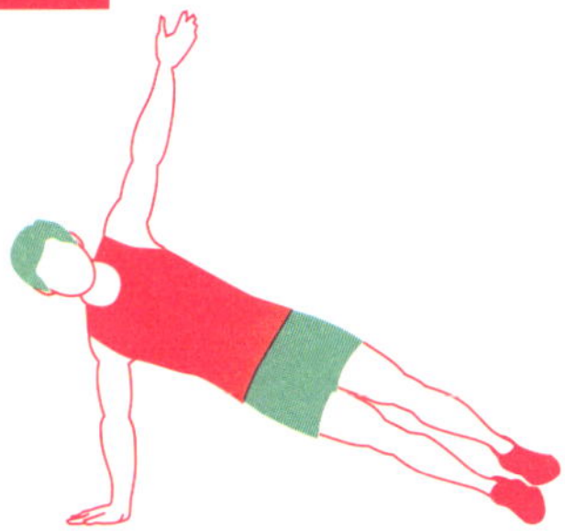

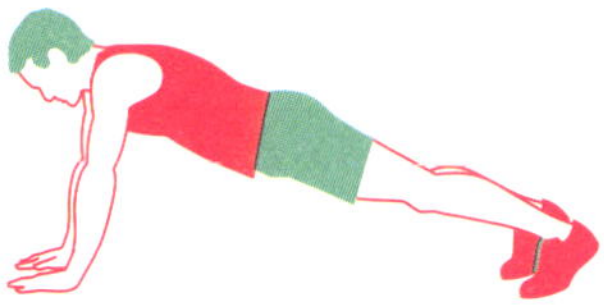

**1** Position de planche statique.

**2** Ouvrez latéralement, reposez.

**3** Alternez gauche et droite.

## RETOUR AU CALME — 30 s par étirement — 2 séries

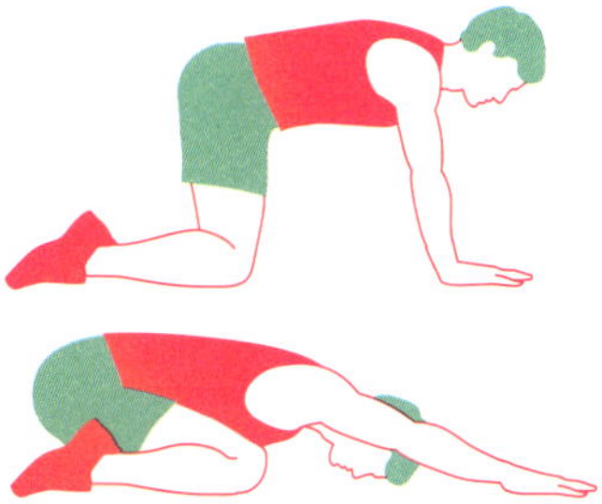

**1** **Étirement du dos**
À genoux, reculez les fesses.
Posez-les sur les talons.
Allongez les bras loin devant.

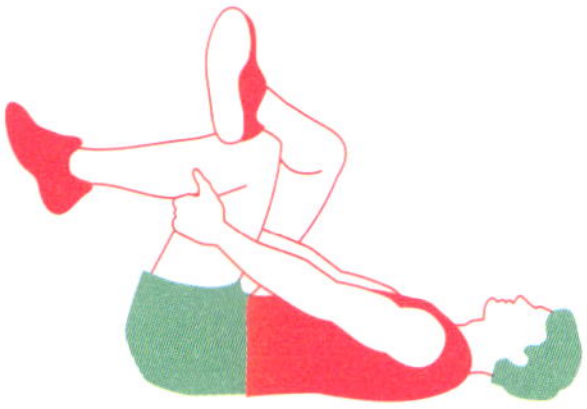

**2** **Étirement des fessiers**
Allongé sur le dos, fléchissez la cuisse gauche.
Posez dessus le pied droit.
Attrapez l'arrière de la cuisse gauche et tirez vers vous.
Alternez les cuisses.

# SÉANCE #17

***MATÉRIEL :*** *une chaise.*

MUSCLES SOLLICITÉS

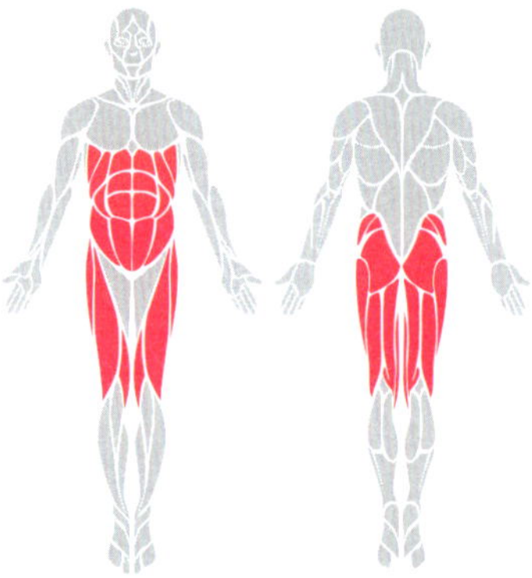

/ Abdominaux
/ Quadriceps

/ Fessiers
/ Ischio-jambiers

| 30 s par exercice | 3 séries | *ÉCHAUFFEMENT* |
|---|---|---|

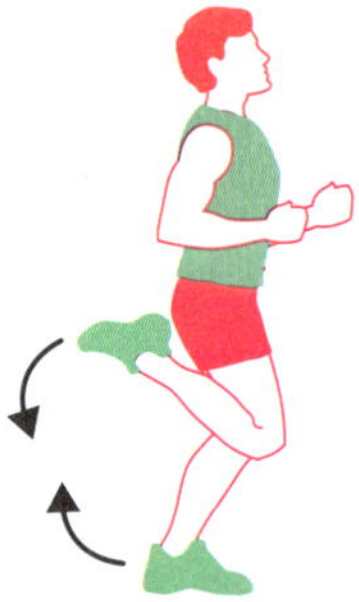

**1 *Talons-fesses***
*Marchez rapidement en ramenant les talons contre les fesses.*

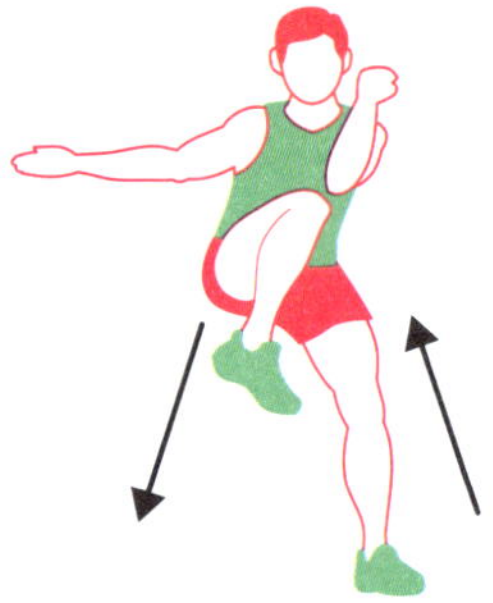

**2 *Montées de genoux***
*Marchez en montant les genoux vers la poitrine.*

# ENTRAÎNEMENT

**DURÉE**
40 s
par exercice

**RÉPÉTITIONS**
3 séries

*JUMPING JACK SQUAT* — *40 s*

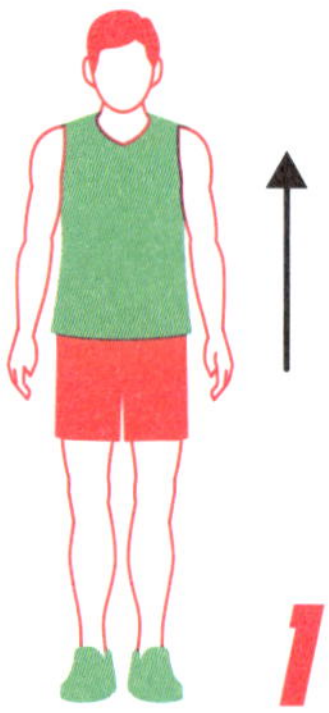

**1** *Debout, jambes serrées.*

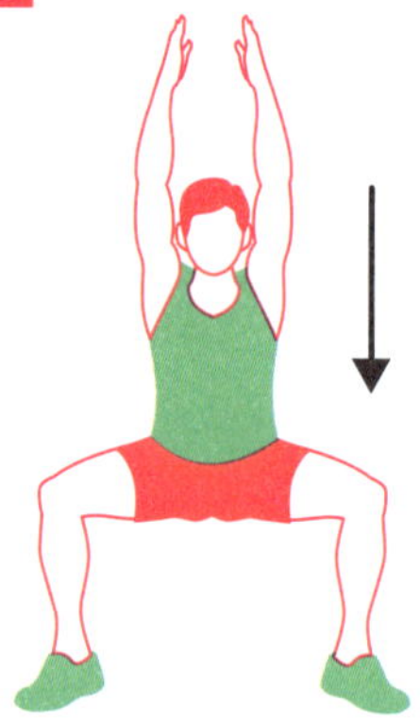

**2** *Sautez en écartant les jambes, bras en l'air, avant de revenir à la position initiale.*

## FENTES JUMP SUR UNE CHAISE — 20 s de chaque côté

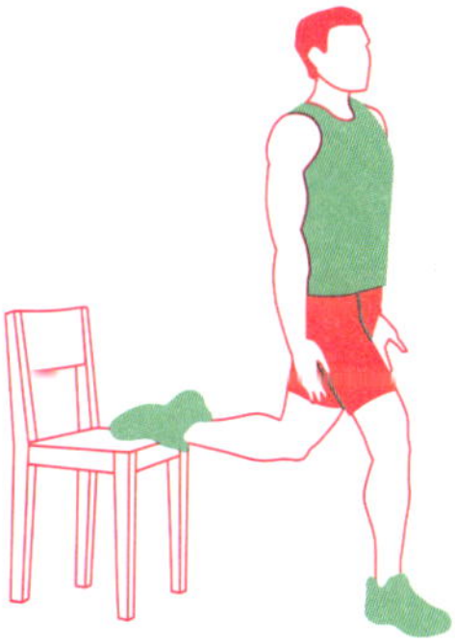

**1** *Posez un pied sur une chaise placée derrière vous.*

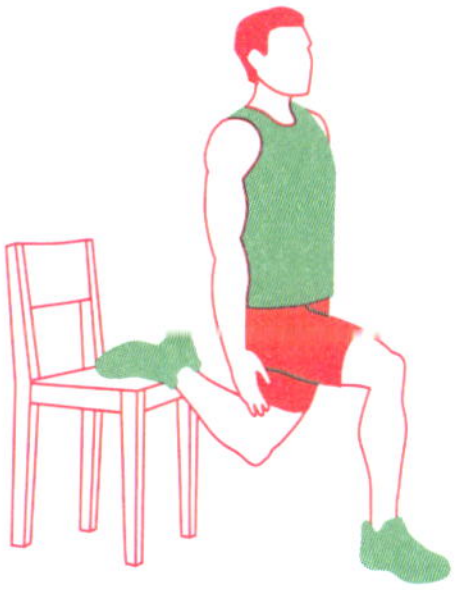

**2** *Fléchissez la jambe avant pour prendre votre impulsion. Sautez en extension.*

## ABDOS INVERSÉS — 40 s

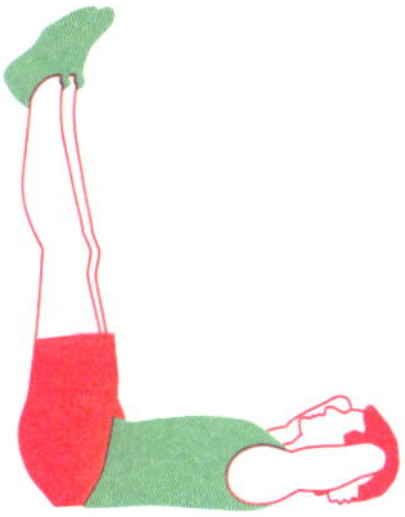

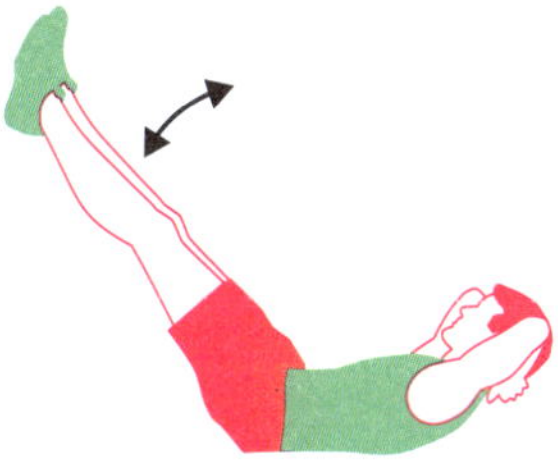

**1** *Allongez-vous, dos plaqué au sol, les mains croisées derrière la tête.*

**2** *Levez les épaules et la tête. Levez et descendez les jambes tendues.*

## RETOUR AU CALME — 30 s par étirement — 2 séries

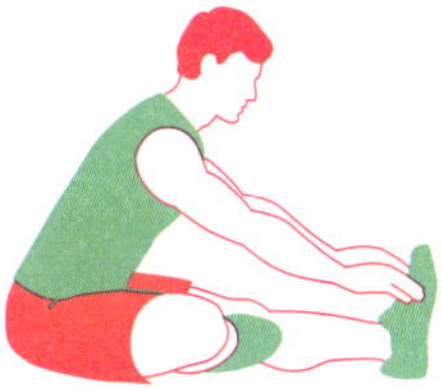

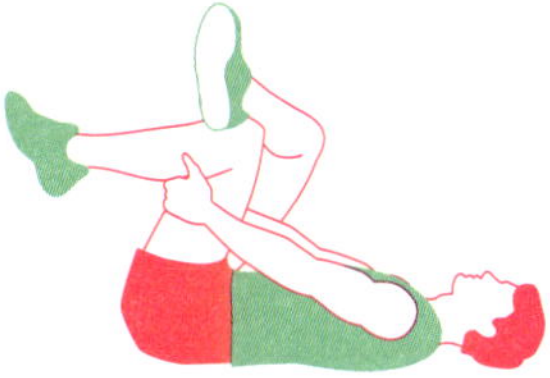

**1** ***Étirement des cuisses***
*Assis au sol, une jambe allongée, l'autre pliée, appuyez le pied sur la face intérieure de la jambe tendue. En gardant le dos droit, attrapez la cheville de la jambe tendue.*

**2** ***Étirement des fessiers***
*Allongé sur le dos, fléchissez la cuisse gauche. Posez dessus le pied droit. Attrapez l'arrière de la cuisse gauche et tirez vers vous. Alternez les cuisses.*

# SÉANCE #18

***MATÉRIEL :*** *un coussin.*

MUSCLES SOLLICITÉS

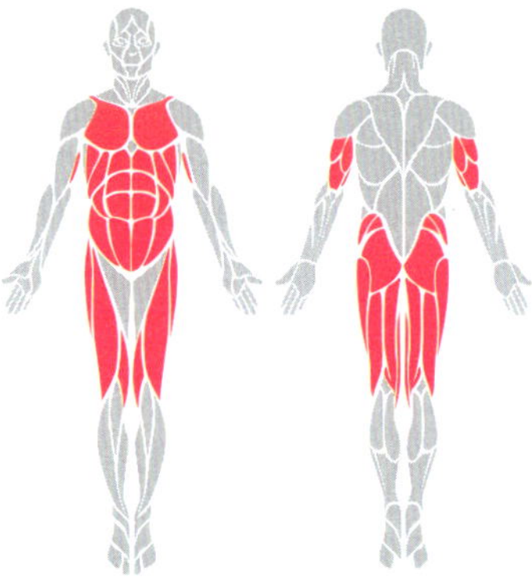

/ Abdominaux
/ Pectoraux
/ Quadriceps
/ Fessiers
/ Ischio-jambiers
/ Triceps

| 30 s par exercice | 3 séries | *ÉCHAUFFEMENT* |
|---|---|---|

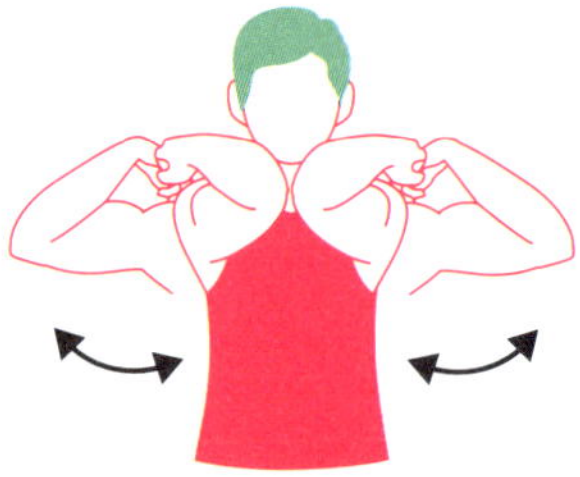

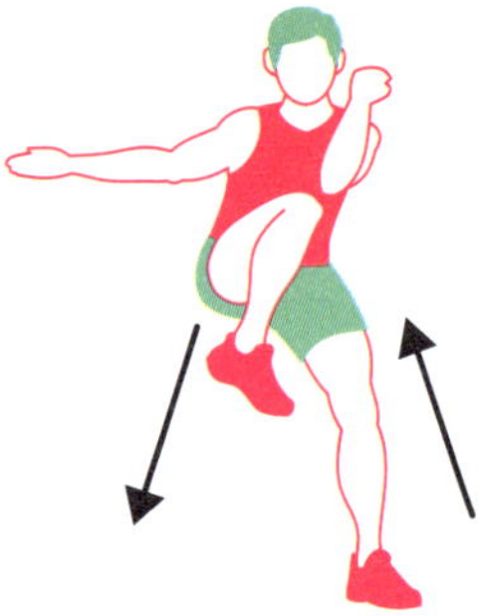

**1 *Enroulement des épaules***
*Enroulez les épaules d'avant en arrière et inversement.*

**2 *Montées de genoux***
*Marchez en montant les genoux vers la poitrine.*

# ENTRAÎNEMENT

**DURÉE**
40 s par exercice

**RÉPÉTITIONS**
3 séries

**JUMPING JACK PLANCHE — 40 s**

**1** *Placez-vous en position de planche.*

**2** *En sautant, ramenez les genoux fléchis près de la poitrine.*
*Sautez les deux jambes en arrière pour revenir en position initiale.*

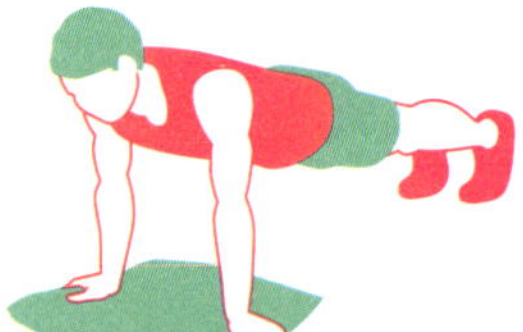

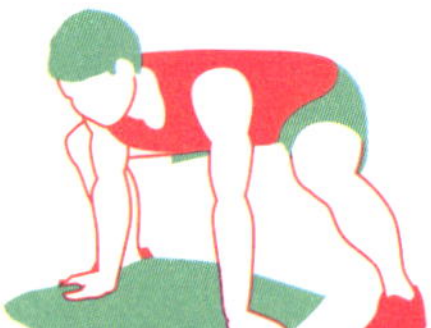

## SAUTS LINÉAIRES ÉCARTÉS — 40 s

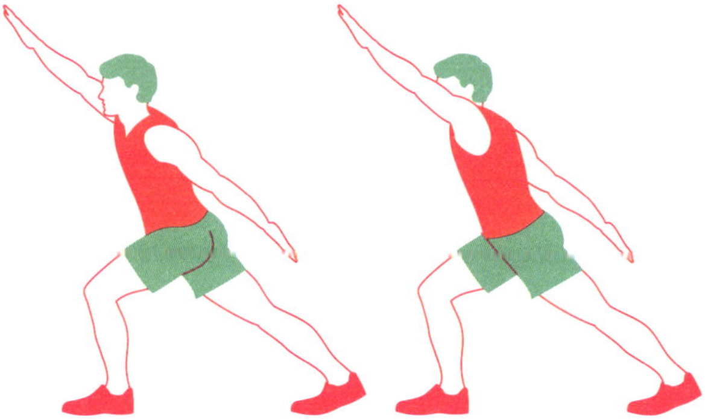

**1** Sautez en levant le bras droit et en avançant la jambe gauche, simultanément.

**2** Alternez les jambes et les bras.

## GAINAGE PUSH-UP — 40 s

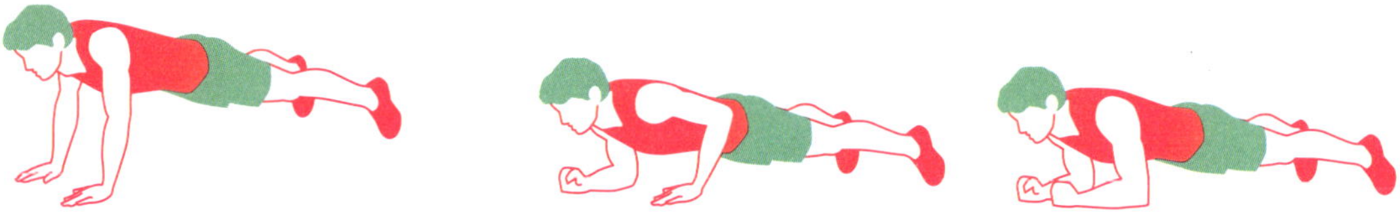

**1** En position de planche, posez les avant-bras au sol.

**2** Remontez et reposez un coude puis l'autre.

## RETOUR AU CALME — 30 s par étirement — 2 séries

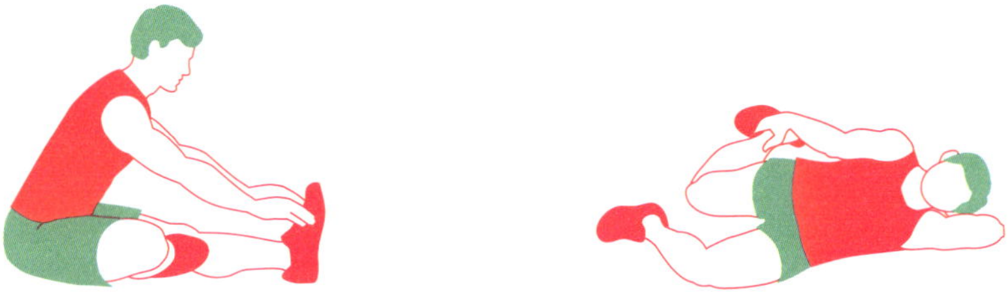

**1** **Étirement des cuisses**
*Assis au sol, une jambe allongée, l'autre pliée, appuyez le pied sur la face intérieure de la jambe tendue. En gardant le dos droit, attrapez la cheville de la jambe tendue.*

**2** **Étirement des cuisses**
*Allongé sur un côté, poussez le bassin vers l'avant. Tirez une cuisse en arrière et vers le haut. Alternez les cuisses.*

# SÉANCE #19

MUSCLES SOLLICITÉS

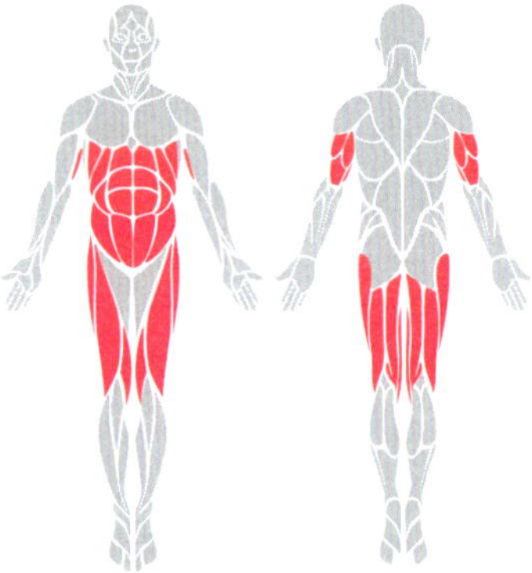

/ Abdominaux
/ Quadriceps

/ Ischio-jambiers
/ Triceps

| 30 s par exercice | 3 séries | ÉCHAUFFEMENT |
|---|---|---|

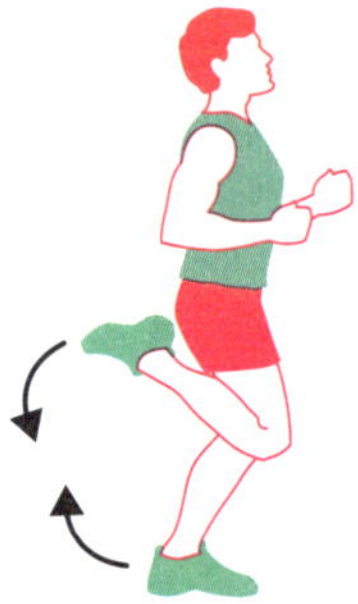

**1 *Talons-fesses***
*Marchez rapidement en ramenant les talons contre les fesses.*

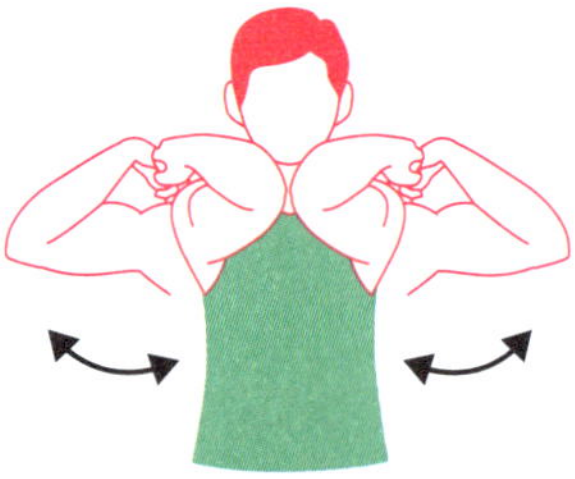

**2 *Enroulement des épaules***
*Enroulez les épaules d'avant en arrière et inversement.*

# ENTRAÎNEMENT

**DURÉE**
40 s par exercice

**RÉPÉTITIONS**
3 séries

***BURPEES*** — ***40 s***

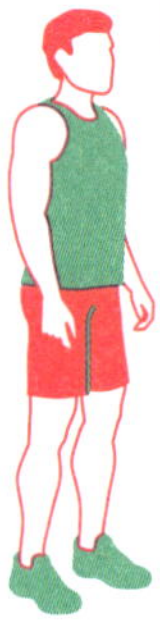

**1** *Accroupissez-vous, paumes des mains au sol.*

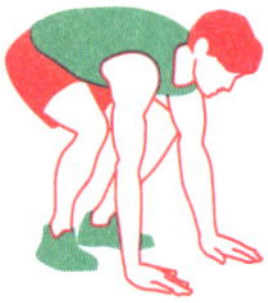

**2** *Lancez les jambes en arrière.*

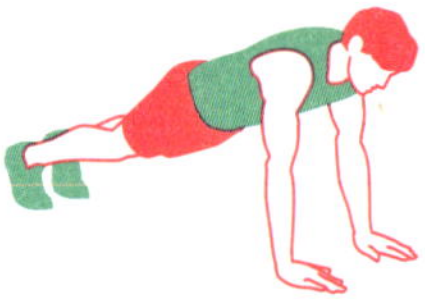

**3** *Revenez en position accroupie.*

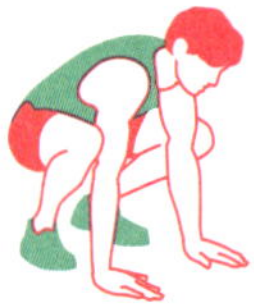

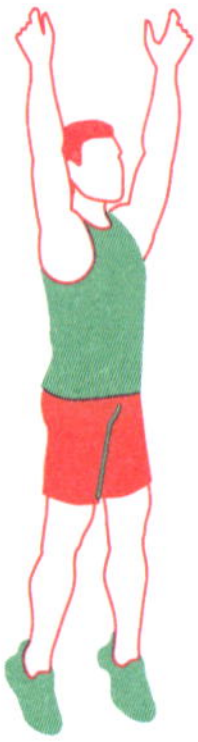

**4** *Redressez-vous en sautant, bras en l'air.*

## JUMPS GAUCHE / DROITE — 40 s

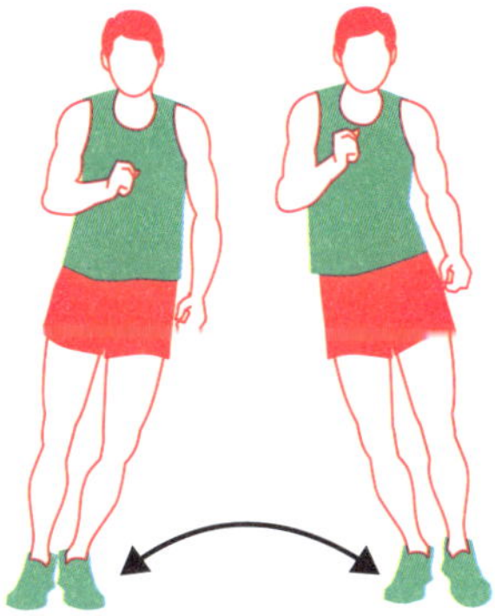

**1** Sautez de gauche à droite.
Allez chercher loin sur le côté.

## ABDOS SIT-UP — 40 s

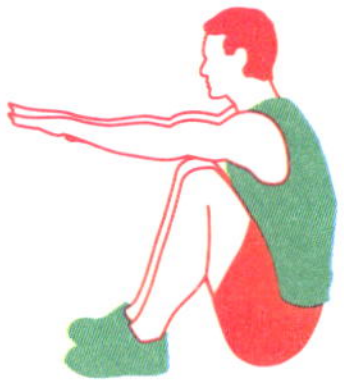

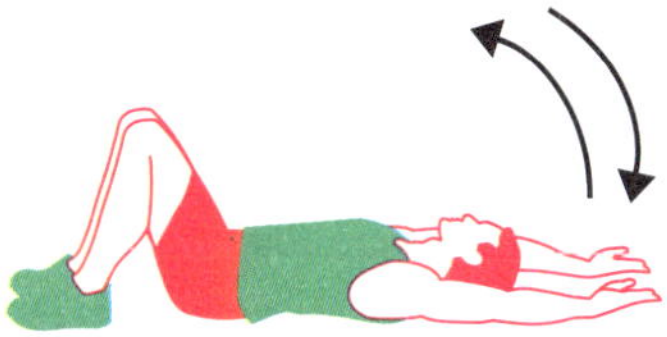

**1** Asseyez-vous, pieds serrés, genoux écartés
et les bras tendus.

**2** Descendez et remontez le buste.

## RETOUR AU CALME — 30 s par étirement — 2 séries

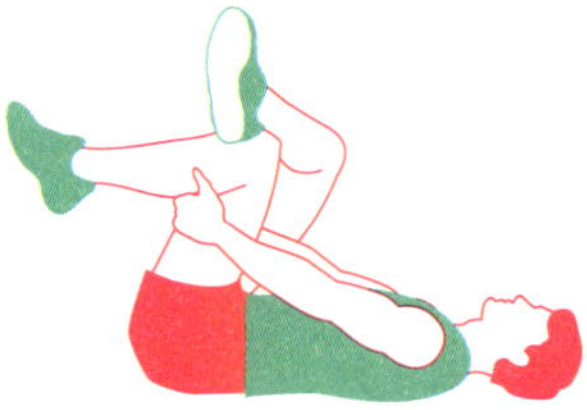

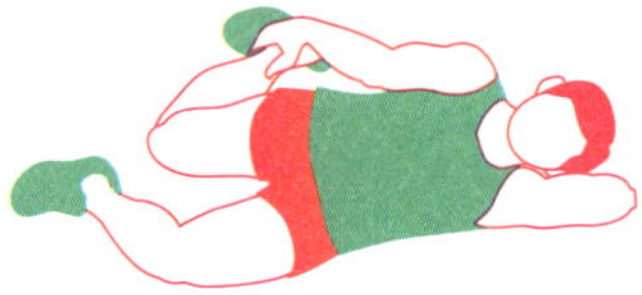

**1** ***Étirement des fessiers***
*Allongé sur le dos, fléchissez*
*la cuisse gauche.*
*Posez dessus le pied droit.*
*Attrapez l'arrière de la cuisse gauche*
*et tirez vers vous.*
*Alternez les cuisses.*

**2** ***Étirement des cuisses***
*Allongé sur un côté, poussez*
*le bassin vers l'avant.*
*Tirez une cuisse en arrière et vers le haut.*
*Alternez les cuisses.*

# SÉANCE #20

MUSCLES SOLLICITÉS

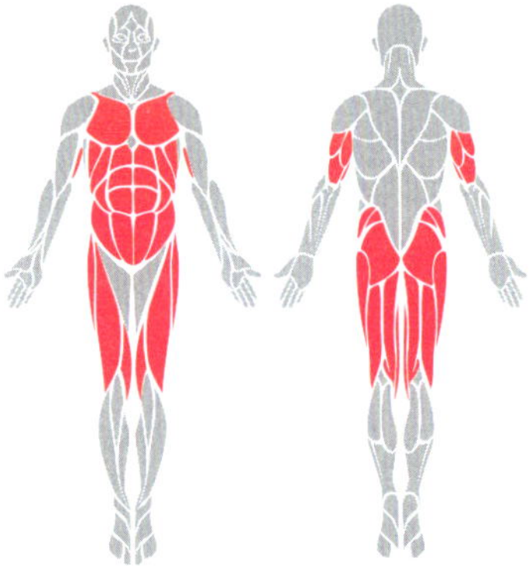

/ Abdominaux
/ Pectoraux
/ Quadriceps
/ Fessiers
/ Ischio-jambiers
/ Triceps

30 s par exercice | 3 séries | *ÉCHAUFFEMENT*

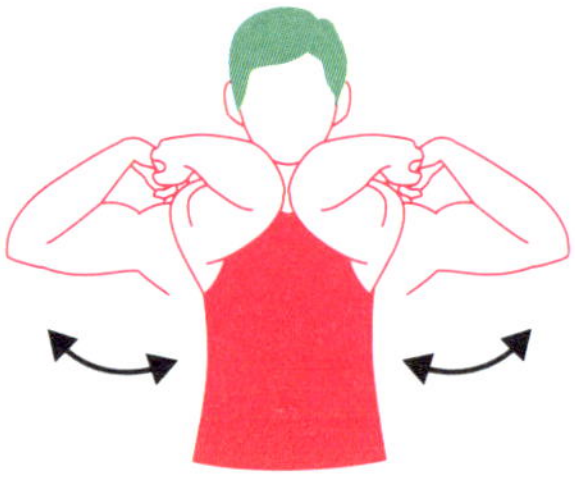

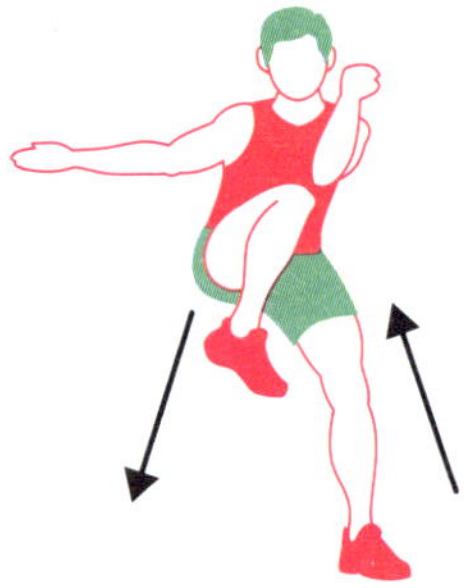

**1 Enroulement des épaules**
*Enroulez les épaules d'avant en arrière et inversement.*

**2 Montées de genoux**
*Marchez en montant les genoux vers la poitrine.*

# ENTRAÎNEMENT

**DURÉE**
40 s par exercice

**RÉPÉTITIONS**
3 séries

COURSE SUR PLACE | 40 s

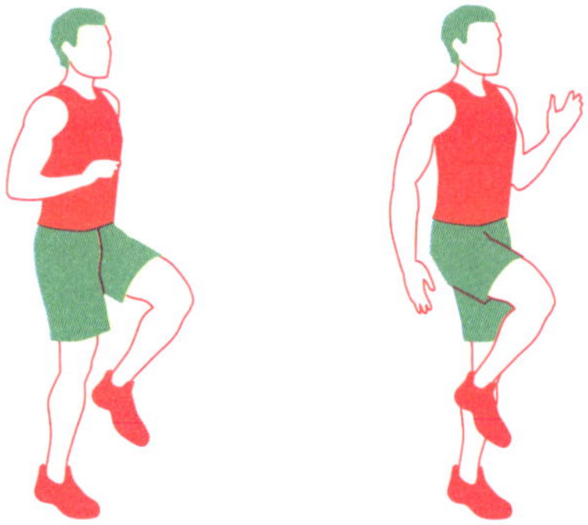

1 *Courez sur place en montant haut les genoux.*

## SQUAT JUMP — 40 s

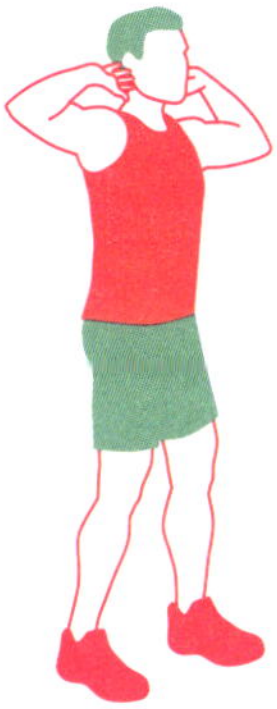

**1** Debout, levez les bras à hauteur des épaules et les mains de chaque côté du visage.

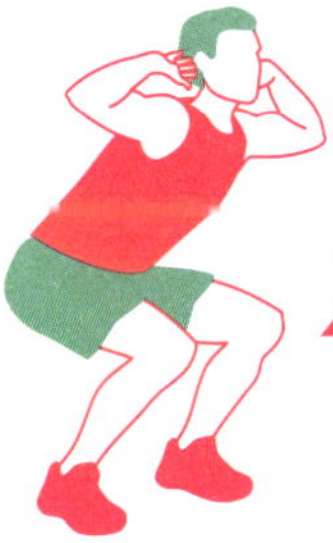

**2** Fléchissez les genoux.

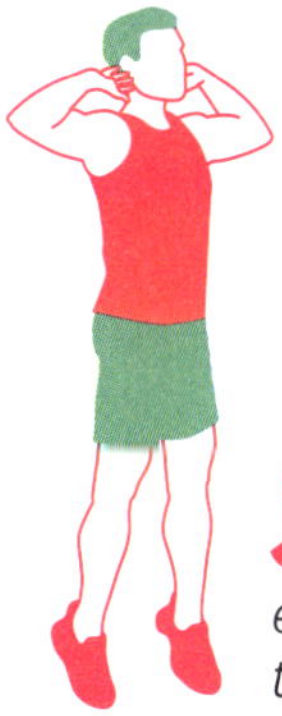

**3** En extension, redressez-vous et sautez jambes tendues.

## GAINAGE PUSH-UP — 40 s

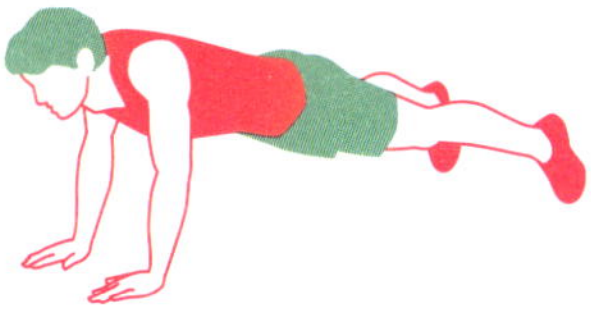

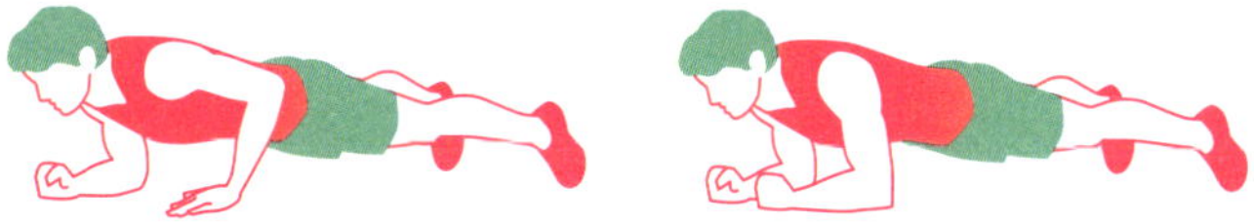

**1** En position de planche, posez les avant-bras au sol.

**2** Remontez et reposez un coude puis l'autre.

## RETOUR AU CALME — 30 s par étirement — 2 séries

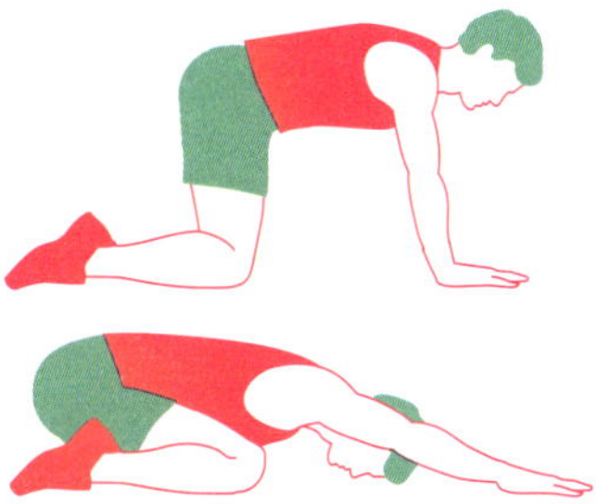

**1** ***Étirement du dos***
*À genoux, reculez les fesses.*
*Posez-les sur les talons.*
*Allongez les bras loin devant.*

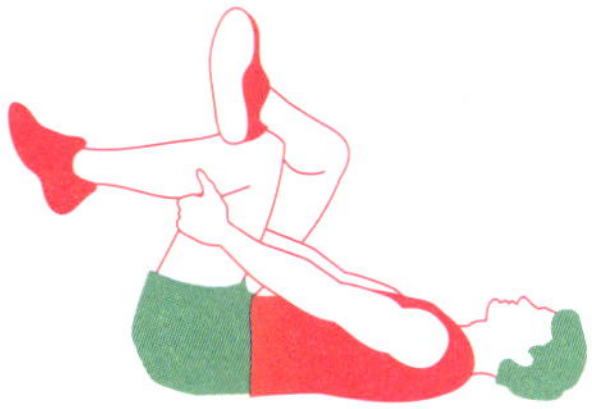

**2** ***Étirement des fessiers***
*Allongé sur le dos, fléchissez la cuisse gauche.*
*Posez dessus le pied droit.*
*Attrapez l'arrière de la cuisse gauche et tirez vers vous.*
*Alternez les cuisses.*

# SÉANCE #21

***MATÉRIEL :*** *une corde à sauter.*

MUSCLES SOLLICITÉS

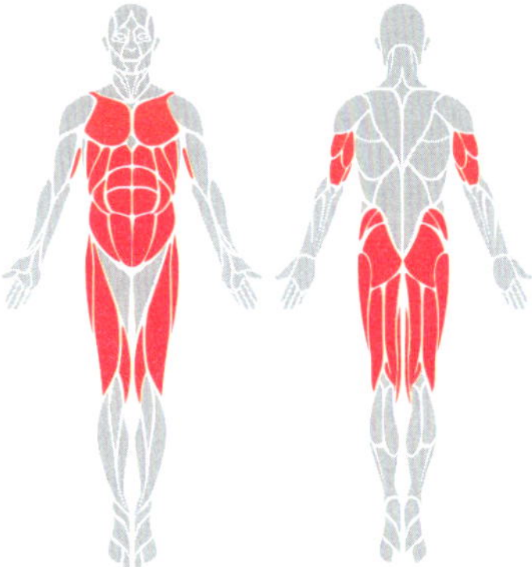

/ Abdominaux
/ Pectoraux
/ Quadriceps
/ Fessiers
/ Ischio-jambiers
/ Triceps

| 30 s par exercice | 3 séries | *ÉCHAUFFEMENT* |
|---|---|---|

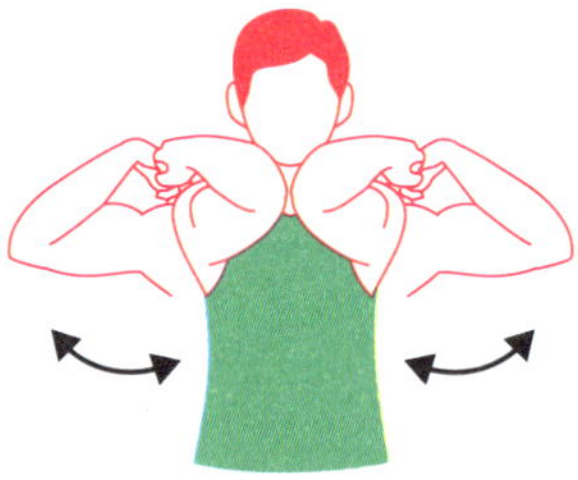

**1** ***Enroulement des épaules*** *Enroulez les épaules d'avant en arrière et inversement.*

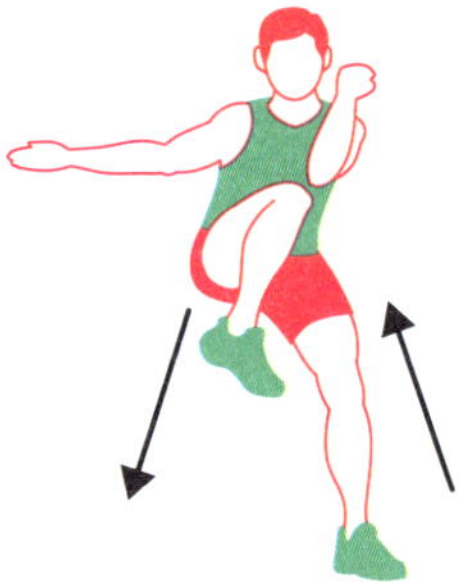

**2** ***Montées de genoux*** *Marchez en montant les genoux vers la poitrine.*

# ENTRAÎNEMENT

**DURÉE**
40 s par exercice

**RÉPÉTITIONS**
3 séries

| *SAUT À LA CORDE* | *40 s* |
|---|---|

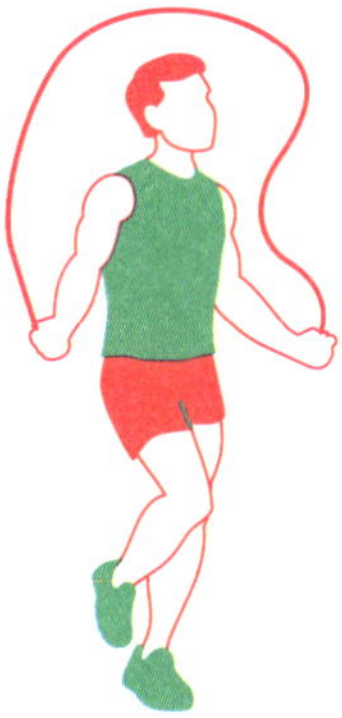

**1** *Sautez à la corde en alternant les pieds.*

## FENTES JUMP | 40 s

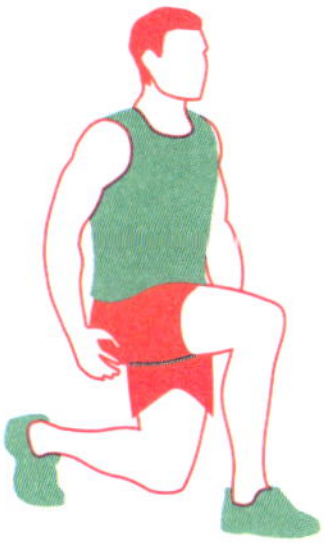

**1** Placez-vous en fente avant.

**2** Par une impulsion et un ciseau des jambes, sautez en hauteur.

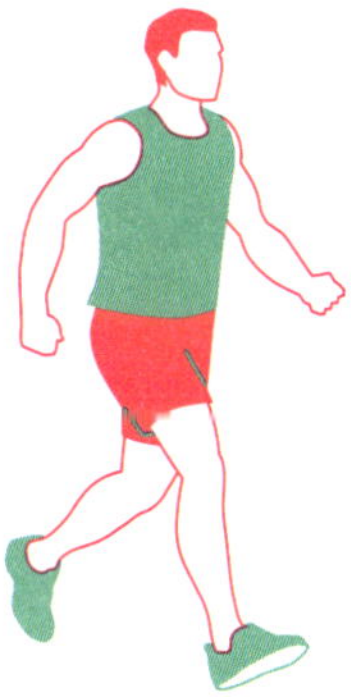

**3** Alternez la position des jambes.

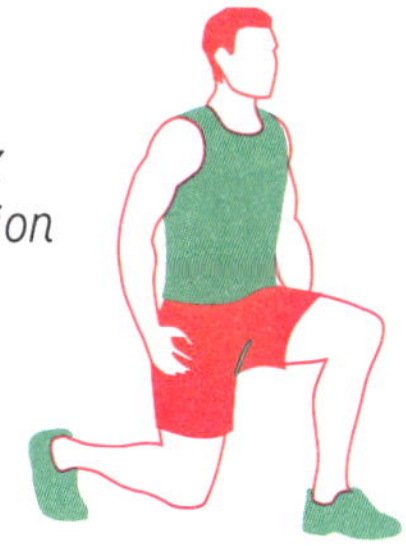

## POMPES GENOU / COUDE | 40 s

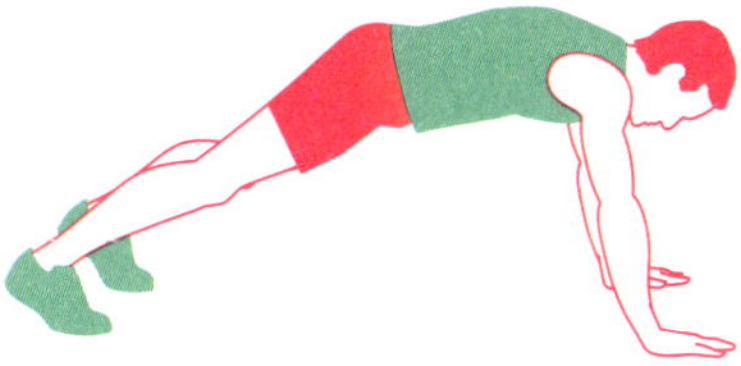

**1** En position de planche, pliez les bras.

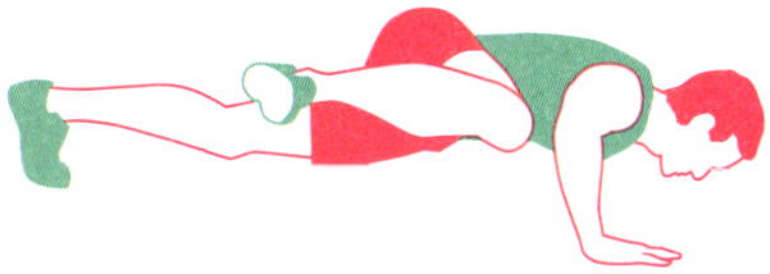

**2** Rapprochez le genou du coude. Remontez et alternez les genoux.

## RETOUR AU CALME | 30 s par étirement | 2 séries

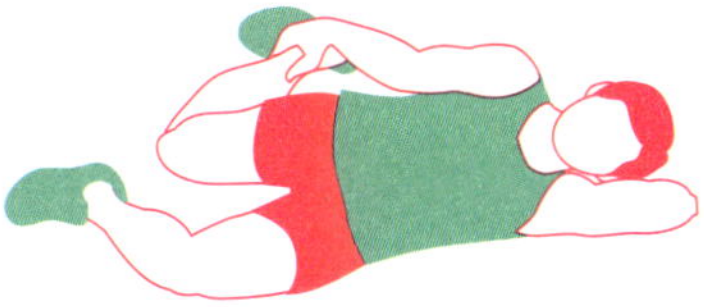

**1** ***Étirement des cuisses***
*Allongé sur un côté, poussez le bassin vers l'avant.*
*Tirez une cuisse en arrière et vers le haut.*
*Alternez les cuisses.*

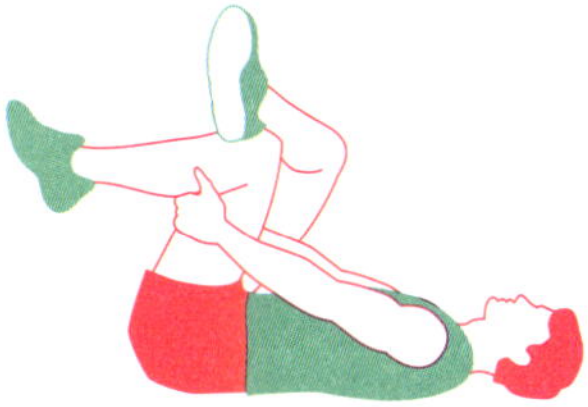

**2** ***Étirement des fessiers***
*Allongé sur le dos, fléchissez la cuisse gauche.*
*Posez dessus le pied droit.*
*Attrapez l'arrière de la cuisse gauche et tirez vers vous.*
*Alternez les cuisses.*

# SÉANCE #22

**MATÉRIEL :** *un coussin ou un marchepied.*

MUSCLES SOLLICITÉS

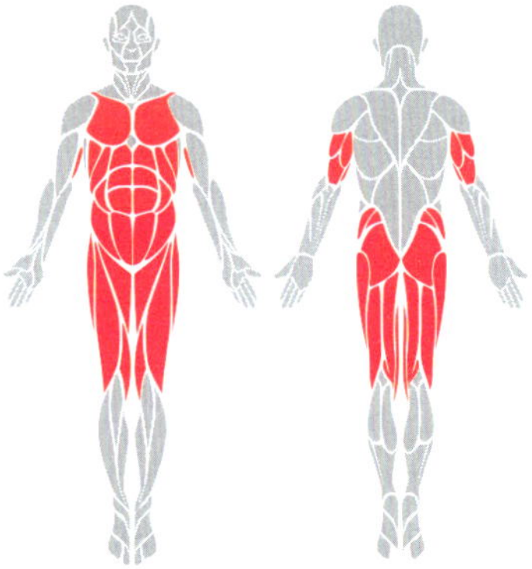

/ Abdominaux
/ Adducteurs
/ Obliques
/ Pectoraux
/ Quadriceps
/ Fessiers
/ Ischio-jambiers
/ Triceps

| 30 s par exercice | 3 séries | *ÉCHAUFFEMENT* |
| --- | --- | --- |

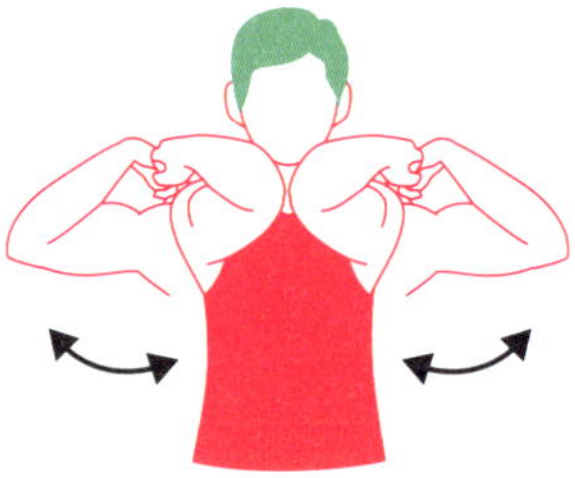

**1 *Enroulement des épaules***
*Enroulez les épaules d'avant en arrière et inversement.*

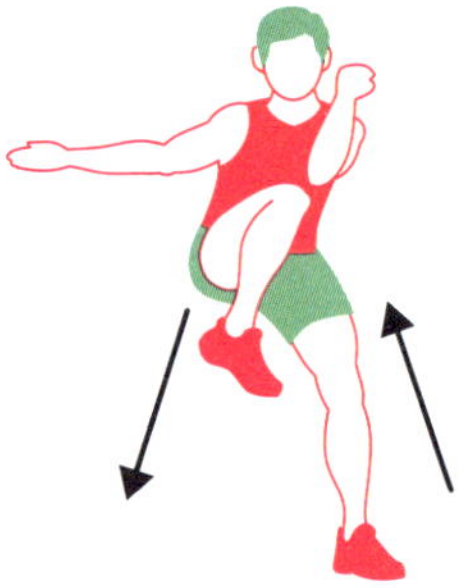

**2 *Montées de genoux***
*Marchez en montant les genoux vers la poitrine.*

# ENTRAÎNEMENT

**DURÉE**
40 s
par exercice

**RÉPÉTITIONS**
3 séries

**JUMPING JACK SQUAT** — **40 s**

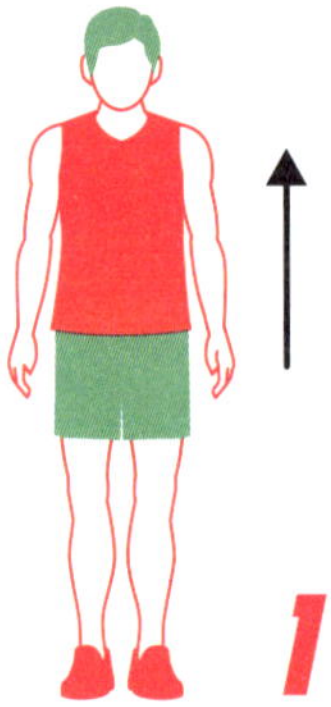

**1** *Debout, jambes serrées.*

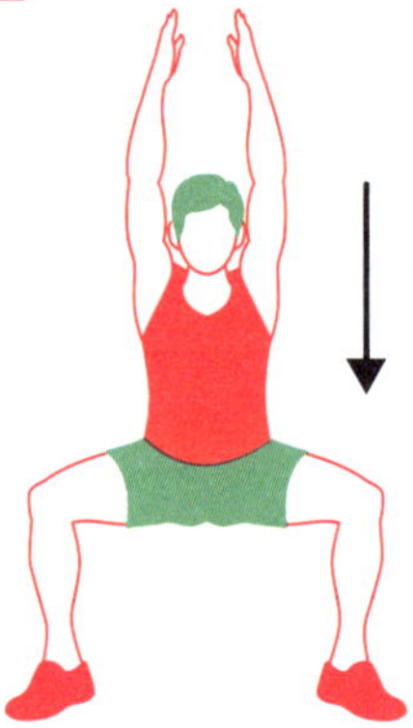

**2** *Sautez en écartant les jambes, bras en l'air, avant de revenir à la position initiale.*

## JUMPING JACK PLANCHE — 40 s

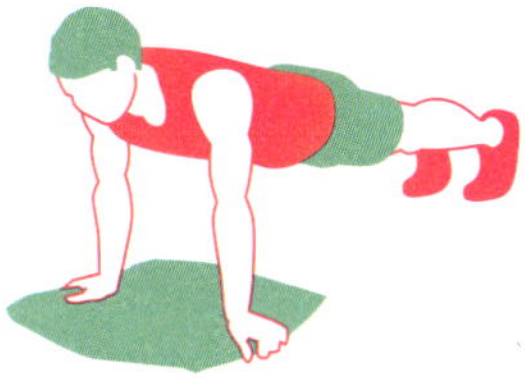

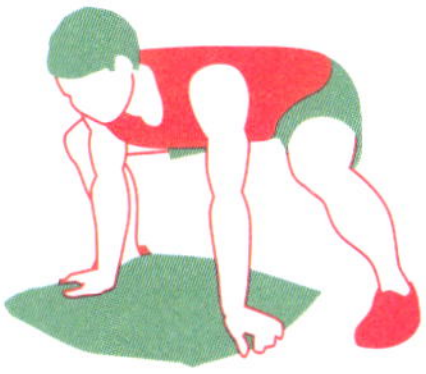

**1** *Placez-vous en position de planche.*

**2** *En sautant, ramenez les genoux fléchis près de la poitrine.*
*Sautez les deux jambes en arrière pour revenir en position initiale.*

## ABDOS INVERSÉS — 40 s

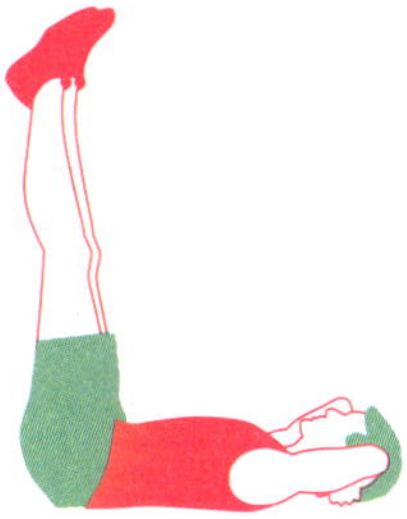

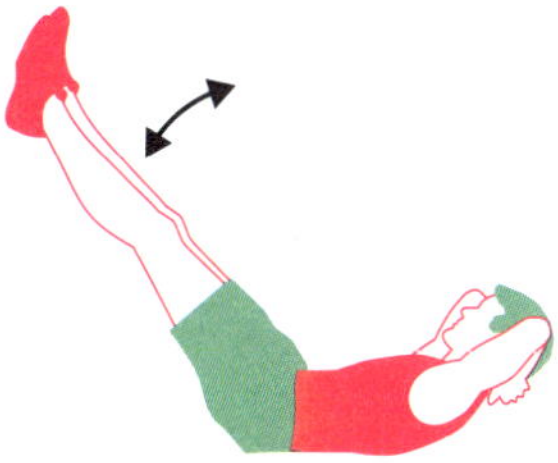

**1** *Allongez-vous, dos plaqué au sol, les mains croisées derrière la tête.*

**2** *Levez les épaules et la tête.*
*Levez et descendez les jambes tendues.*

## RETOUR AU CALME — 30 s par étirement — 2 séries

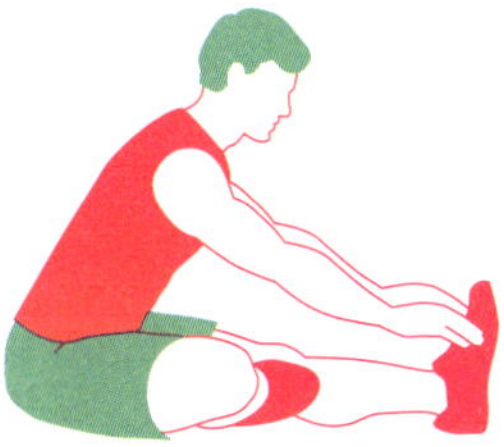

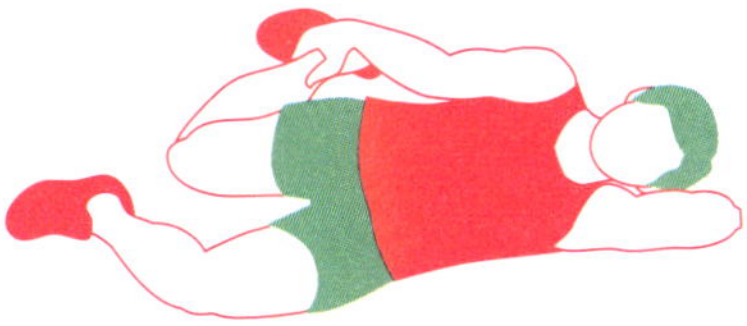

**1** ***Étirement des cuisses***
*Assis au sol, une jambe allongée, l'autre pliée, appuyez le pied sur la face intérieure de la jambe tendue.*
*En gardant le dos droit, attrapez la cheville de la jambe tendue.*

**2** ***Étirement des cuisses***
*Allongé sur un côté, poussez le bassin vers l'avant.*
*Tirez une cuisse en arrière et vers le haut.*
*Alternez les cuisses.*

# SÉANCE #23

MUSCLES SOLLICITÉS

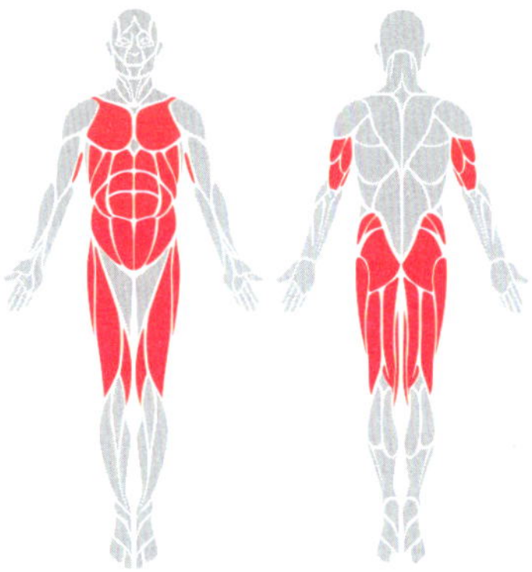

/ Abdominaux
/ Obliques
/ Pectoraux
/ Quadriceps
/ Fessiers
/ Ischio-jambiers
/ Triceps

## ÉCHAUFFEMENT

30 s par exercice | 3 séries

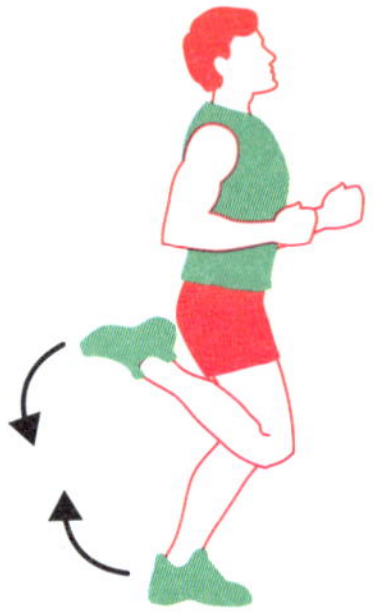

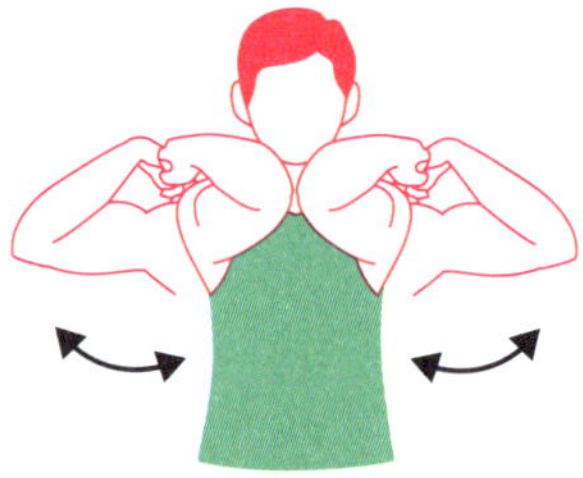

**1 *Talons-fesses***
*Marchez rapidement en ramenant les talons contre les fesses.*

**2 *Enroulement des épaules***
*Enroulez les épaules d'avant en arrière et inversement.*

## ENTRAÎNEMENT

**DURÉE**
40 s par exercice

**RÉPÉTITIONS**
3 séries

### *BURPEES* — *40 s*

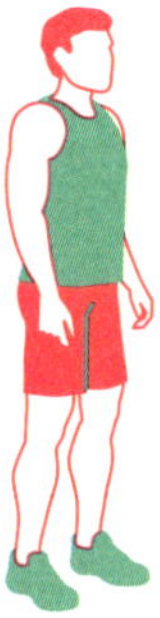

**1** *Accroupissez-vous, paumes des mains au sol.*

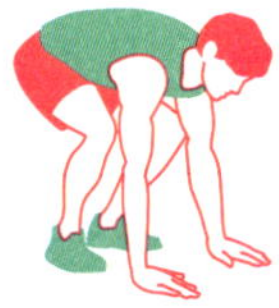

**2** *Lancez les jambes en arrière.*

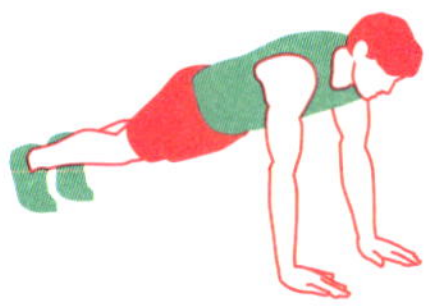

**3** *Revenez en position accroupie.*

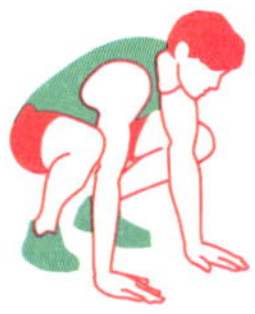

**4** *Redressez-vous en sautant, bras en l'air.*

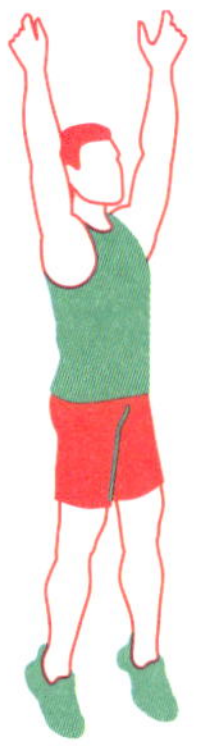

## SQUAT ÉLÉVATION LATÉRALE — 40 s

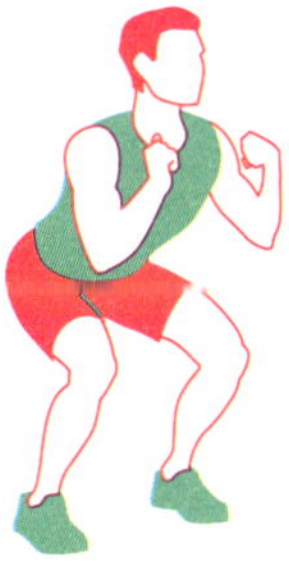

**1** Debout, pieds écartés, descendez en flexion, les fesses en arrière.

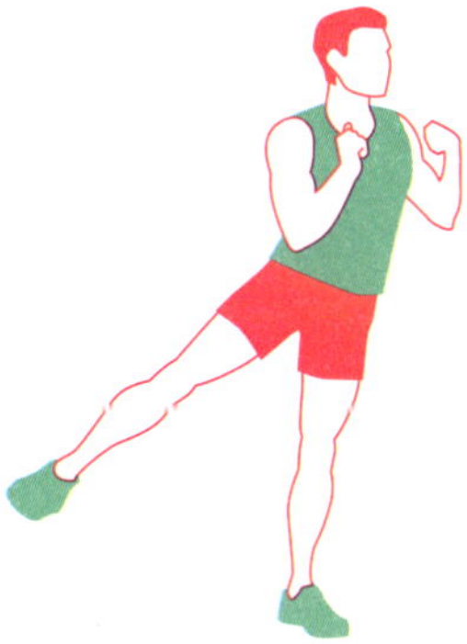

**2** Relevez-vous en extension et levez la jambe sur le côté. Gardez le dos droit. Alternez les jambes à chaque fois.

## PLANCHE AVEC PIVOTS — 40 s

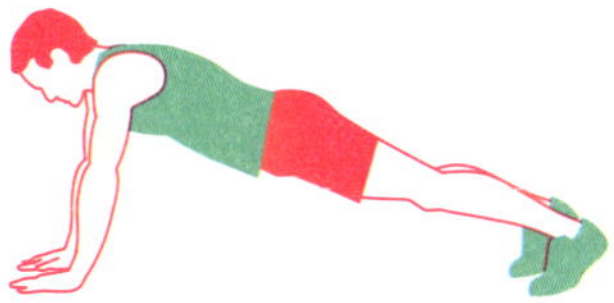

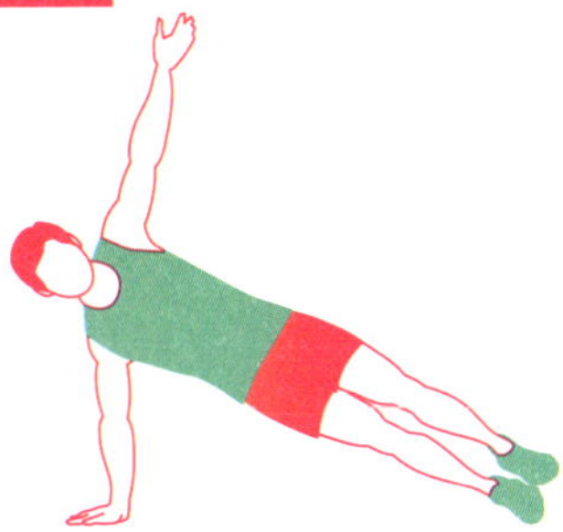

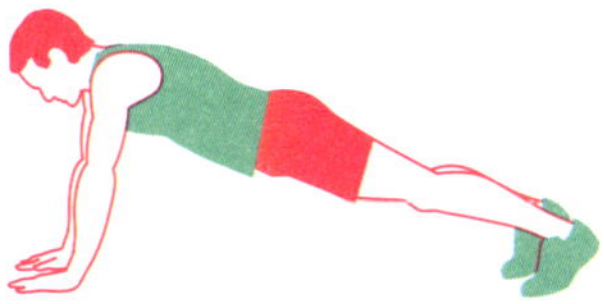

**1** Position de planche statique.

**2** Ouvrez latéralement, reposez.

**3** Alternez gauche et droite.

## RETOUR AU CALME — 30 s par étirement — 2 séries

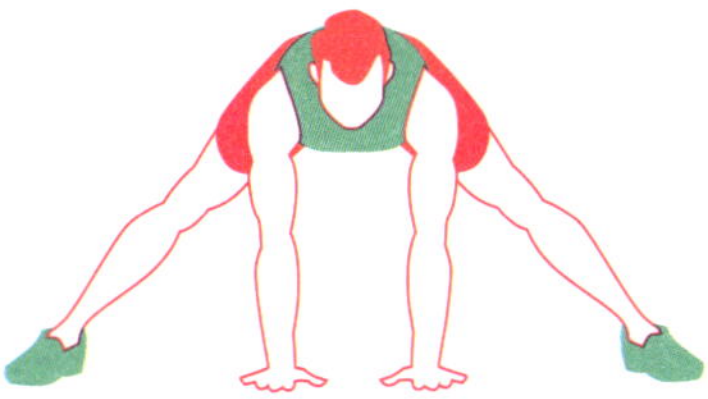

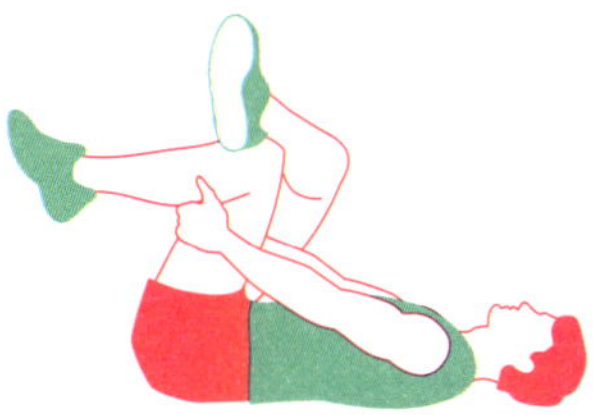

**1 Étirement de la chaîne postérieure**
Debout, écartez les jambes.
Tendez les bras en avant pour poser les mains au sol.
Poussez les fesses en arrière.

**2 Étirement des fessiers**
Allongé sur le dos, fléchissez la cuisse gauche.
Posez dessus le pied droit.
Attrapez l'arrière de la cuisse gauche et tirez vers vous.
Alternez les cuisses.

# SÉANCE #24

***MATÉRIEL :*** *une chaise.*

MUSCLES SOLLICITÉS

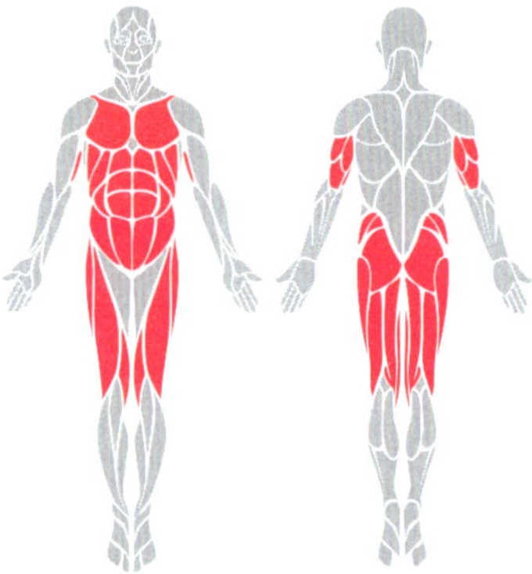

/ Abdominaux
/ Pectoraux
/ Quadriceps
/ Fessiers
/ Ischio-jambiers
/ Triceps

| 30 s par exercice | 3 séries | *ÉCHAUFFEMENT* |
|---|---|---|

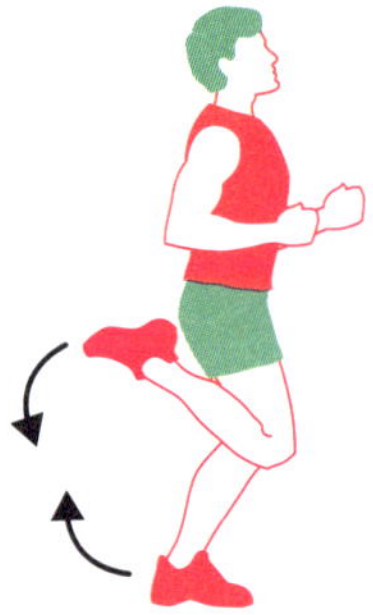

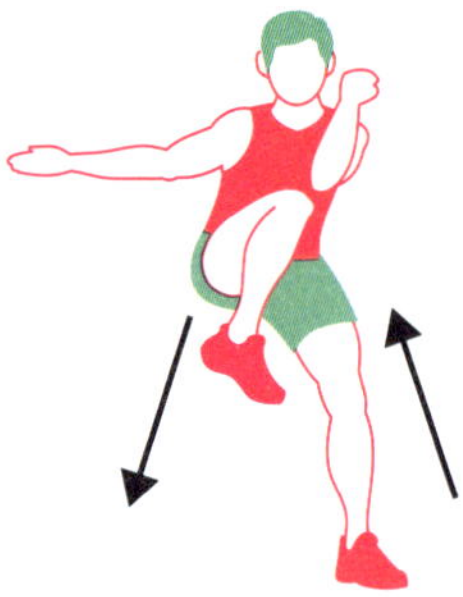

**1 *Talons-fesses***
*Marchez rapidement en ramenant les talons contre les fesses.*

**2 *Montées de genoux***
*Marchez en montant les genoux vers la poitrine.*

# ENTRAÎNEMENT

**DURÉE**
40 s par exercice

**RÉPÉTITIONS**
3 séries

***FENTES JUMP SUR UNE CHAISE*** — ***20 s de chaque côté***

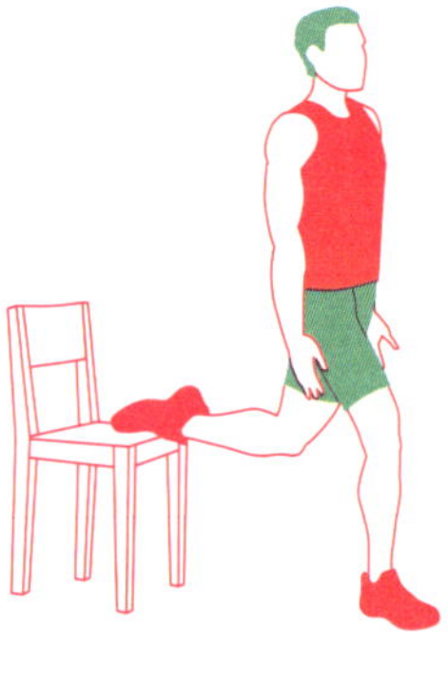

**1** *Posez un pied sur une chaise placée derrière vous.*

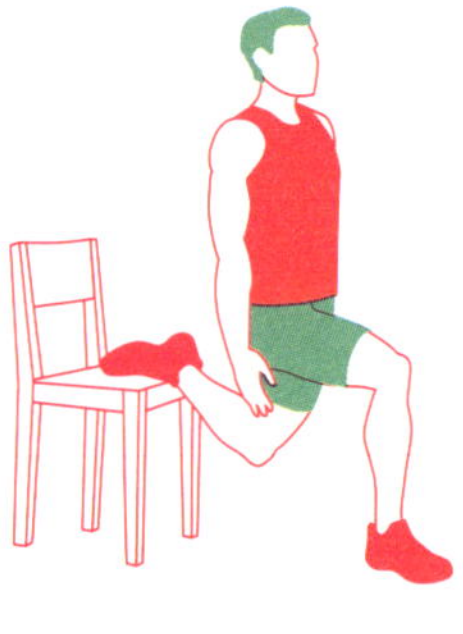

**2** *Fléchissez la jambe avant pour prendre votre impulsion. Sautez en extension.*

## SQUAT JUMP — 40 s

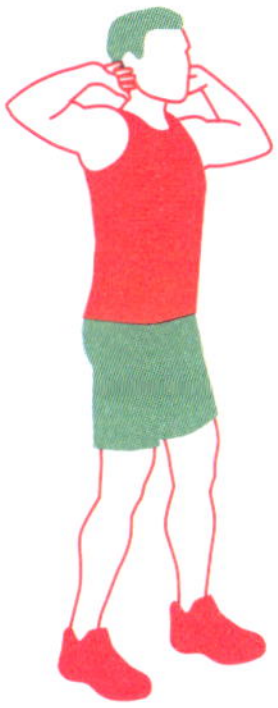

**1** Debout, levez les bras à hauteur des épaules et les mains de chaque côté du visage.

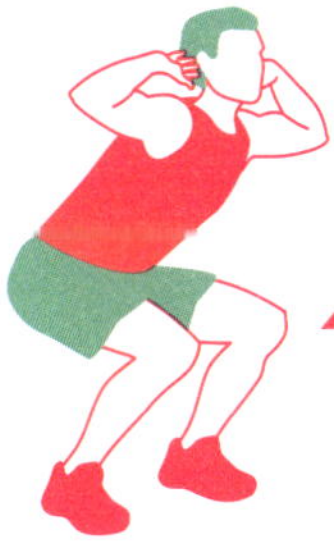

**2** Fléchissez les genoux.

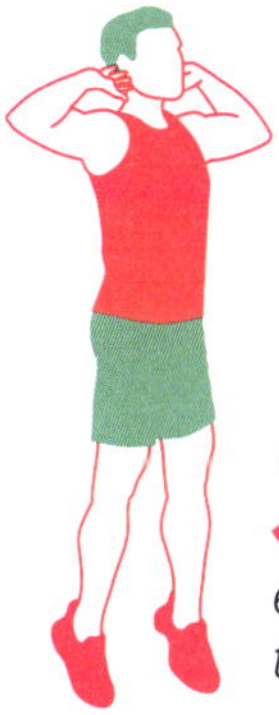

**3** En extension, redressez-vous et sautez jambes tendues.

## ABDOS SIT-UP — 40 s

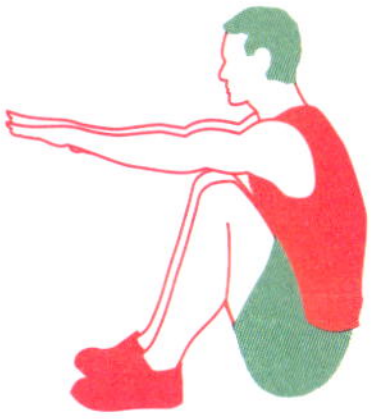

**1** Asseyez-vous, pieds serrés, genoux écartés et les bras tendus.

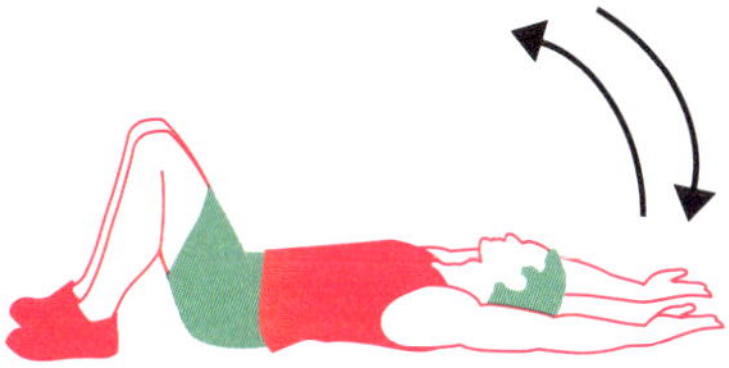

**2** Descendez et remontez le buste.

## RETOUR AU CALME — 30 s par étirement — 2 séries

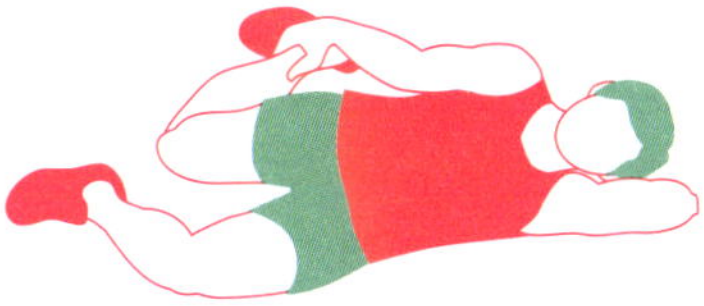

**1** ***Étirement des cuisses***
*Allongé sur un côté, poussez le bassin vers l'avant.*
*Tirez une cuisse en arrière et vers le haut.*
*Alternez les cuisses.*

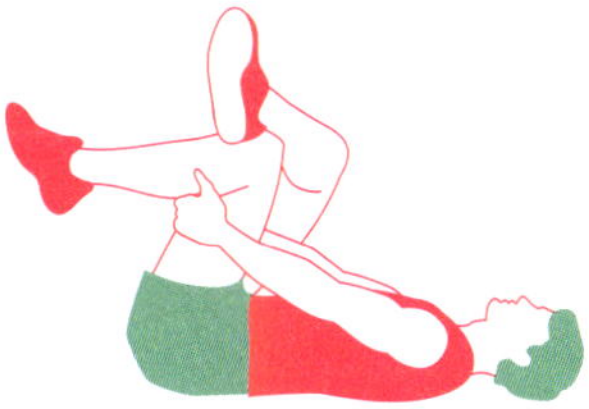

**2** ***Étirement des fessiers***
*Allongé sur le dos, fléchissez la cuisse gauche.*
*Posez dessus le pied droit.*
*Attrapez l'arrière de la cuisse gauche et tirez vers vous.*
*Alternez les cuisses.*

# SÉANCE #25

MUSCLES SOLLICITÉS

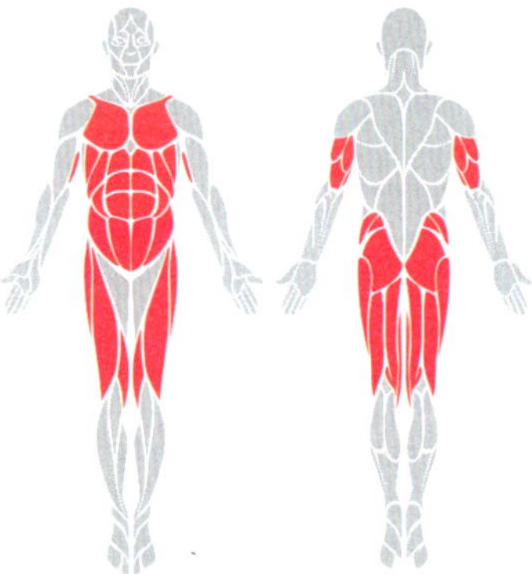

/ Abdominaux
/ Pectoraux
/ Quadriceps
/ Fessiers
/ Ischio-jambiers
/ Triceps

| 30 s par exercice | 3 séries | *ÉCHAUFFEMENT* |
|---|---|---|

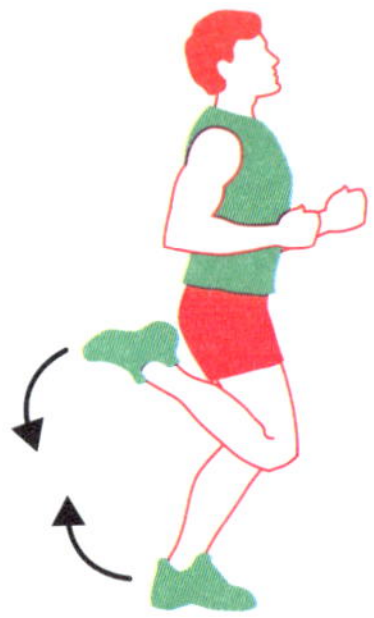

**1** ***Talons-fesses***
*Marchez rapidement en ramenant les talons contre les fesses.*

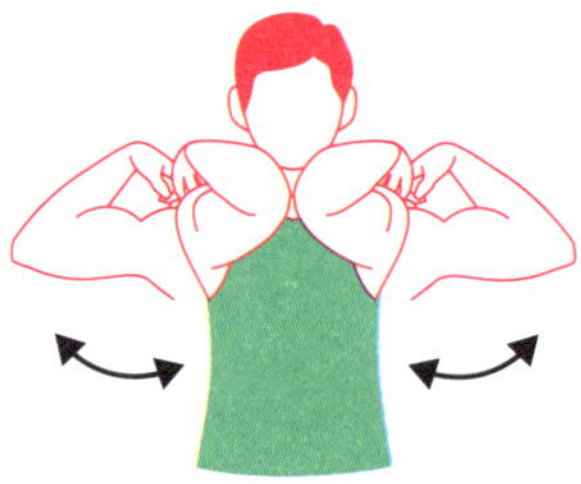

**2** ***Enroulement des épaules***
*Enroulez les épaules d'avant en arrière et inversement.*

# ENTRAÎNEMENT

**DURÉE**
40 s
par exercice

**RÉPÉTITIONS**
3 séries

## *FENTES JUMP* — *40 s*

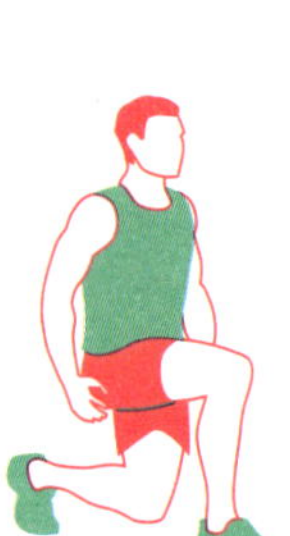

**1** *Placez-vous en fente avant.*

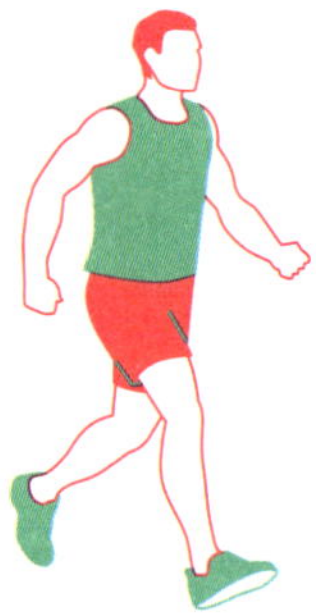

**2** *Par une impulsion et un ciseau des jambes, sautez en hauteur.*

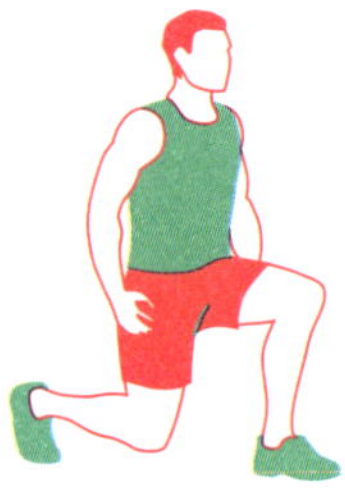

**3** *Alternez la position des jambes.*

## JUMPS GAUCHE / DROITE — 40 s

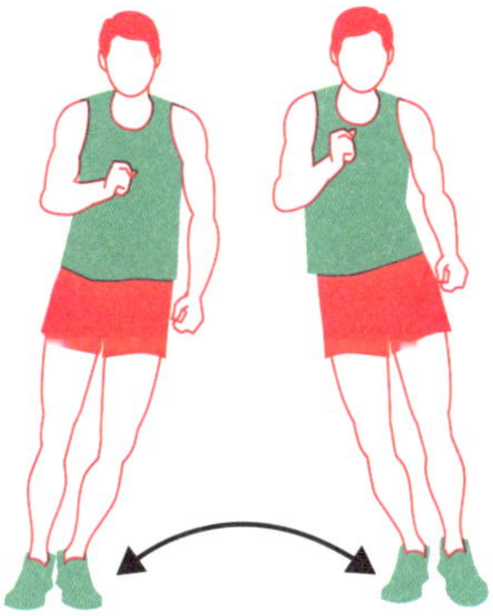

1 Sautez de gauche à droite.
Allez chercher loin sur le côté.

## POMPES GENOU / COUDE — 40 s

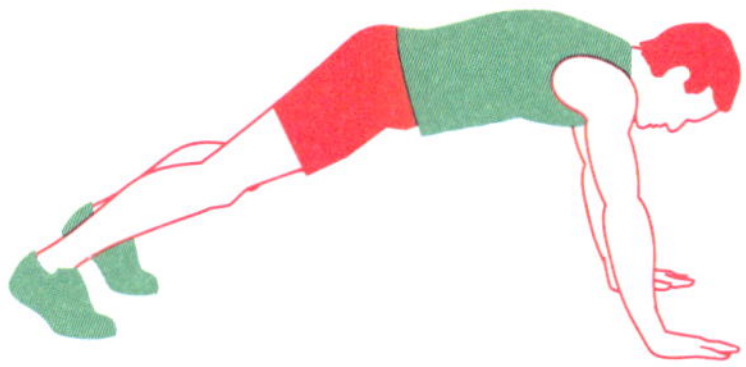

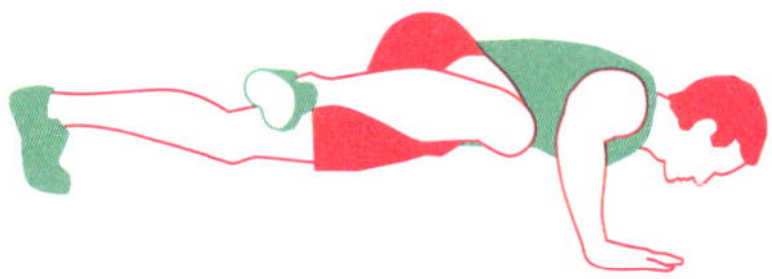

1 En position de planche, pliez les bras.

2 Rapprochez le genou du coude.
Remontez et alternez les genoux.

## RETOUR AU CALME — 30 s par étirement — 2 séries

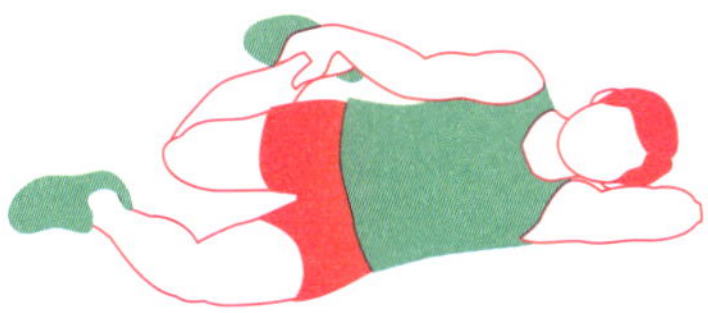

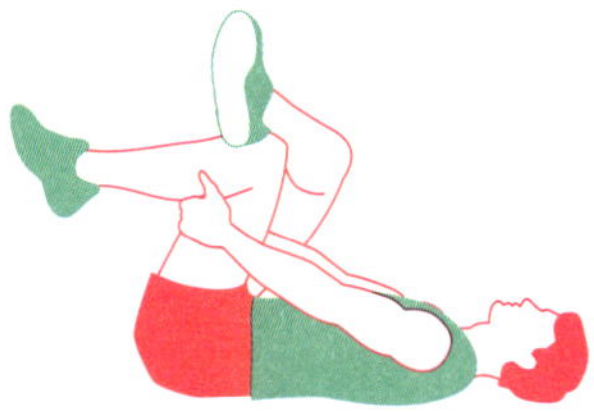

1 ***Étirement des cuisses***
*Allongé sur un côté, poussez le bassin vers l'avant.*
*Tirez une cuisse en arrière et vers le haut.*
*Alternez les cuisses.*

2 ***Étirement des fessiers***
*Allongé sur le dos, fléchissez la cuisse gauche.*
*Posez dessus le pied droit.*
*Attrapez l'arrière de la cuisse gauche et tirez vers vous.*
*Alternez les cuisses.*

# SÉANCE #26

***MATÉRIEL :*** *une corde à sauter.*

MUSCLES SOLLICITÉS

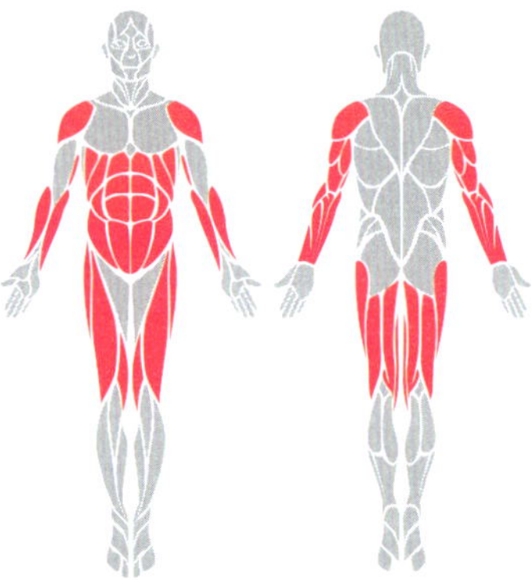

/ Abdominaux
/ Avant-bras
/ Deltoïdes
/ Quadriceps
/ Ischio-jambiers
/ Triceps

**30 s par exercice** | **3 séries** | ***ÉCHAUFFEMENT***

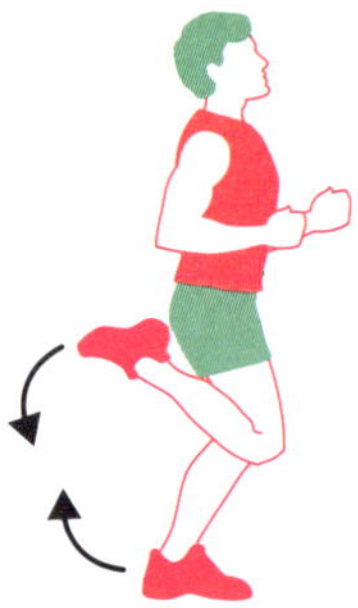

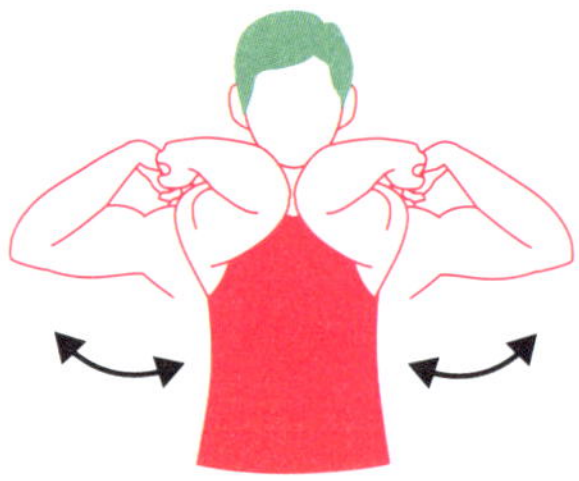

**1** ***Talons-fesses***
*Marchez rapidement en ramenant les talons contre les fesses.*

**2** ***Enroulement des épaules***
*Enroulez les épaules d'avant en arrière et inversement.*

# ENTRAÎNEMENT

**DURÉE**
40 s
par exercice

**RÉPÉTITIONS**
3 séries

***SAUT À LA CORDE*** | ***40 s***

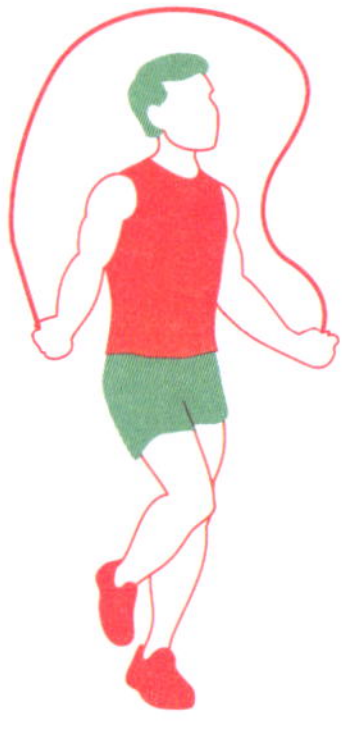

**1** *Sautez à la corde en alternant les pieds.*

## BURPEES | 40 s

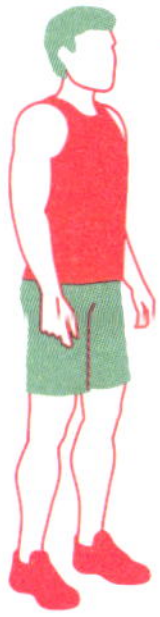

**1** Accroupissez-vous, paumes des mains au sol.

**2** Lancez les jambes en arrière.

**3** Revenez en position accroupie.

**4** Redressez-vous en sautant, bras en l'air.

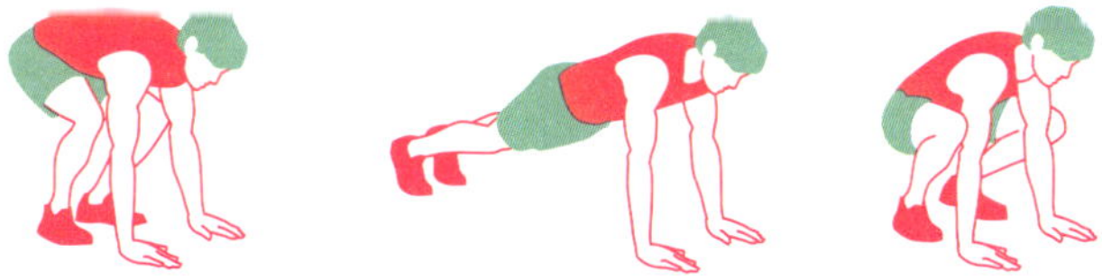

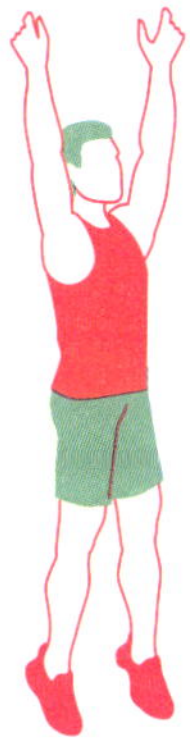

## PLANCHE AVEC PIVOTS | 40 s

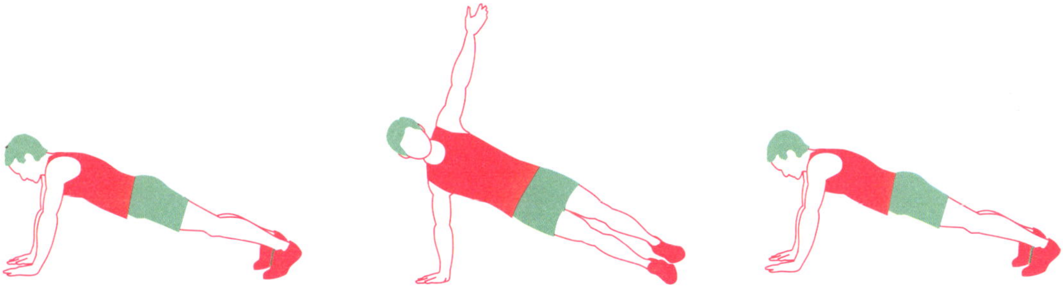

**1** Position de planche statique.

**2** Ouvrez latéralement, reposez.

**3** Alternez gauche et droite.

## RETOUR AU CALME | 30 s par étirement | 2 séries

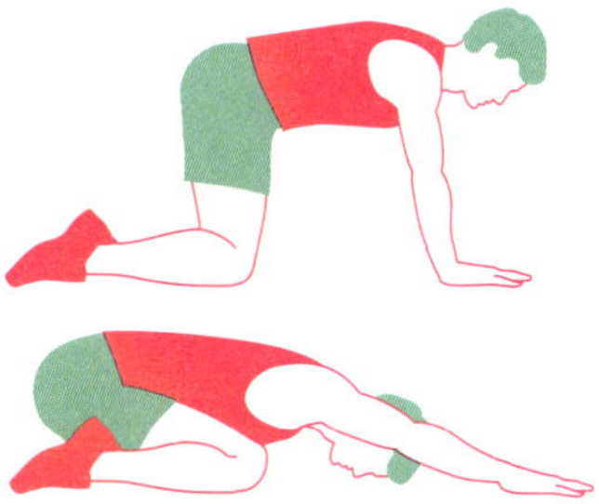

**1** **Étirement du dos**
À genoux, reculez les fesses.
Posez-les sur les talons.
Allongez les bras loin devant.

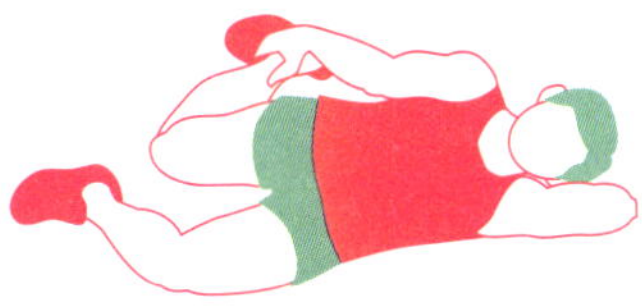

**2** **Étirement des cuisses**
Allongé sur un côté, poussez le bassin vers l'avant.
Tirez une cuisse en arrière et vers le haut.
Alternez les cuisses.

# SÉANCE # 27

MUSCLES SOLLICITÉS

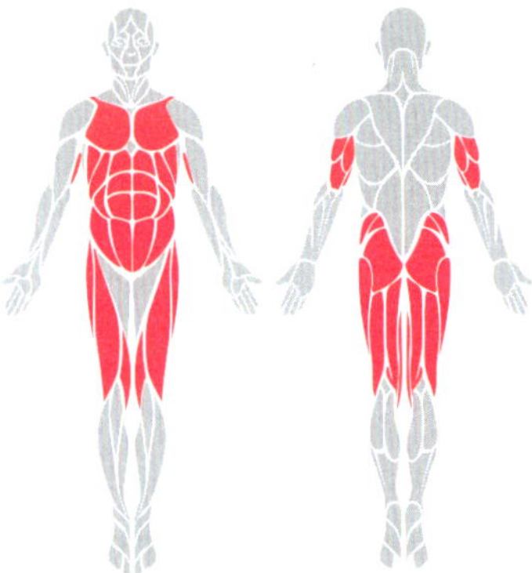

/ Abdominaux
/ Pectoraux
/ Quadriceps
/ Fessiers
/ Ischio-jambiers
/ Triceps

| 30 s par exercice | 3 séries | *ÉCHAUFFEMENT* |
| --- | --- | --- |

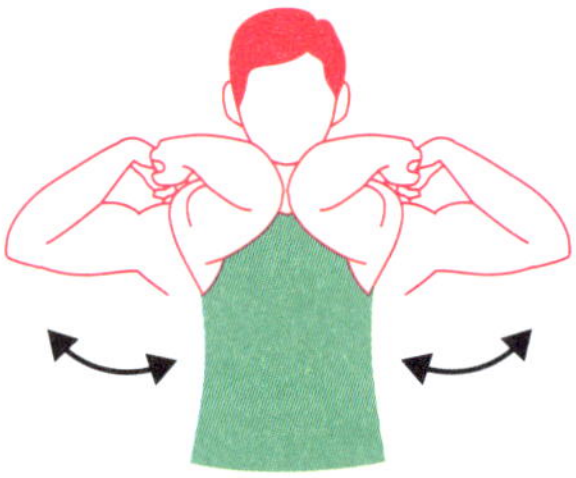

**1 *Enroulement des épaules***
*Enroulez les épaules d'avant en arrière et inversement.*

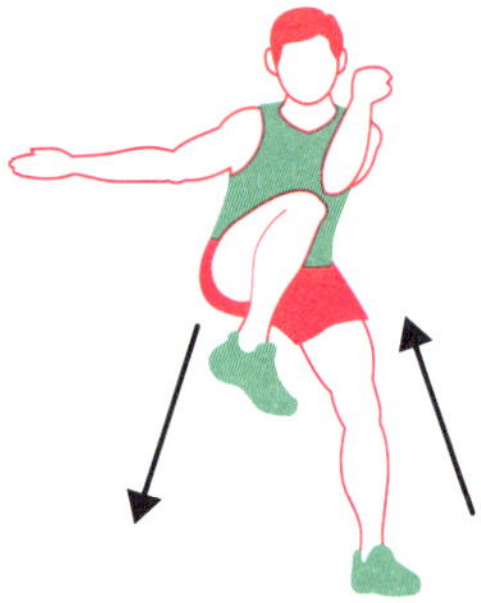

**2 *Montées de genoux***
*Marchez en montant les genoux vers la poitrine.*

# ENTRAÎNEMENT

**DURÉE**
40 s
par exercice

**RÉPÉTITIONS**
3 séries

***JUMPING JACK SQUAT*** — ***40 s***

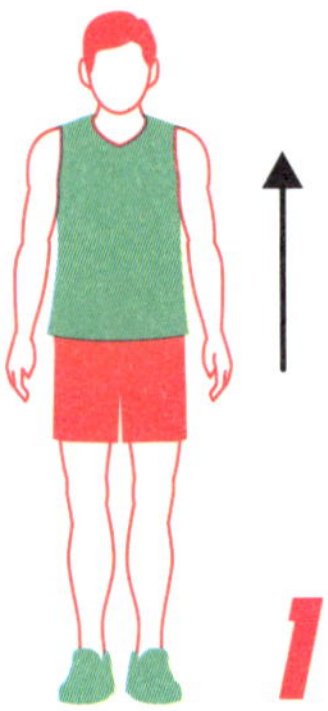

**1** *Debout, jambes serrées.*

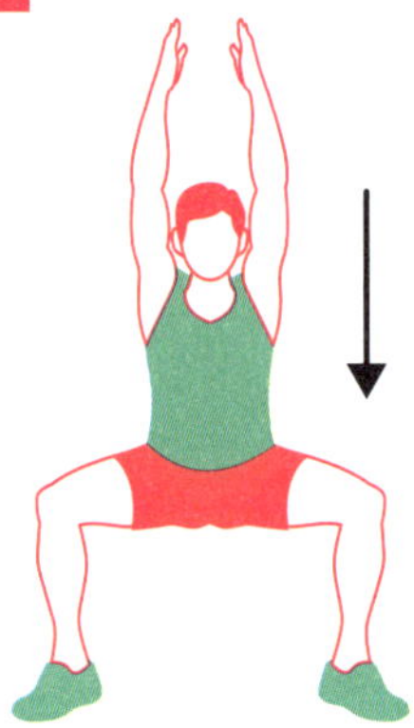

**2** *Sautez en écartant les jambes, bras en l'air, avant de revenir à la position initiale.*

## SQUAT ÉLÉVATION LATÉRALE — 40 s

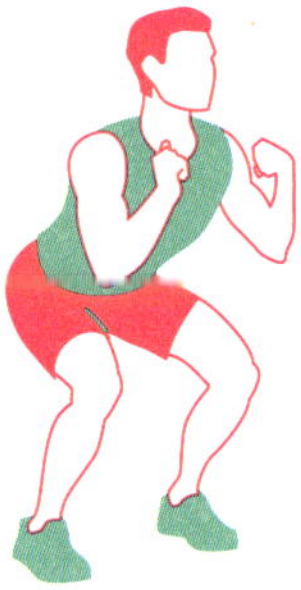

**1** Debout, pieds écartés, descendez en flexion, les fesses en arrière.

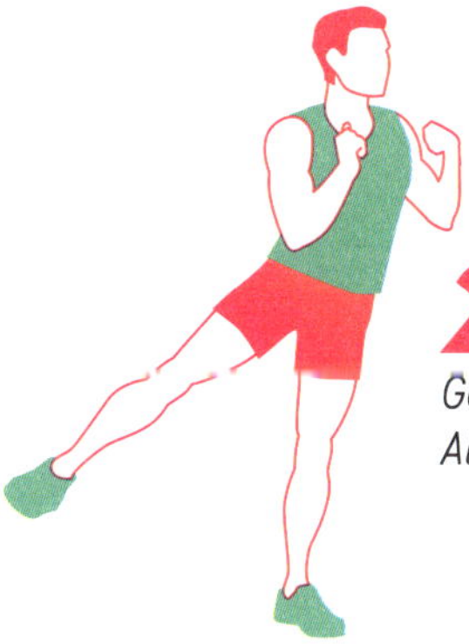

**2** Relevez-vous en extension et levez la jambe sur le côté.
Gardez le dos droit.
Alternez les jambes à chaque fois.

## GAINAGE PUSH-UP — 40 s

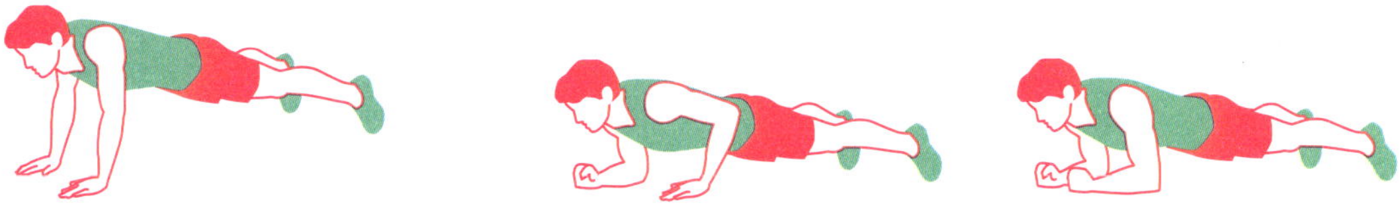

**1** En position de planche, posez les avant-bras au sol.

**2** Remontez et reposez un coude puis l'autre.

## RETOUR AU CALME — 30 s par étirement — 2 séries

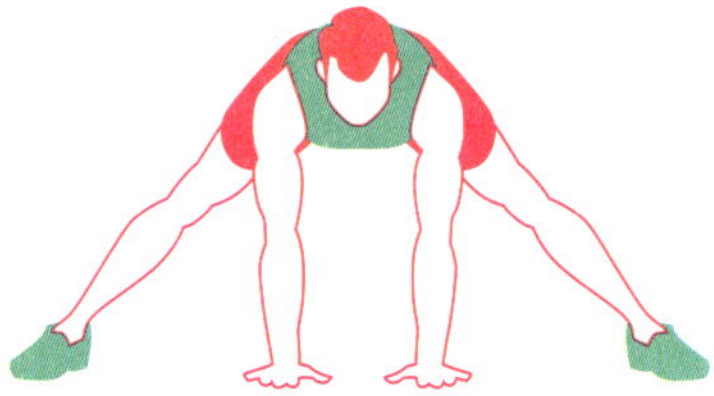

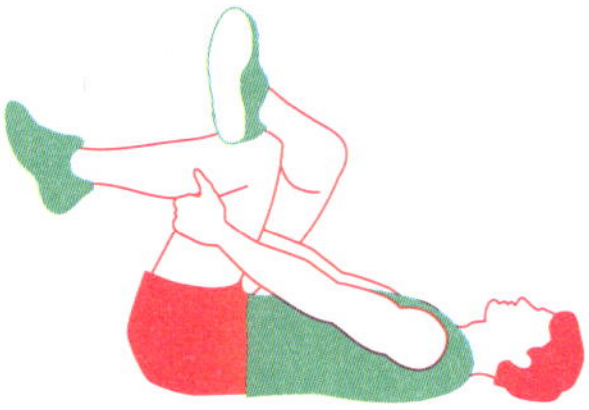

**1** **Étirement de la chaîne postérieure**
Debout, écartez les jambes.
Tendez les bras en avant pour poser les mains au sol.
Poussez les fesses en arrière.

**2** **Étirement des fessiers**
Allongé sur le dos, fléchissez la cuisse gauche.
Posez dessus le pied droit.
Attrapez l'arrière de la cuisse gauche et tirez vers vous.
Alternez les cuisses.

# SÉANCE #28

**MATÉRIEL :** *un coussin ou un marchepied.*

MUSCLES SOLLICITÉS

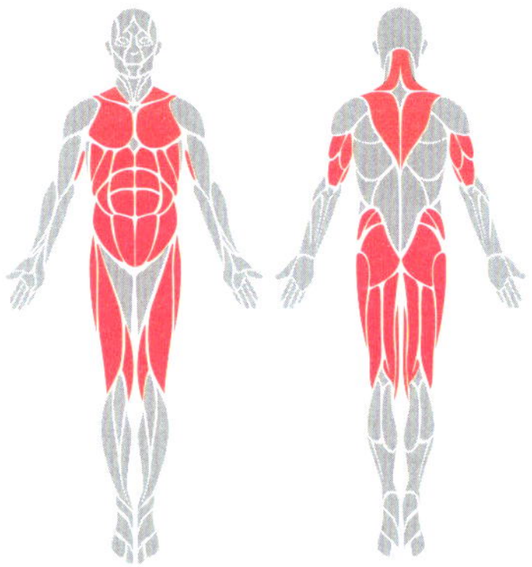

/ Abdominaux
/ Pectoraux
/ Quadriceps
/ Trapèzes
/ Fessiers
/ Ischio-jambiers
/ Triceps

| 30 s par exercice | 3 séries | ÉCHAUFFEMENT |
|---|---|---|

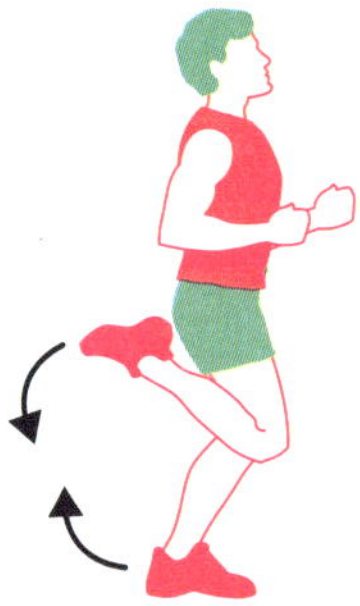

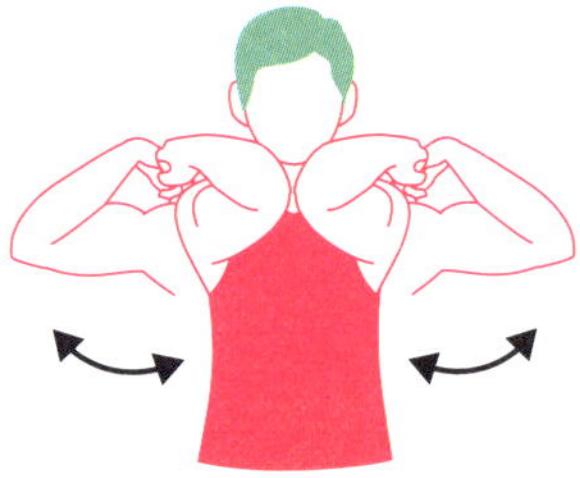

**1 Talons-fesses**
*Marchez rapidement en ramenant les talons contre les fesses.*

**2 Enroulement des épaules**
*Enroulez les épaules d'avant en arrière et inversement.*

# ENTRAÎNEMENT

**DURÉE**
40 s par exercice

**RÉPÉTITIONS**
3 séries

## SQUAT JUMP — 40 s

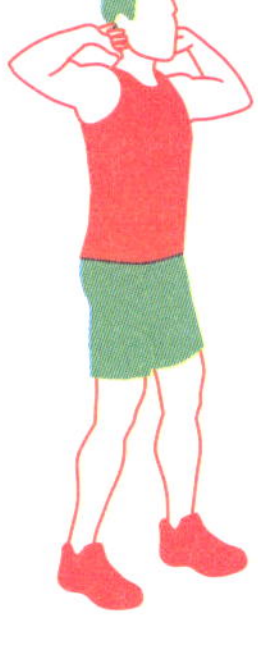

**1** *Debout, levez les bras à hauteur des épaules et les mains de chaque côté du visage.*

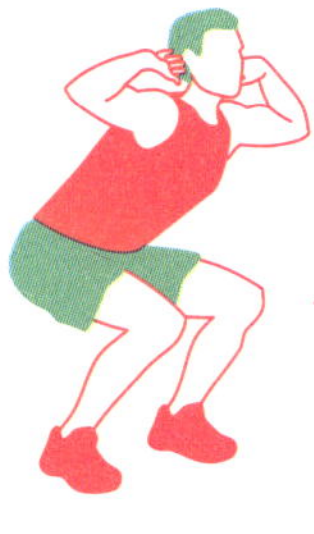

**2** *Fléchissez les genoux.*

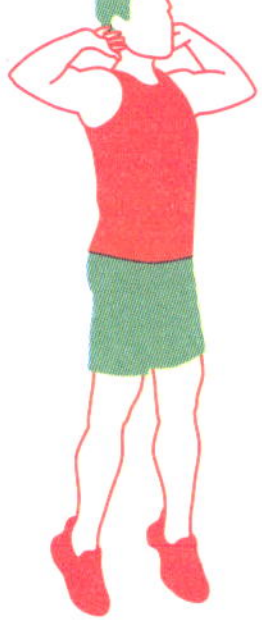

**3** *En extension, redressez-vous et sautez jambes tendues.*

## JUMPING JACK PLANCHE — 40 s

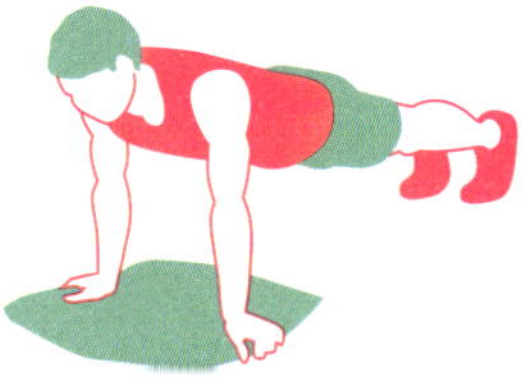

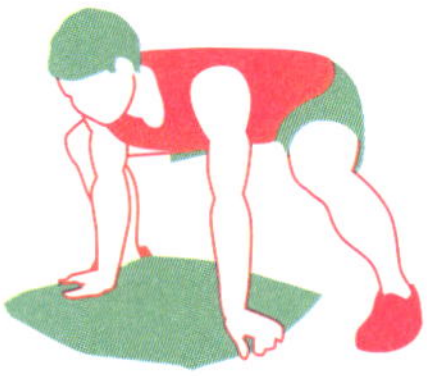

**1** Placez-vous en position de planche.

**2** En sautant, ramenez les genoux fléchis près de la poitrine.
Sautez les deux jambes en arrière pour revenir en position initiale.

## ABDOS SIT-UP — 40 s

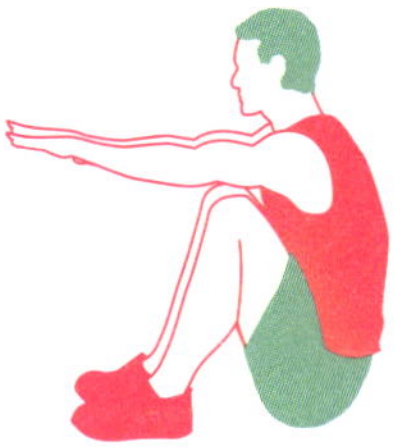

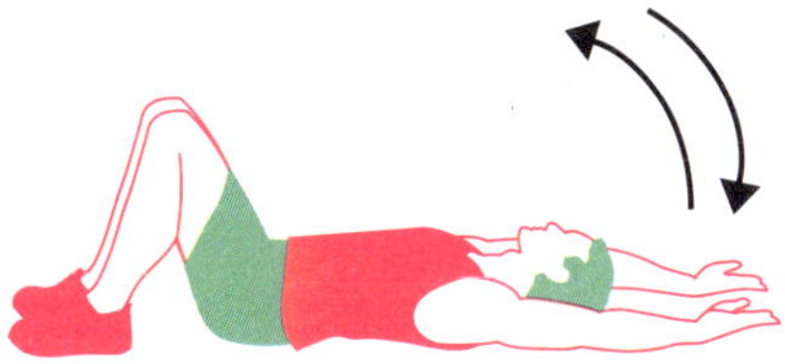

**1** Asseyez-vous, pieds serrés, genoux écartés et les bras tendus.

**2** Descendez et remontez le buste.

## RETOUR AU CALME — 30 s par étirement — 2 séries

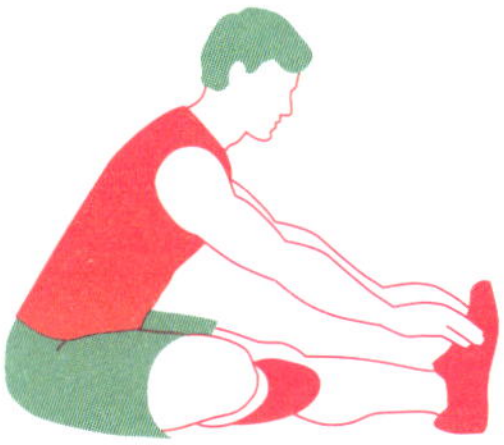

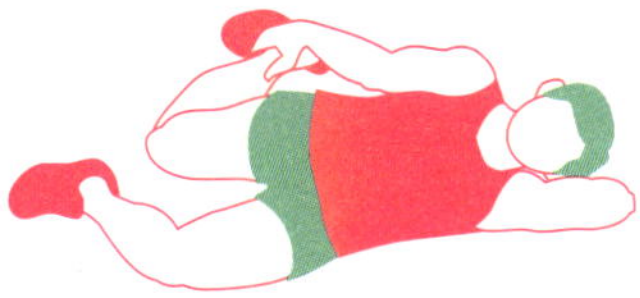

**1** **Étirement des cuisses**
Assis au sol, une jambe allongée, l'autre pliée, appuyez le pied sur la face intérieure de la jambe tendue.
En gardant le dos droit, attrapez la cheville de la jambe tendue.

**2** **Étirement des cuisses**
Allongé sur un côté, poussez le bassin vers l'avant.
Tirez une cuisse en arrière et vers le haut.
Alternez les cuisses.

# SÉANCE #29

**MATÉRIEL :** *une chaise.*

MUSCLES SOLLICITÉS

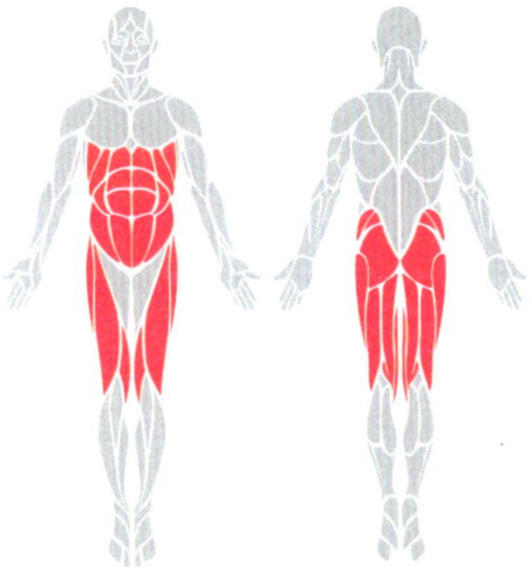

/ Abdominaux
/ Quadriceps
/ Fessiers
/ Ischio-jambiers

**30 s par exercice** | **3 séries** | ***ÉCHAUFFEMENT***

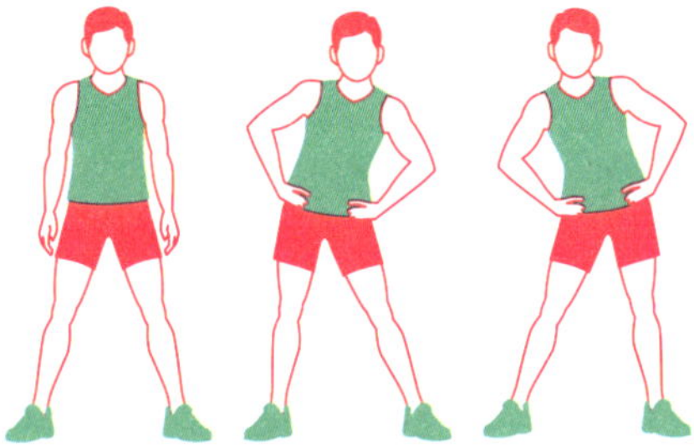

**1 *Mobilisation du bassin***
*Debout, jambes fixes. Rotation du bassin de droite à gauche, puis inversez.*

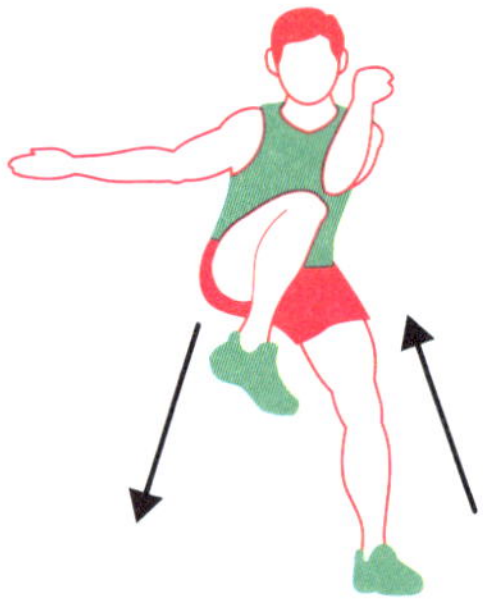

**2 *Montées de genoux***
*Marchez en montant les genoux vers la poitrine.*

# ENTRAÎNEMENT

**DURÉE**
40 s par exercice

**RÉPÉTITIONS**
3 séries

***FENTES JUMP SUR UNE CHAISE*** — ***20 s de chaque côté***

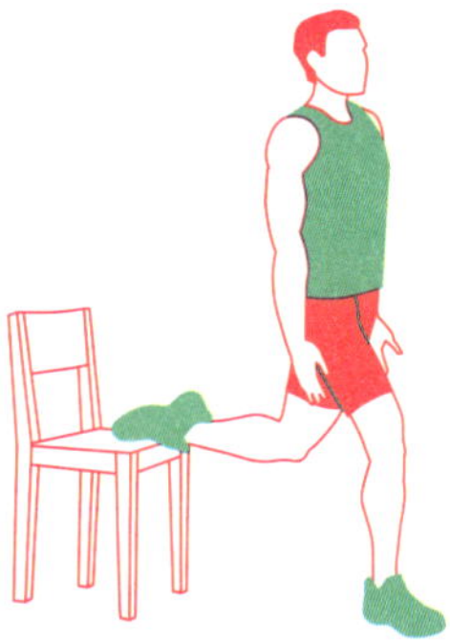

**1** *Posez un pied sur une chaise placée derrière vous.*

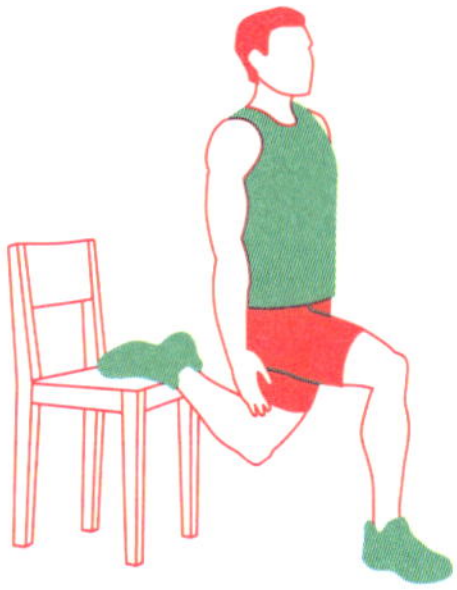

**2** *Fléchissez la jambe avant pour prendre votre impulsion. Sautez en extension.*

## JUMPS GAUCHE / DROITE — 40 s

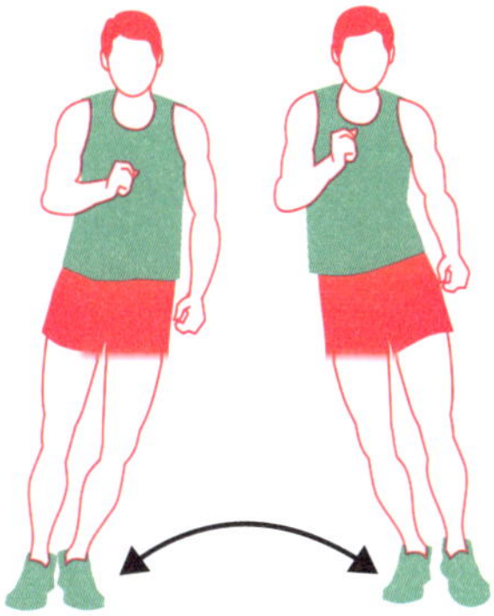

1 Sautez de gauche à droite.
Allez chercher loin sur le côté.

## ABDOS INVERSÉS — 40 s

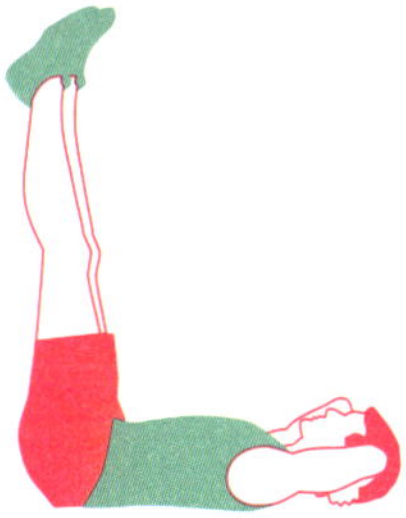

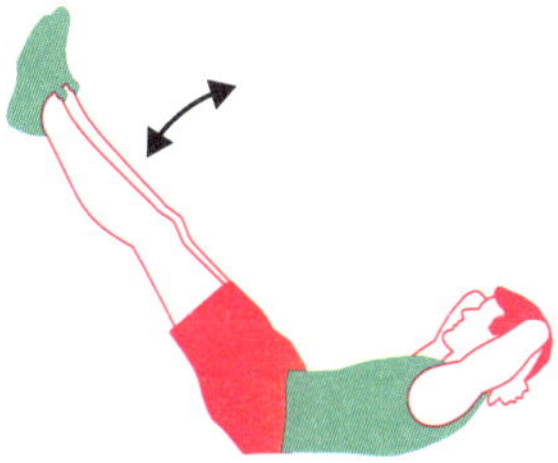

1 Allongez-vous, dos plaqué au sol, les mains croisées derrière la tête.

2 Levez les épaules et la tête.
Levez et descendez les jambes tendues.

## RETOUR AU CALME — 30 s par étirement — 2 séries

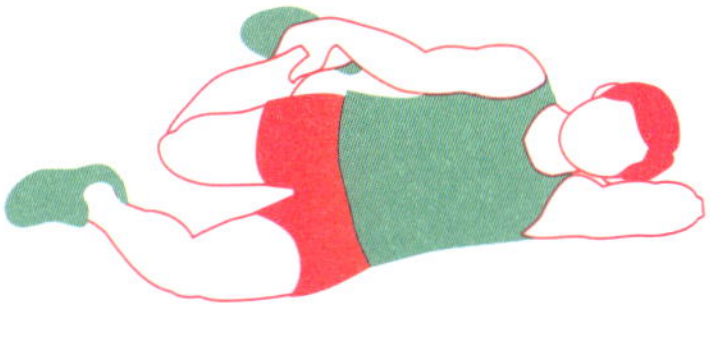

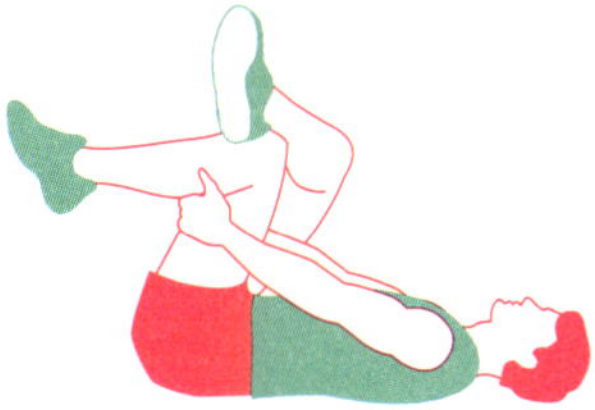

1 **Étirement des cuisses**
Allongé sur un côté, poussez le bassin vers l'avant.
Tirez une cuisse en arrière et vers le haut.
Alternez les cuisses.

2 **Étirement des fessiers**
Allongé sur le dos, fléchissez la cuisse gauche.
Posez dessus le pied droit.
Attrapez l'arrière de la cuisse gauche et tirez vers vous.
Alternez les cuisses.

# SÉANCE #30

MUSCLES SOLLICITÉS

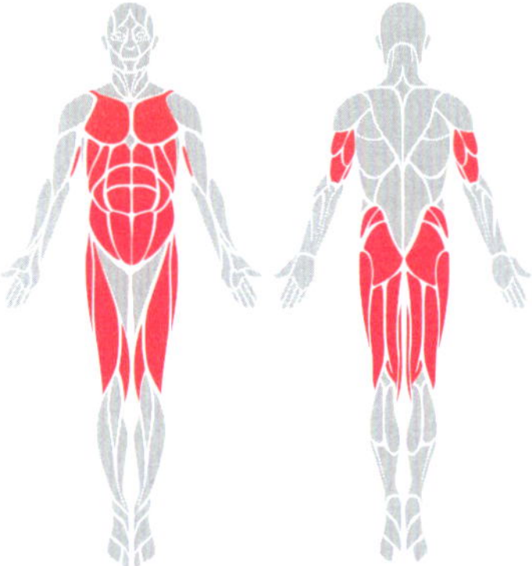

/ Abdominaux
/ Pectoraux
/ Quadriceps
/ Fessiers
/ Ischio-jambiers
/ Triceps

| 30 s par exercice | 3 séries | ÉCHAUFFEMENT |
|---|---|---|

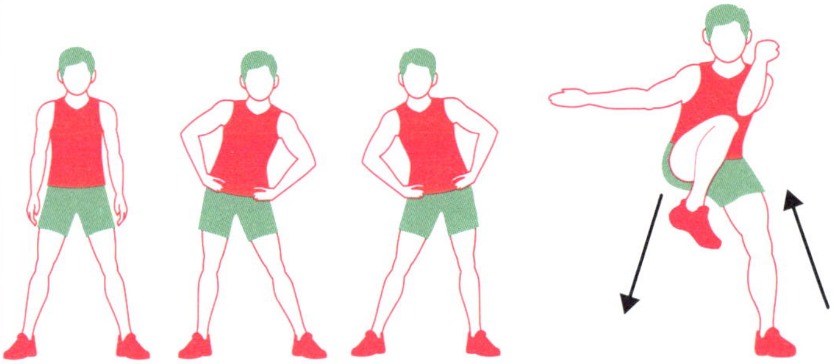

**1 Mobilisation du bassin**
*Debout, jambes fixes. Rotation du bassin de droite à gauche, puis inversez.*

**2 Montées de genoux**
*Marchez en montant les genoux vers la poitrine.*

# ENTRAÎNEMENT

**DURÉE**
40 s
par exercice

**RÉPÉTITIONS**
3 séries

**SQUAT ÉLÉVATION LATÉRALE** — **40 s**

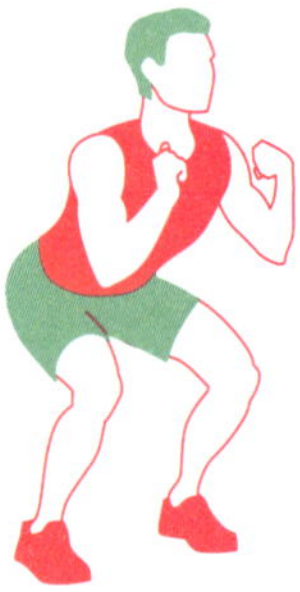

**1** *Debout, pieds écartés, descendez en flexion, les fesses en arrière.*

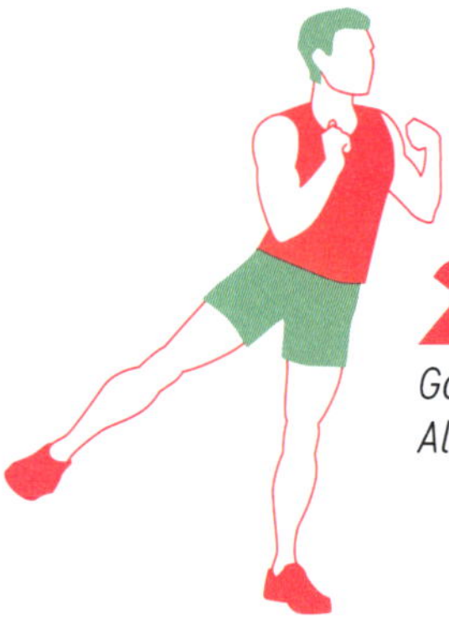

**2** *Relevez-vous en extension et levez la jambe sur le côté. Gardez le dos droit. Alternez les jambes à chaque fois.*

## FENTES JUMP — 40 s

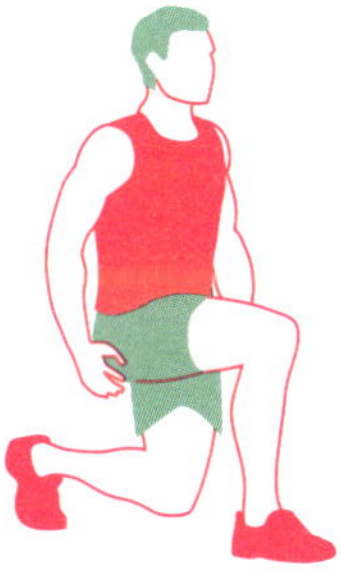

**1** Placez-vous en fente avant.

**2** Par une impulsion et un ciseau des jambes, sautez en hauteur.

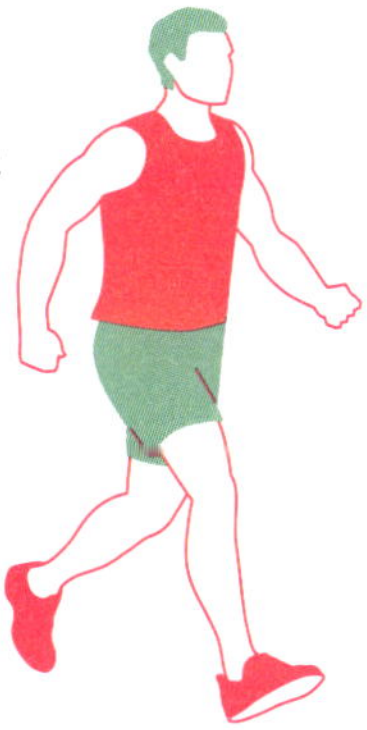

**3** Alternez la position des jambes.

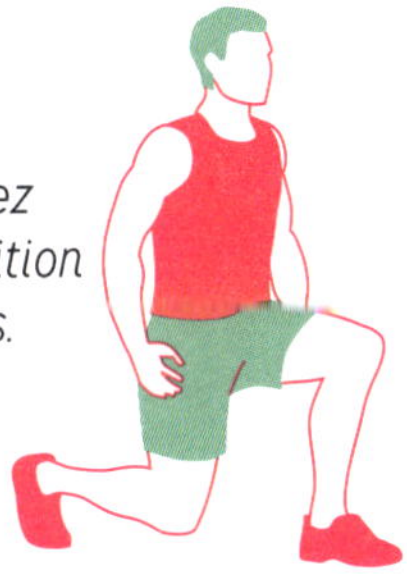

## GAINAGE PUSH-UP — 40 s

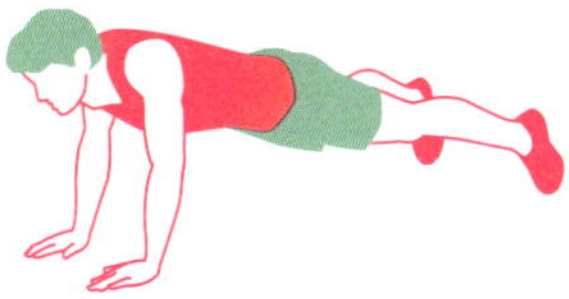

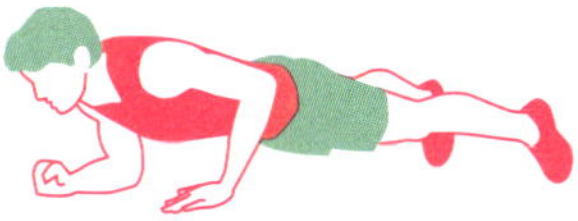

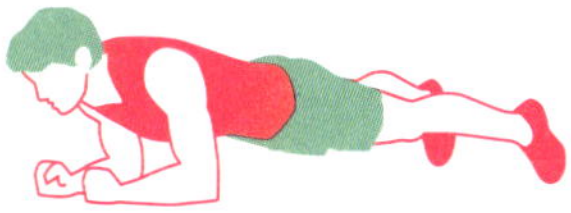

**1** En position de planche, posez les avant-bras au sol.

**2** Remontez et reposez un coude puis l'autre.

## RETOUR AU CALME — 30 s par étirement — 2 séries

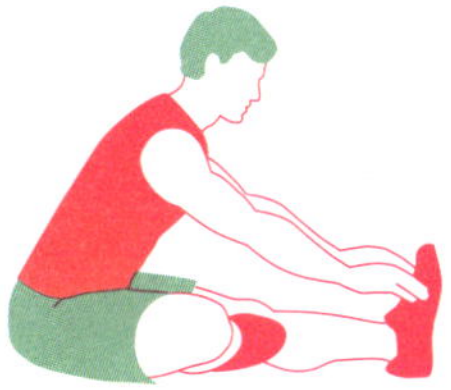

**1 Étirement des cuisses**
Assis au sol, une jambe allongée, l'autre pliée, appuyez le pied sur la face intérieure de la jambe tendue.
En gardant le dos droit, attrapez la cheville de la jambe tendue.

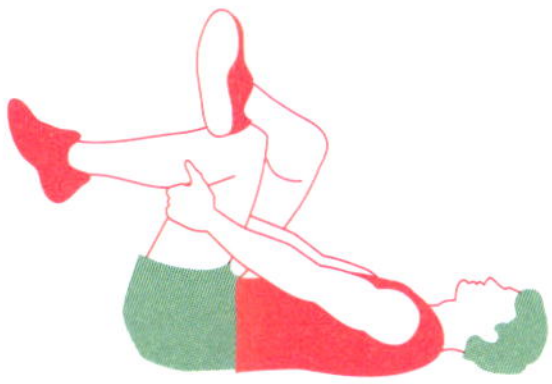

**2 Étirement des fessiers**
Allongé sur le dos, fléchissez la cuisse gauche.
Posez dessus le pied droit.
Attrapez l'arrière de la cuisse gauche et tirez vers vous.
Alternez les cuisses.

# TOTAL BODY 1

## ENCHAÎNEMENT

**DURÉE**
30 s
par exercice

**RÉPÉTITIONS**
2 séries
au minimum

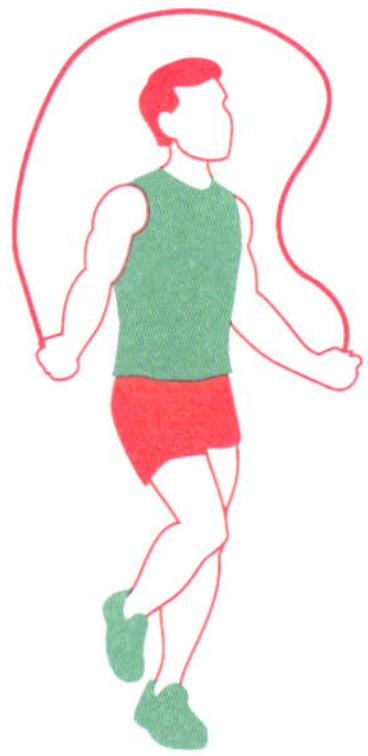

1. SAUT À LA CORDE

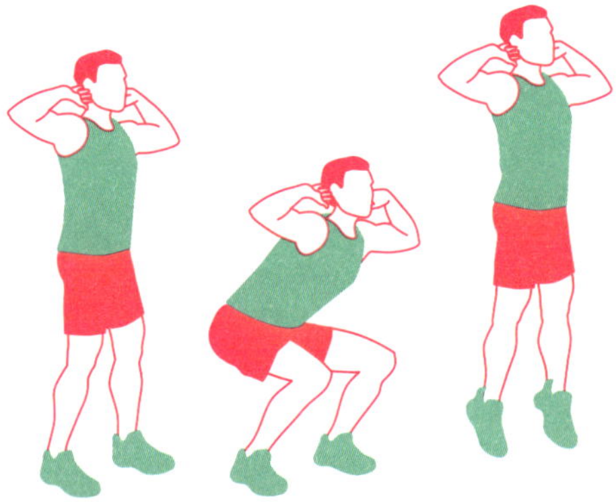

2. SQUAT JUMP

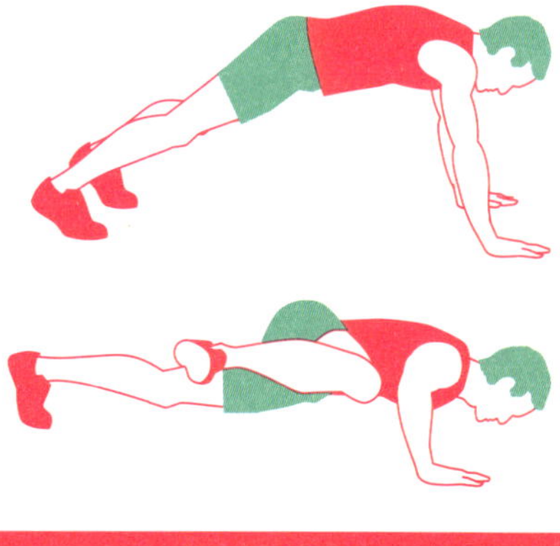

3. POMPES GENOU / COUDE

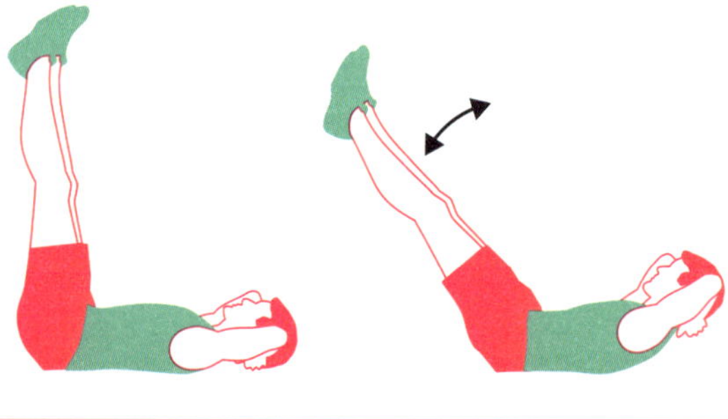

4. ABDOS INVERSÉS

***MATÉRIEL :*** *un coussin, une corde à sauter.*

## MUSCLES SOLLICITÉS

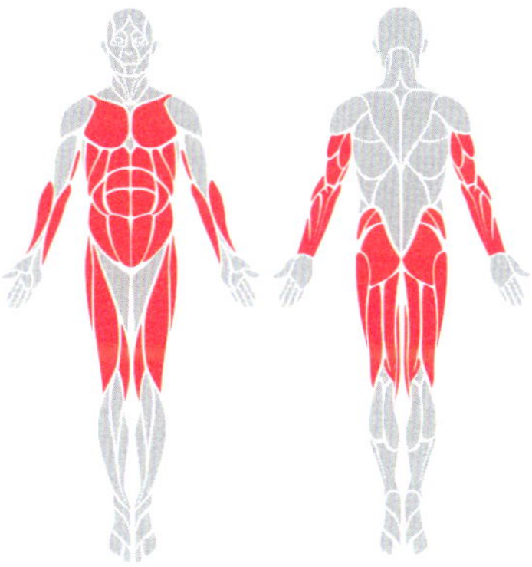

/ Abdominaux
/ Avant-bras
/ Obliques
/ Pectoraux
/ Quadriceps
/ Fessiers
/ Ischio-jambiers
/ Triceps

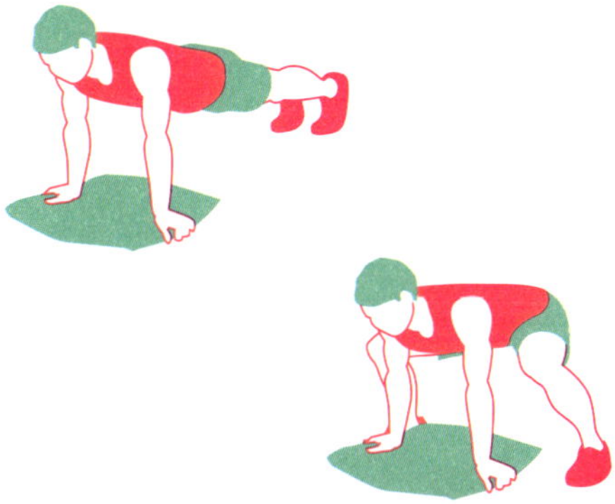

5. JUMPING JACK PLANCHE

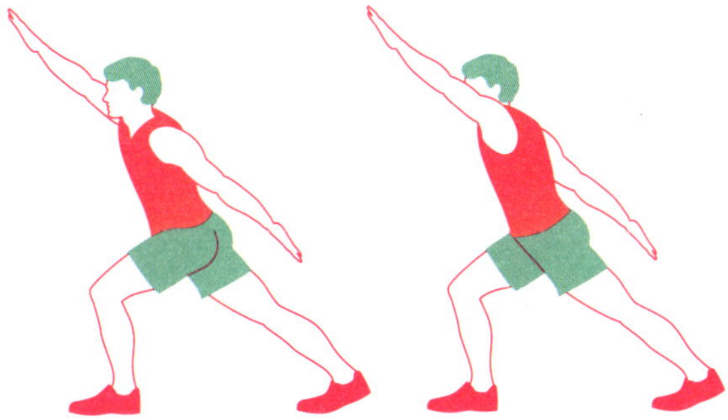

6. SAUTS LINÉAIRES ÉCARTS

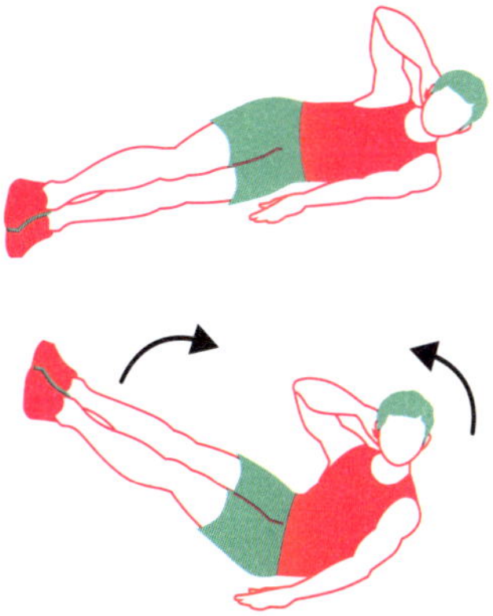

7. OBLIQUES

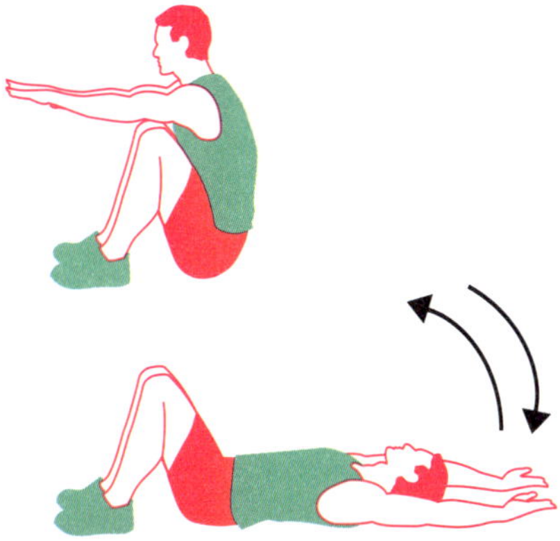

8. ABDOS SIT-UP

# TOTAL BODY 2

## ENCHAÎNEMENT

**DURÉE**
30 s
par exercice

**RÉPÉTITIONS**
2 séries
au minimum

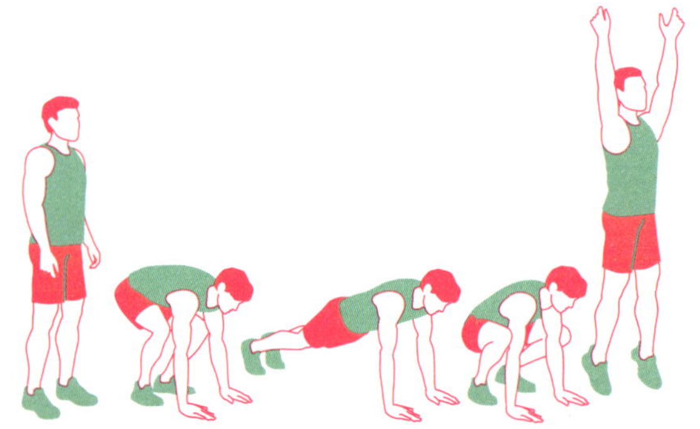

1. BURPEES

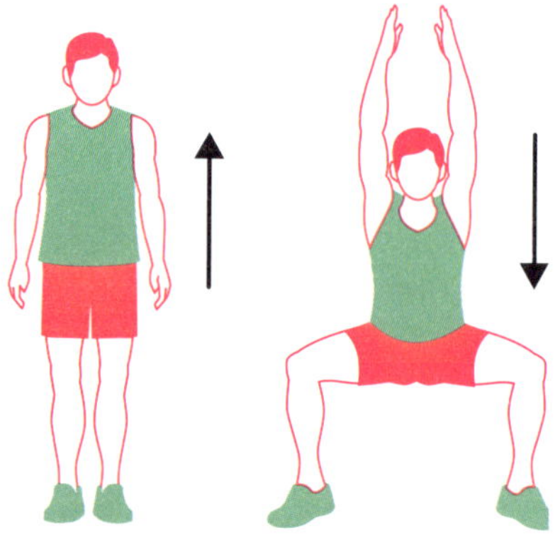

2. JUMPING JACK SQUAT

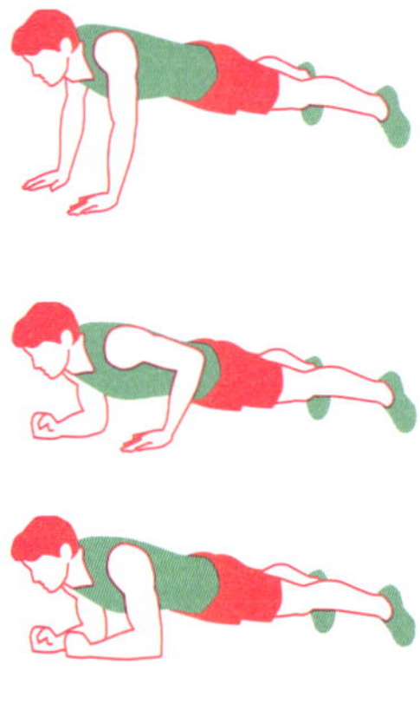

3. GAINAGE PUSH-UP

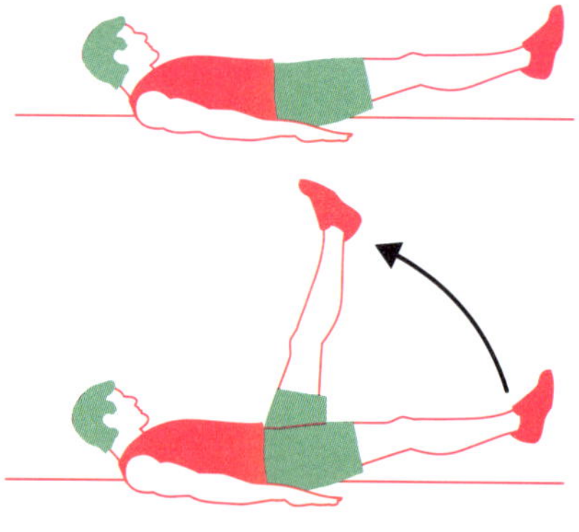

4. ABDOS CISEAUX

## MUSCLES SOLLICITÉS

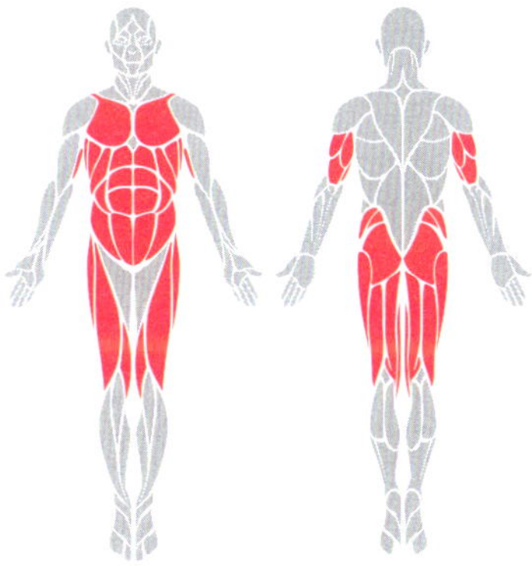

/ Abdominaux
/ Obliques
/ Pectoraux
/ Quadriceps
/ Fessiers
/ Ischio-jambiers
/ Triceps

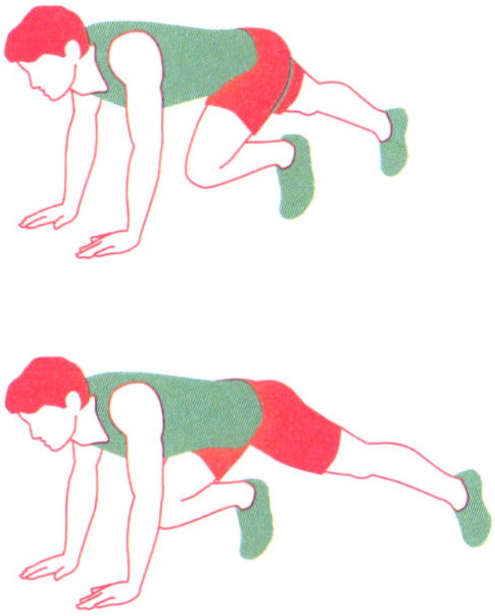

5. MOUNTAIN CLIMBER

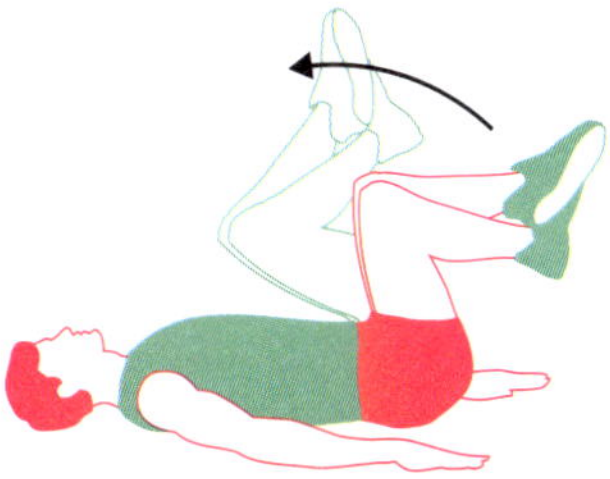

6. CRUNCH INVERSÉ

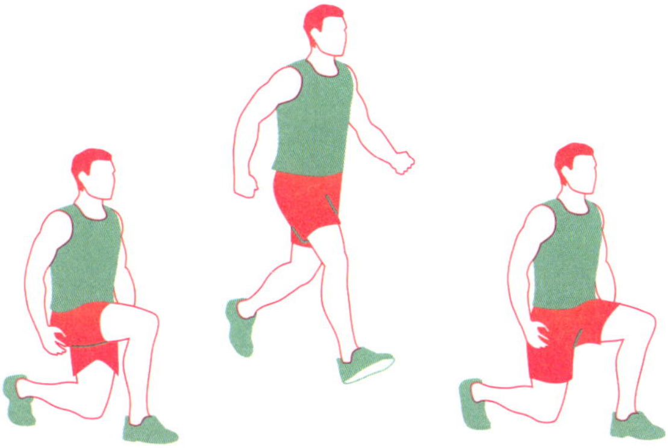

7. FENTES JUMP

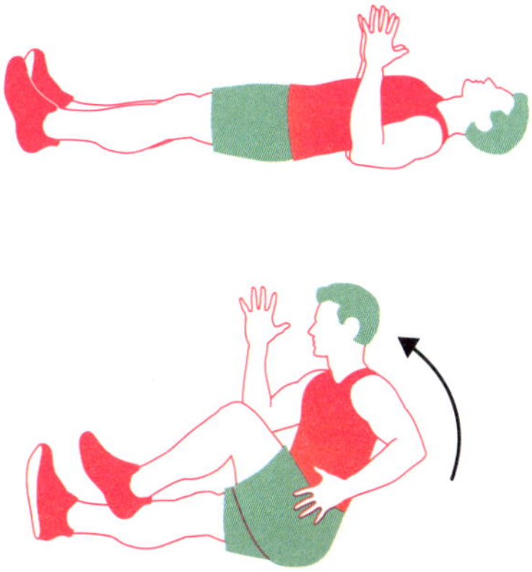

8. ABDOS UNE JAMBE

# TOTAL BODY 3

## ENCHAÎNEMENT

**DURÉE**
30 s
par exercice

**RÉPÉTITIONS**
2 séries
au minimum

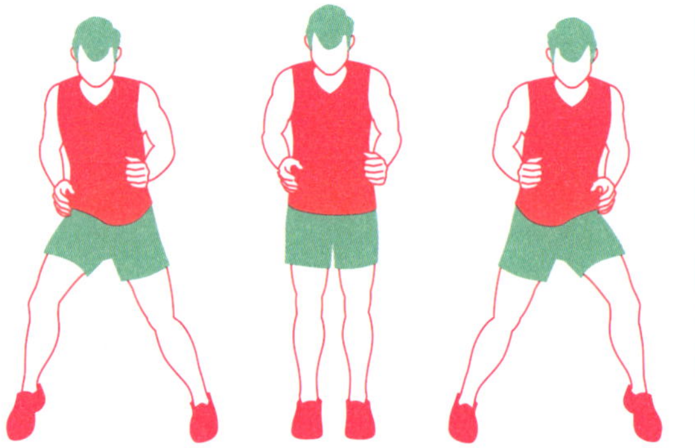

1. SKIPPING

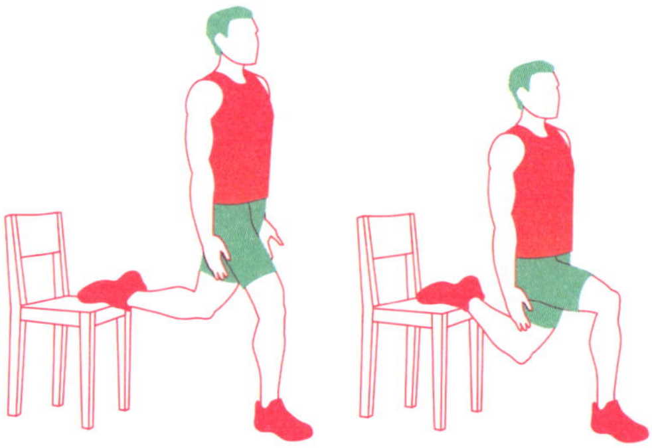

2. FENTES JUMP

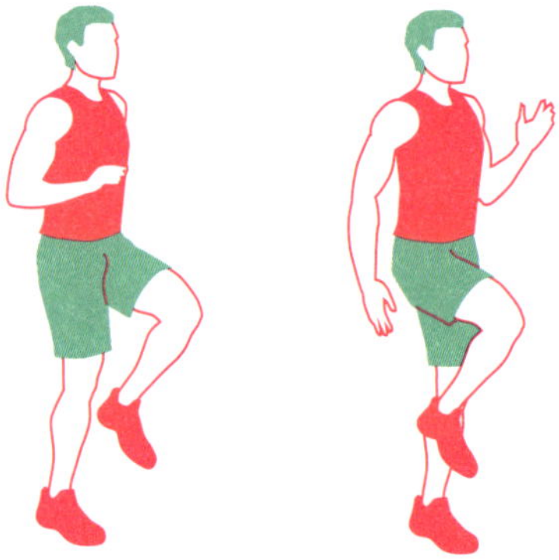

3. COURSE SUR PLACE

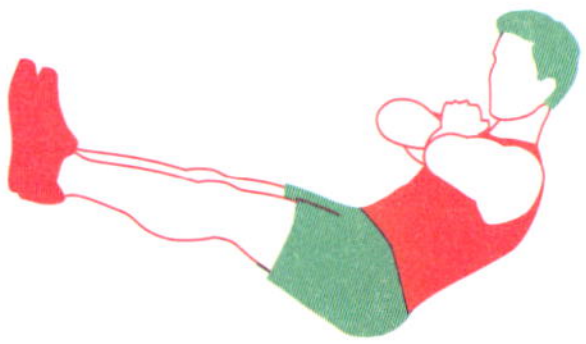

4. GAINAGE STATIQUE

## MUSCLES SOLLICITÉS

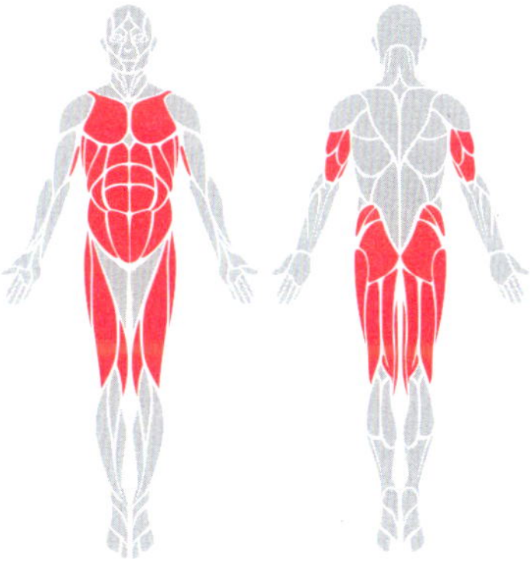

- / Abdominaux
- / Obliques
- / Pectoraux
- / Quadriceps
- / Fessiers
- / Ischio-jambiers
- / Triceps

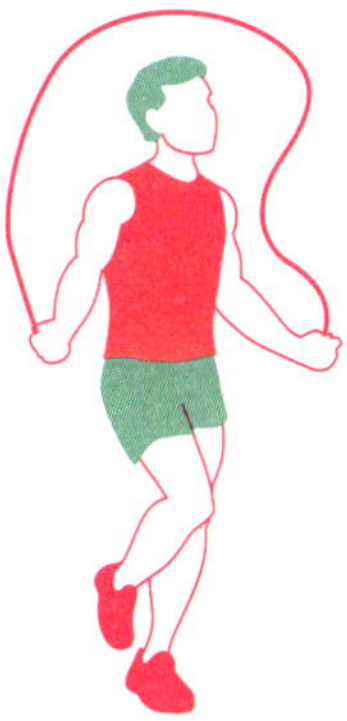

5. SAUT À LA CORDE

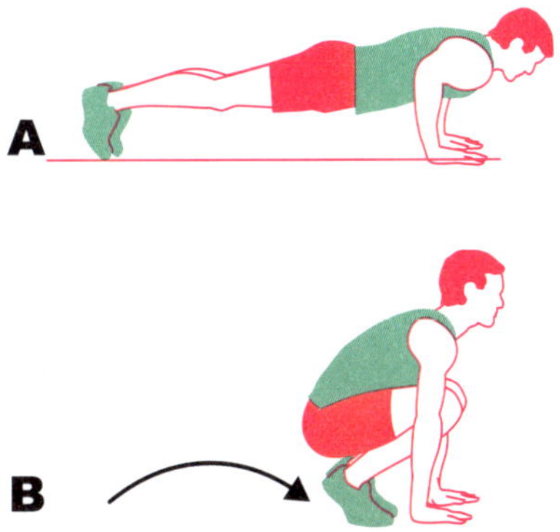


6. JUMPING POMPE

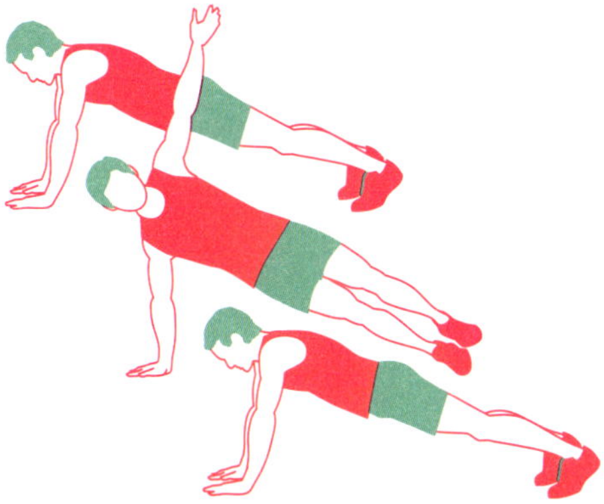

7. PLANCHE AVEC PIVOTS

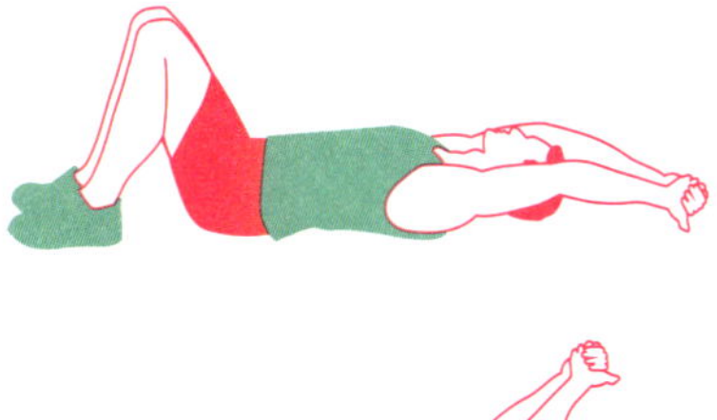

8. ABDOS CRUNCH

# GAINAGE COMPLET « MON PROGRAMME POUR GALBER MA SILHOUETTE »

*Ce programme quotidien vous livre les clés pour donner à votre corps des lignes toniques et harmonieuses.*

*Les programmes proposés associent les exercices les plus efficaces qui vous aideront à atteindre vos objectifs : remodeler votre silhouette, raffermir votre corps, entretenir votre forme...*

*Le plus sûr moyen pour y parvenir passe par l'augmentation du métabolisme de base en fortifiant et en accroissant votre masse musculaire. En effet, l'organisme est alors obligé de brûler davantage de calories (y compris au repos) pour répondre aux besoins d'énergie supplémentaire des muscles que vous aurez gagnés.*

*Ainsi, chaque entraînement quotidien est un circuit training mixant travail cardiovasculaire et renforcement musculaire qui, pratiqués régulièrement et associés à une alimentation saine et variée, vous permettront de mettre en valeur votre silhouette.*

# MODE D'EMPLOI

Votre indispensable échauffement : respectez sa durée !

## SÉANCE #01

Préparez le matériel dont vous avez besoin.

**MATÉRIEL :** *une chaise ou un marchepied.*

MUSCLES SOLLICITÉS

Repérez en rouge les muscles travaillés au cours de cet entraînement.

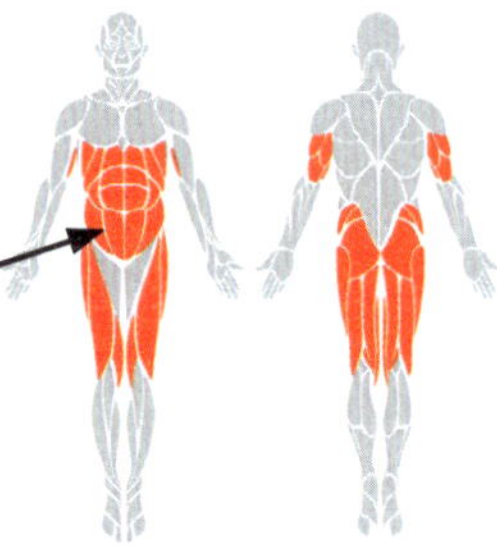

/ Abdominaux
/ Quadriceps

/ Fessiers
/ Ischio-jambiers
/ Triceps

| 30 s par exercice | 3 séries | ÉCHAUFFEMENT |
|---|---|---|

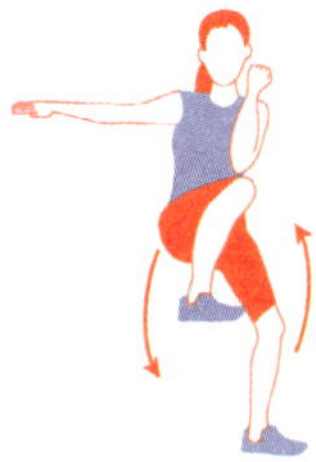

**1 Montées de genoux**
*Marchez en montant les genoux vers la poitrine.*

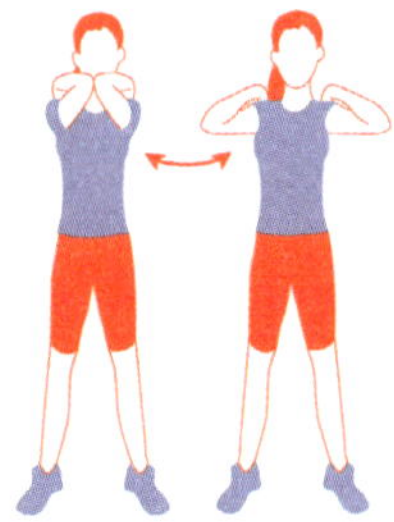

**2 Enroulement des épaules**
*Enroulez les épaules d'avant en arrière et inversement.*

## ENTRAÎNEMENT

**DURÉE**
40 s
par exercice

**RÉPÉTITIONS**
3 séries

Combien de temps dure chaque exercice ?

Combien de fois répéter l'enchaînement des 3 exercices ?

| SAUTS LATÉRAUX | 40 s |
|---|---|

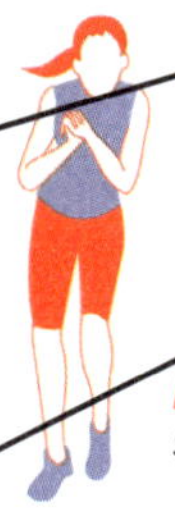

*1 Sautez loin sur les côtés, sans arrêt.*

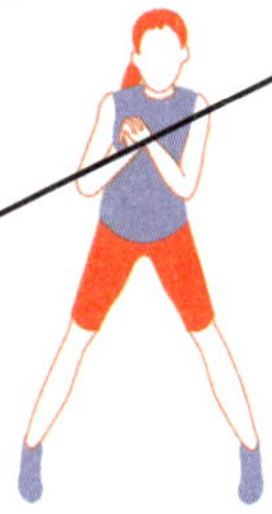

*2 Amortissez et contrôlez*

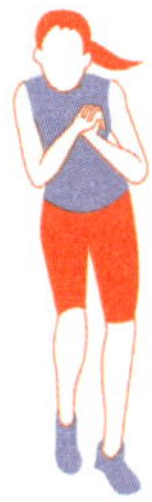

*3 Sautez de nouveau pour revenir en position initiale.*

*Rappel de la durée de chaque exercice.*

**TOUCHER LE SOL** | **40 s**

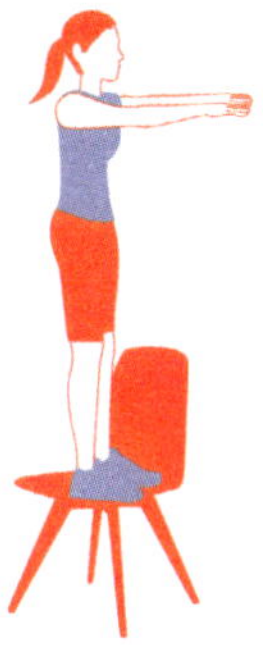

**1** *Debout sur une chaise, gardez un talon posé et descendez l'autre jambe.*

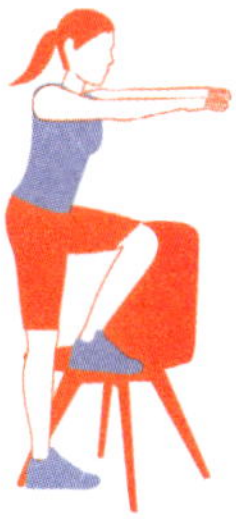

**2** *Touchez à peine le sol et remontez.*

**PLANCHE AVEC PIVOTS** | **40 s**

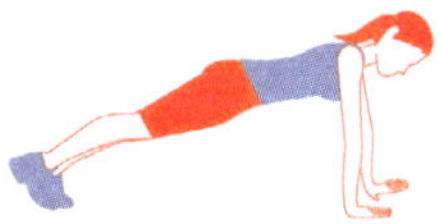

**1** *Position de planche statique.*

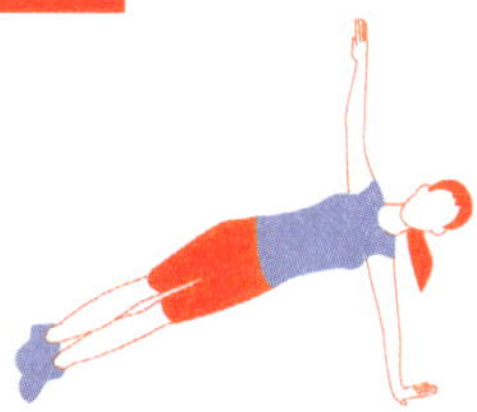

**2** *Ouvrez latéralement, reposez.*

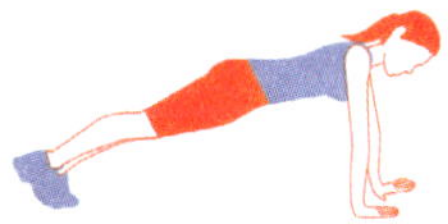

**3** *Alternez gauche et droite.*

*Prenez le temps de vous étirer avant de revenir à une activité normale.*

**RETOUR AU CALME** | **30 s par étirement** | **2 séries**

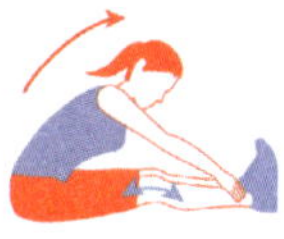

**1** ***Étirement dos et cuisses***
*Assis au sol, fléchissez légèrement les genoux.*
*Attrapez vos chevilles.*
*Arrondissez le dos.*

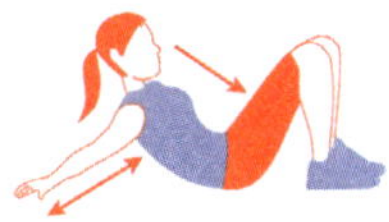

**2** ***Étirement des épaules***
*Assis au sol, ouvrez bien la poitrine.*
*Allongez les bras loin derrière.*

# SÉANCE #01

**MATÉRIEL :** *une chaise ou un marchepied.*

MUSCLES SOLLICITÉS

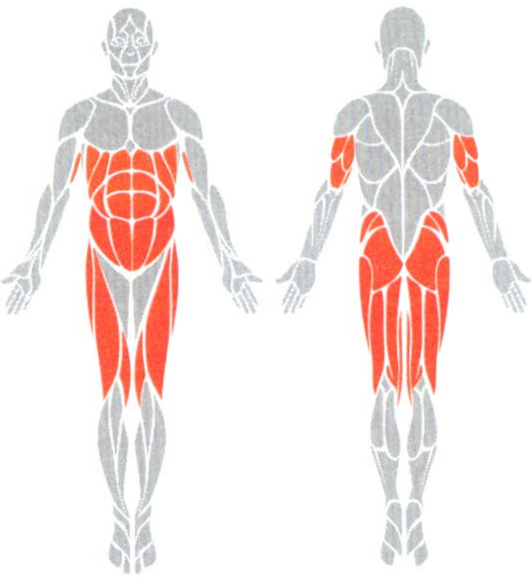

/ Abdominaux
/ Quadriceps

/ Fessiers
/ Ischio-jambiers
/ Triceps

| 30 s par exercice | 3 séries | ÉCHAUFFEMENT |
|---|---|---|

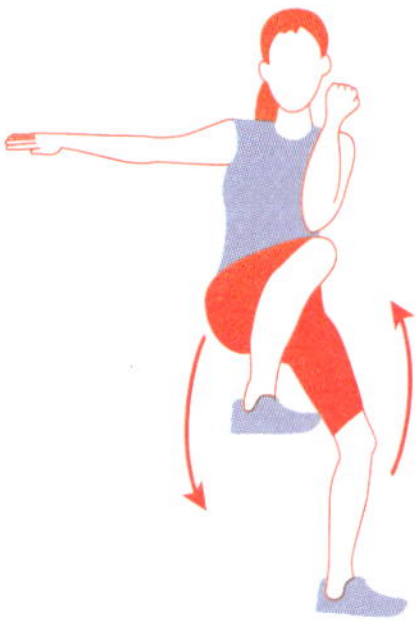

1 **Montées de genoux**
*Marchez en montant les genoux vers la poitrine.*

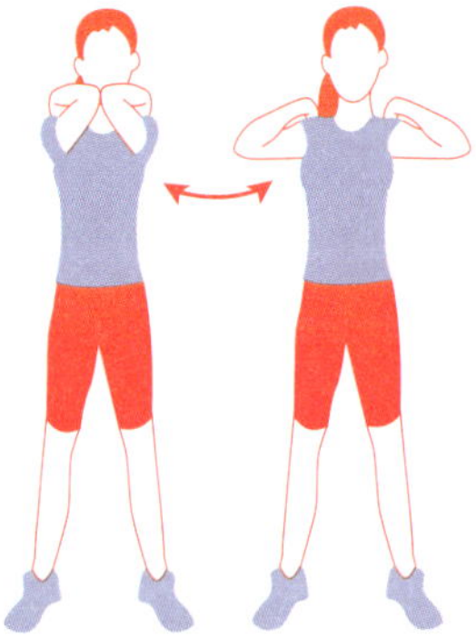

2 **Enroulement des épaules**
*Enroulez les épaules d'avant en arrière et inversement.*

# ENTRAÎNEMENT

**DURÉE**
40 s par exercice

**RÉPÉTITIONS**
3 séries

## SAUTS LATÉRAUX — 40 s

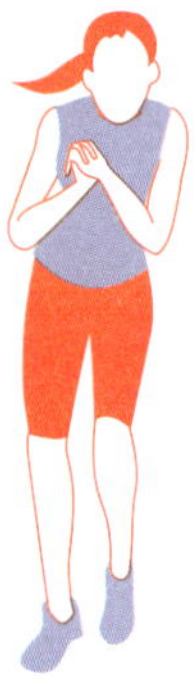

1 *Sautez loin sur les côtés, sans arrêt.*

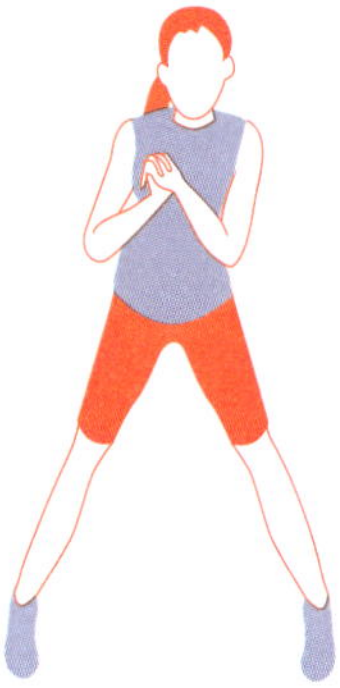

2 *Amortissez et contrôlez.*

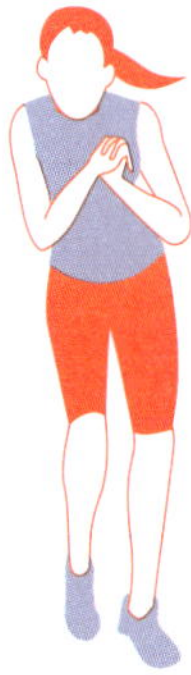

3 *Sautez de nouveau pour revenir en position initiale.*

## TOUCHER LE SOL — 40 s

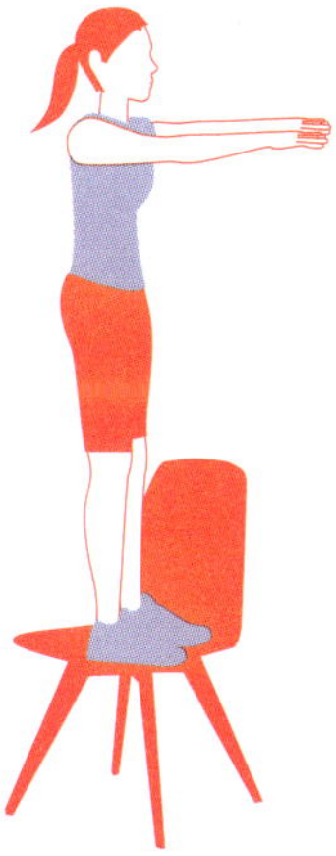

**1** Debout sur une chaise, gardez un talon posé et descendez l'autre jambe.

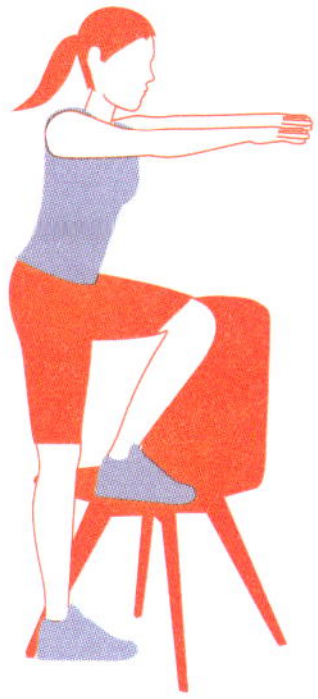

**2** Touchez à peine le sol et remontez.

## PLANCHE AVEC PIVOTS — 40 s

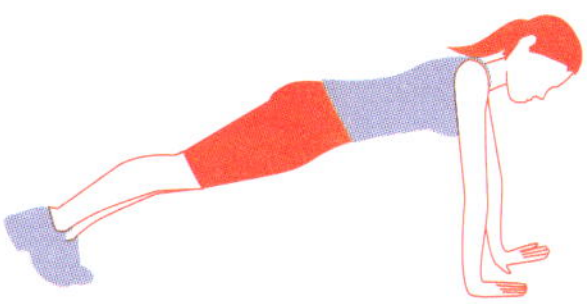

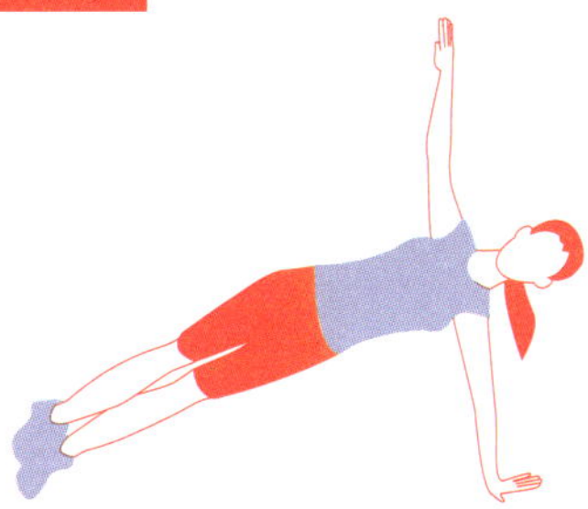

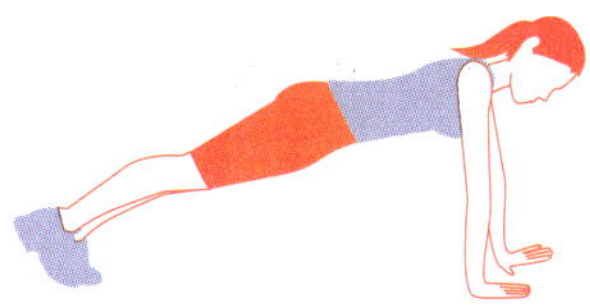

**1** Position de planche statique.

**2** Ouvrez latéralement, reposez.

**3** Alternez gauche et droite.

## RETOUR AU CALME — 30 s par étirement — 2 séries

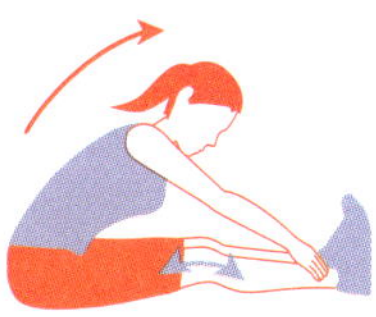

**1** ***Étirement dos et cuisses***
*Assis au sol, fléchissez légèrement les genoux.*
*Attrapez vos chevilles.*
*Arrondissez le dos.*

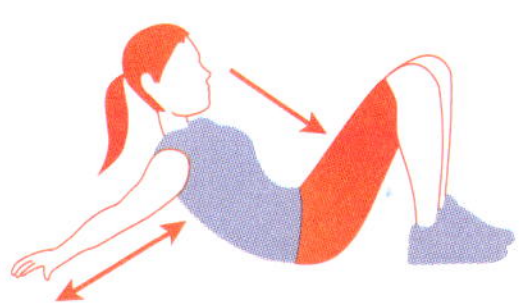

**2** ***Étirement des épaules***
*Assis au sol, ouvrez bien la poitrine.*
*Allongez les bras loin derrière.*

# SÉANCE # 02

MUSCLES SOLLICITÉS

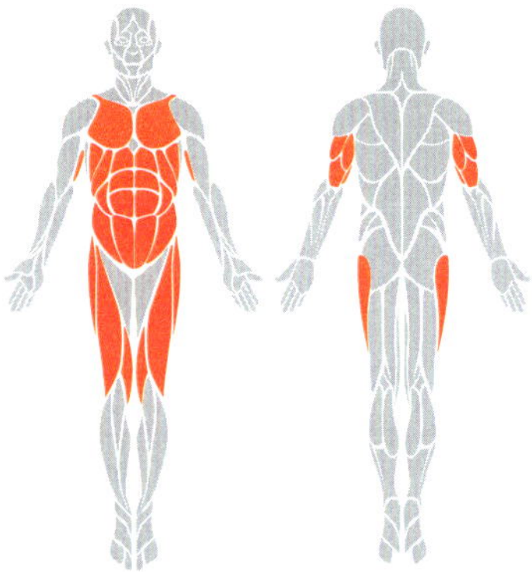

/ Abdominaux
/ Pectoraux
/ Quadriceps

/ Triceps

30 s par exercice | 3 séries | ÉCHAUFFEMENT

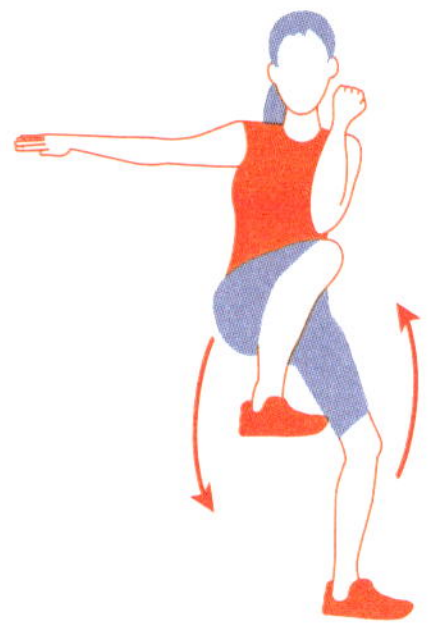

**1 Montées de genoux**
*Marchez en montant les genoux vers la poitrine.*

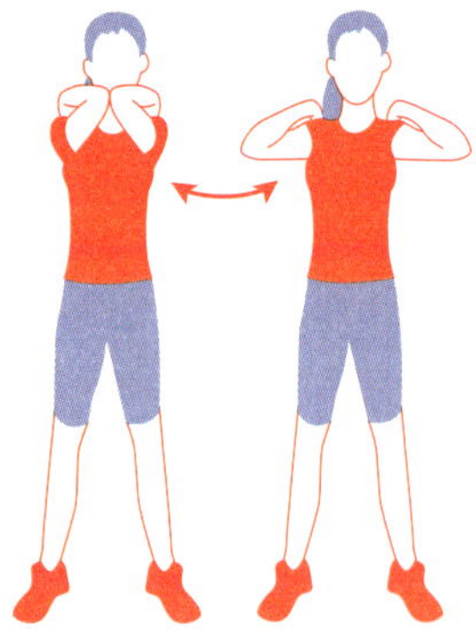

**2 Enroulement des épaules**
*Enroulez les épaules d'avant en arrière et inversement.*

# ENTRAÎNEMENT

**DURÉE**
40 s
par exercice

**RÉPÉTITIONS**
3 séries

COURSE SUR PLACE | 40 s

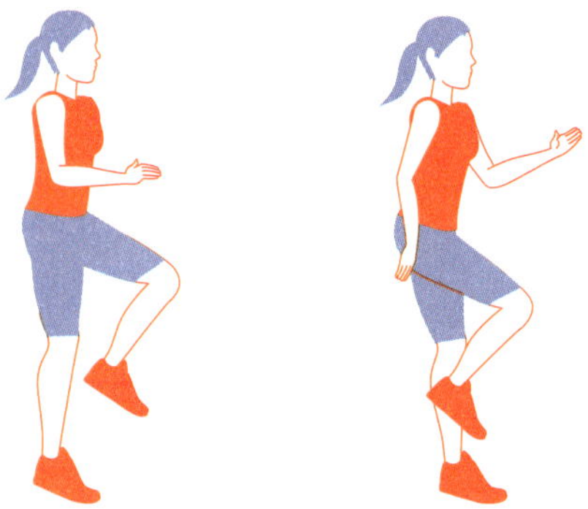

1 *Courez sur place en montant haut les genoux.*

## POMPES À GENOUX | 40 s

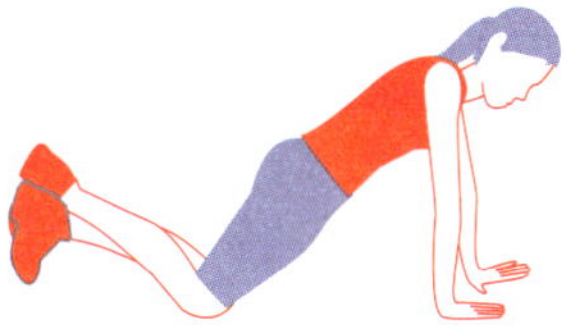

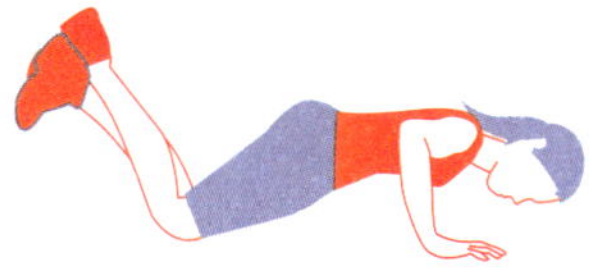

**1** En quadrupédie, avancez vos mains à hauteur de poitrine.
En appui sur les genoux, fléchissez les bras.

**2** Descendez le buste jusqu'à toucher le sol avec le ventre et la poitrine.
Remontez en tendant les bras.

## GAINAGE STATIQUE | 40 s

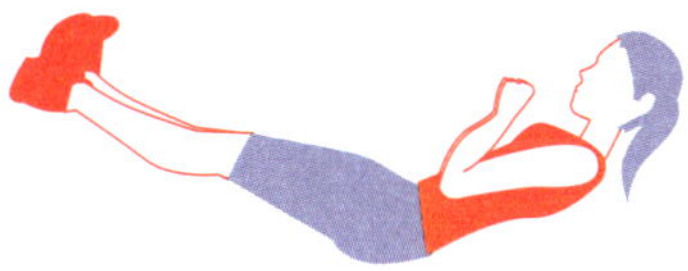

**1** Asseyez-vous par terre, jambes allongées.
Décollez les épaules du sol et levez les jambes serrées, en gardant le bas du dos au sol et en rentrant le ventre.

## RETOUR AU CALME | 30 s par étirement | 2 séries

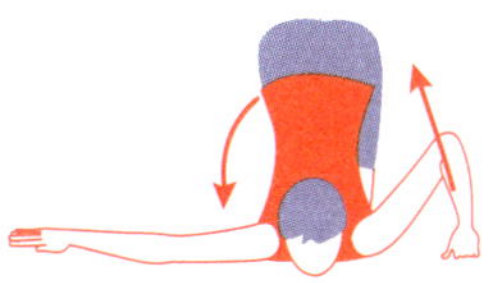

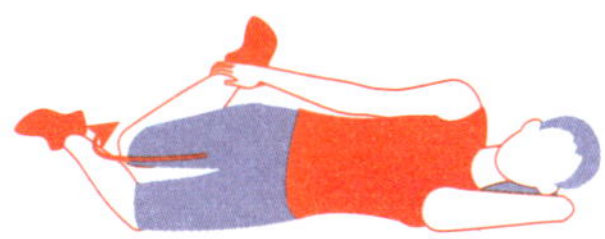

**1** **Étirement des épaules**
À genoux, posez un bras tendu au sol, d'un côté.
Appuyez-vous sur la main opposée, bras fléchi.
Tournez le buste vers le bras tendu.

**2** **Étirement des cuisses**
Allongé sur un côté, poussez le bassin vers l'avant.
Tirez une cuisse en arrière et vers le haut.
Alternez les cuisses.

# SÉANCE # 03

MUSCLES SOLLICITÉS

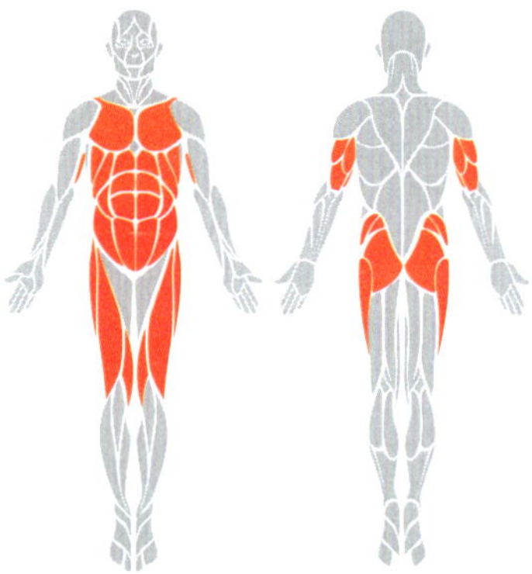

/ Abdominaux
/ Pectoraux
/ Quadriceps
/ Fessiers
/ Triceps

30 s par exercice | 3 séries | ÉCHAUFFEMENT

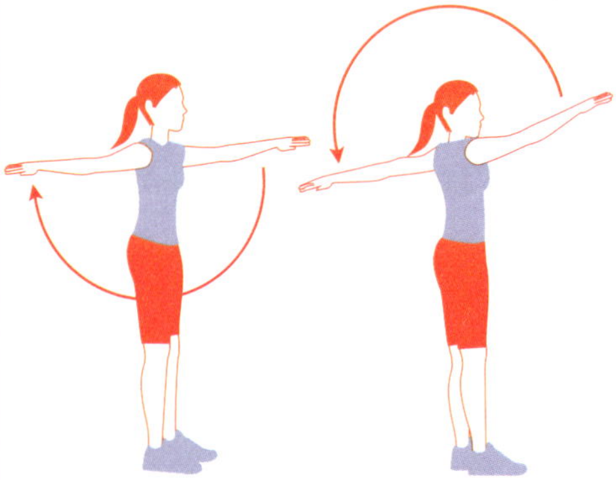

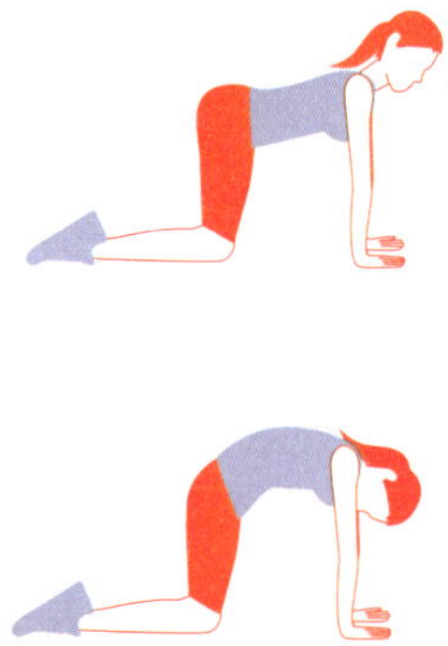

**1 Balancement des bras**
*Balancez les bras avec une grande amplitude.*

**2 Dos rond / Dos plat**
*En quadrupédie, alternez les positions dos rond et dos plat.*

# ENTRAÎNEMENT

**DURÉE**
40 s
par exercice

**RÉPÉTITIONS**
3 séries

## JUMPING JACK — 40 s

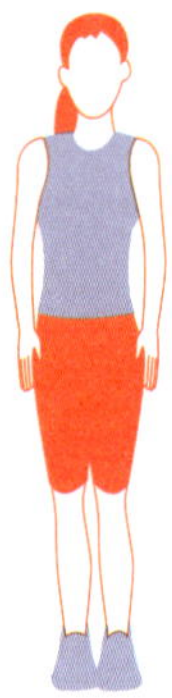

**1** *Debout, jambes serrées.*

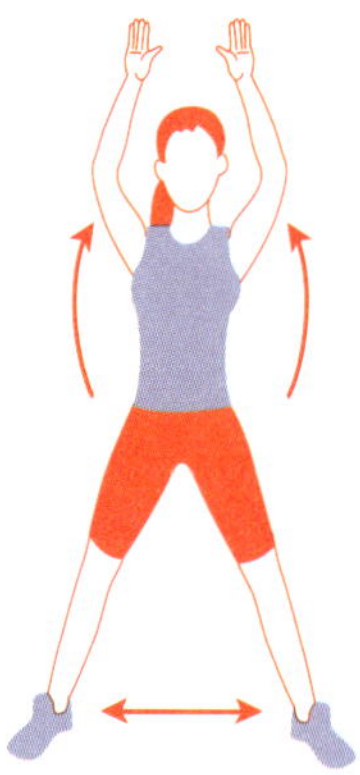

**2** *Sautez en écartant les jambes, bras en l'air, avant de revenir à la position initiale.*

## POMPES GENOU / COUDE — 40 s

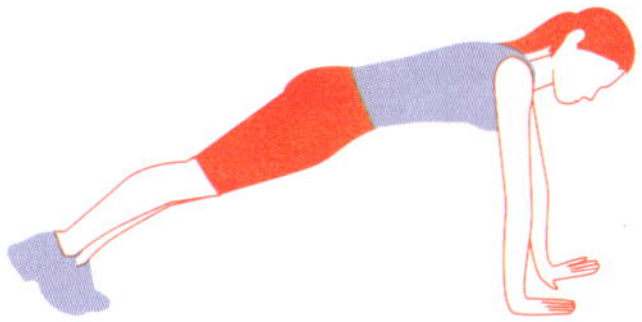

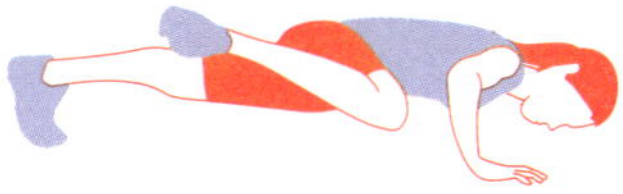

**1** *En position de planche, pliez les bras.*

**2** *Rapprochez le genou du coude.
Remontez et alternez les genoux.*

## ABDOS AVEC UNE JAMBE — 40 s

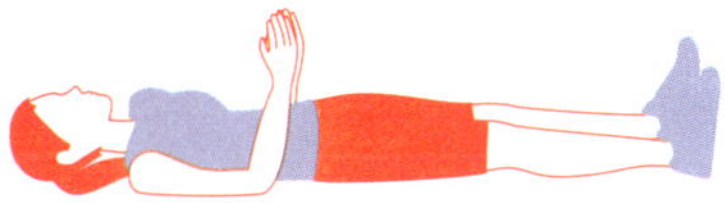

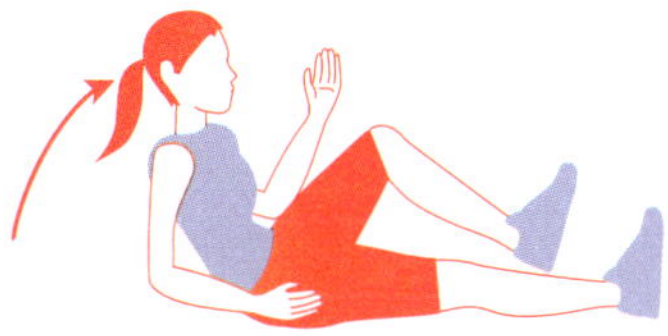

**1** *Allongé au sol, décollez une jambe et le buste.*

**2** *Levez le bras opposé.
Alternez les jambes.*

## RETOUR AU CALME — 30 s par étirement — 2 séries

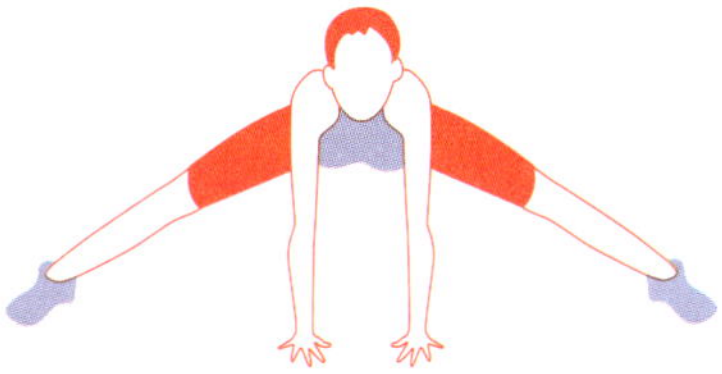

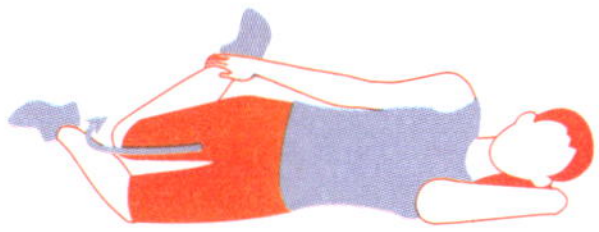

**1 Étirement de la chaîne postérieure**

*Debout, écartez les jambes.
Tendez les bras en avant pour poser les mains au sol.
Poussez les fesses en arrière.*

**2 Étirement des cuisses**

*Allongé sur un côté, poussez le bassin vers l'avant.
Tirez une cuisse en arrière et vers le haut.
Alternez les cuisses.*

# SÉANCE # 04

MUSCLES SOLLICITÉS

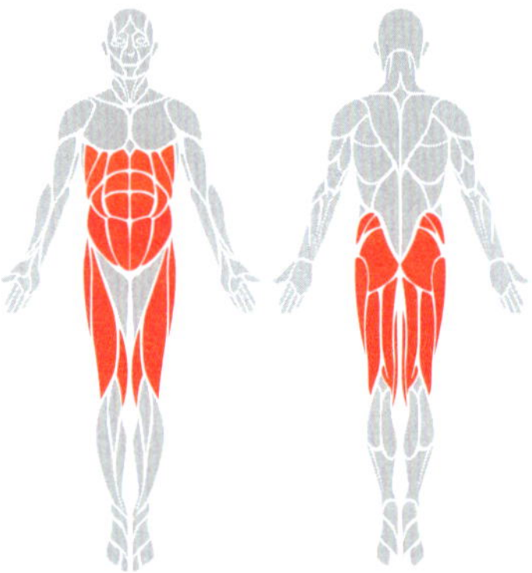

/ Abdominaux
/ Quadriceps

/ Fessiers
/ Ischio-jambiers

| 30 s par exercice | 3 séries | *ÉCHAUFFEMENT* |
| --- | --- | --- |

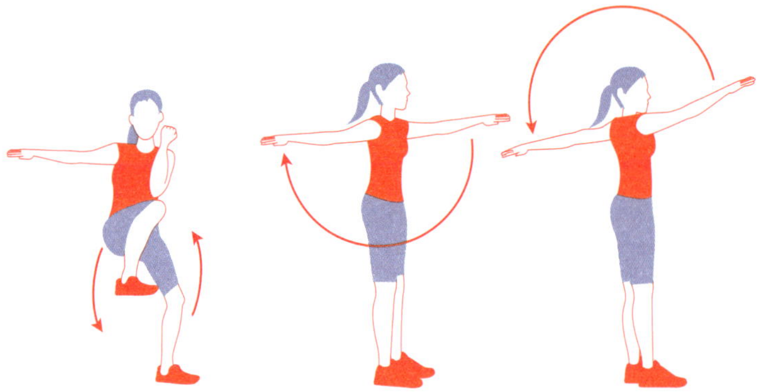

**1** ***Montées de genoux***
*Marchez en montant les genoux vers la poitrine.*

**2** ***Balancement des bras***
*Balancez les bras avec une grande amplitude.*

# ENTRAÎNEMENT

**DURÉE**
40 s
par exercice

**RÉPÉTITIONS**
3 séries

***FENTES JUMP*** — ***40 s***

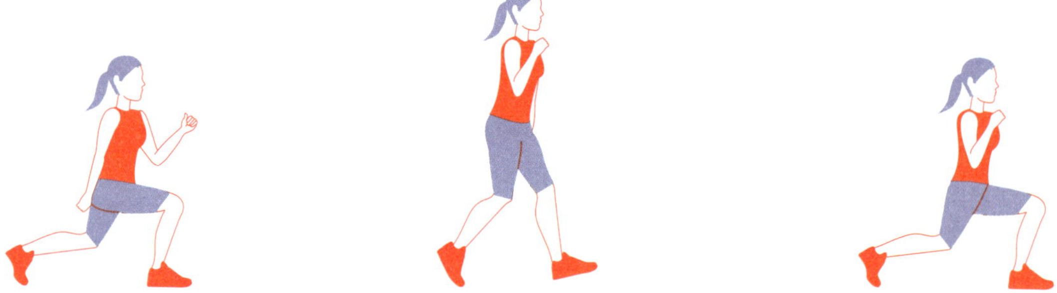

**1** *Placez-vous en fente avant.*

**2** *Par une impulsion et un ciseau des jambes, sautez en hauteur.*

**3** *Alternez la position des jambes.*

## PLANCHE SAUTS ÉCARTÉS — 40 s

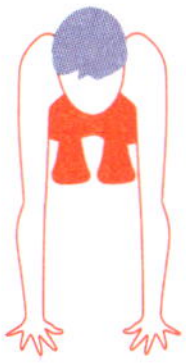

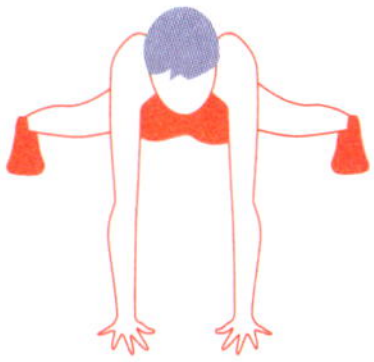

1 En position de planche, alignez le bassin et les épaules.

2 Ouvrez et fermez les jambes tendues en arrière en sautant.

## GAINAGE PLANCHE — 40 s

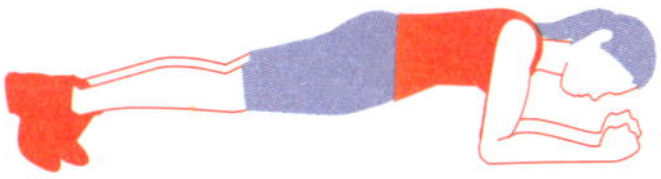

1 En position de planche, bras fléchis et coudes à hauteur des épaules, alignez dos, fesses et tête, en gardant le ventre rentré.

## RETOUR AU CALME — 30 s par étirement — 2 séries

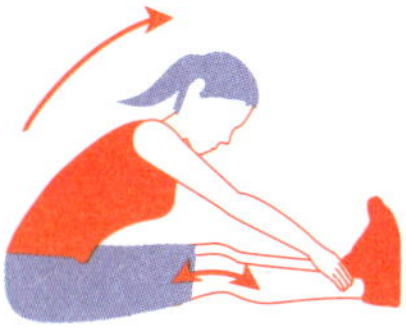

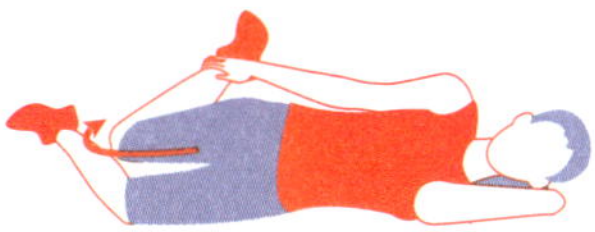

1 **Étirement dos et cuisses**
Assis au sol, fléchissez légèrement les genoux.
Attrapez vos chevilles.
Arrondissez le dos.

2 **Étirement des cuisses**
Allongé sur un côté, poussez le bassin vers l'avant.
Tirez une cuisse en arrière et vers le haut.
Alternez les cuisses.

# SÉANCE # 05

**MATÉRIEL :** *une chaise.*

MUSCLES SOLLICITÉS

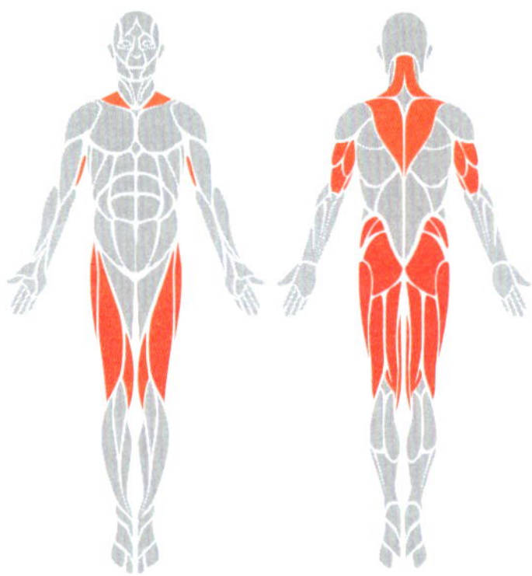

/ Quadriceps
/ Trapèzes
/ Fessiers
/ Ischio-jambiers
/ Triceps

| 30 s par exercice | 3 séries | *ÉCHAUFFEMENT* |
|---|---|---|

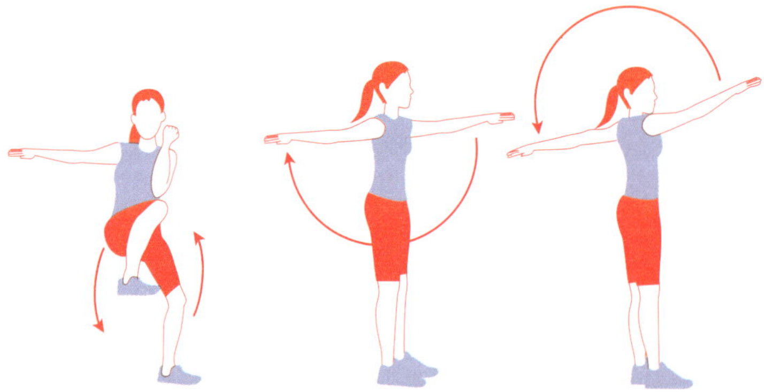

**1 *Montées de genoux***
*Marchez en montant les genoux vers la poitrine.*

**2 *Balancement des bras***
*Balancez les bras avec une grande amplitude.*

# ENTRAÎNEMENT

**DURÉE**
40 s
par exercice

**RÉPÉTITIONS**
3 séries

***SKIPPING*** — ***40 s***

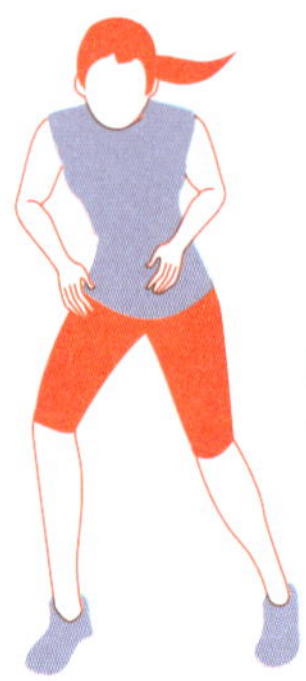

**1** *Sans vous arrêtez, courez très vite sur place.*

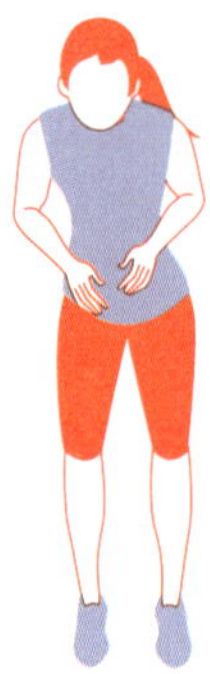

**2** *Effectuez un maximum de petites foulées.*

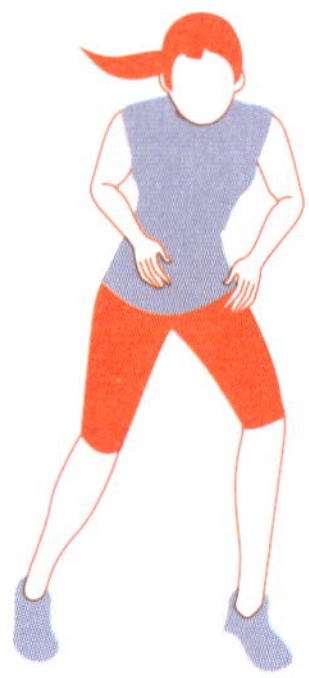

**3** *Écartez et refermez les jambes.*

## FENTE UN PIED SUR UNE CHAISE — 20 s de chaque côté

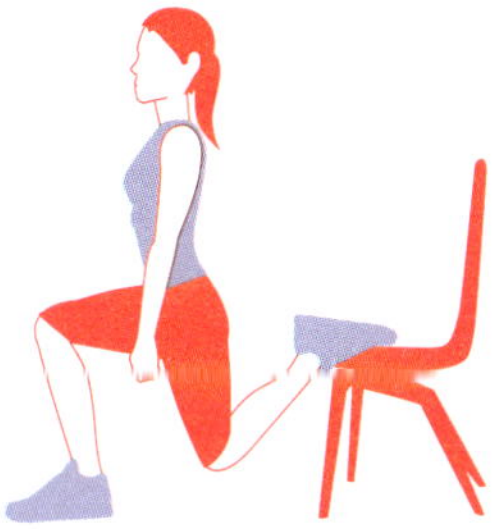

**1** *En fente avant, portez le poids du corps sur le talon de la jambe avant.*
*Le pied arrière en appui sur la chaise, descendez et montez en restant en fente.*

## RENFORCEMENT DOS ET BRAS — 40 s

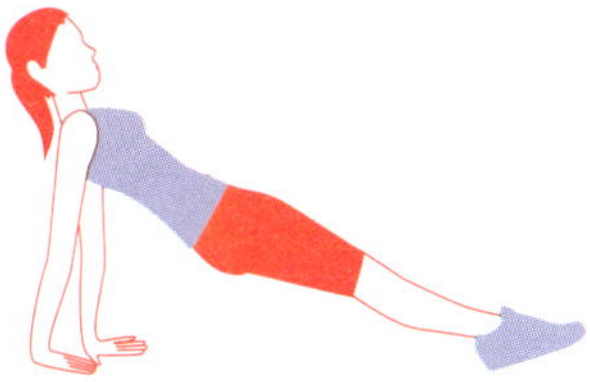

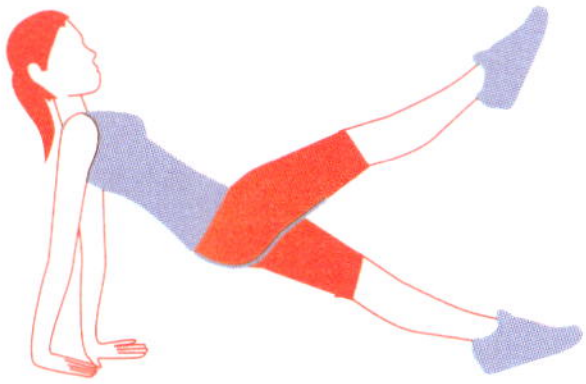

**1** *Allongez-vous sur le dos, bras tendus en arrière.*

**2** *Montez le bassin en gardant les jambes tendues. Levez une jambe, puis l'autre.*

## RETOUR AU CALME — 30 s par étirement — 2 séries

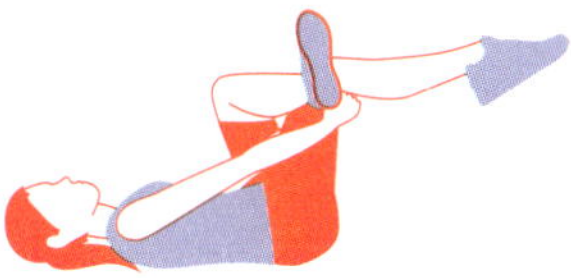

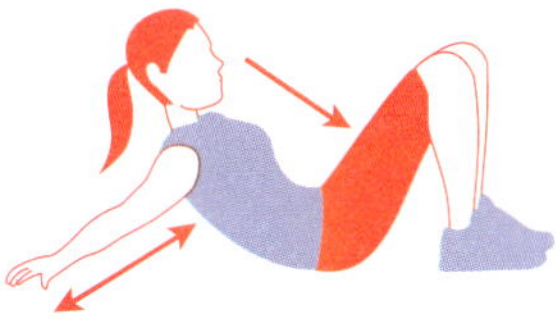

**1** ***Étirement des fessiers***
*Allongé sur le dos, fléchissez la cuisse droite.*
*Posez dessus le pied gauche.*
*Attrapez l'arrière de la cuisse droite et tirez vers vous.*
*Alternez les cuisses.*

**2** ***Étirement des épaules***
*Assis au sol, ouvrez bien la poitrine.*
*Allongez les bras loin derrière.*

# SÉANCE # 06

MUSCLES SOLLICITÉS

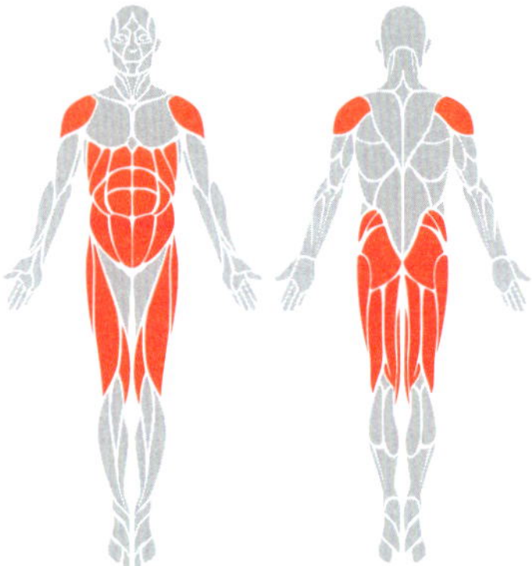

/ Abdominaux
/ Deltoïdes
/ Quadriceps
/ Fessiers
/ Ischio-jambiers

30 s par exercice | 3 séries | ÉCHAUFFEMENT

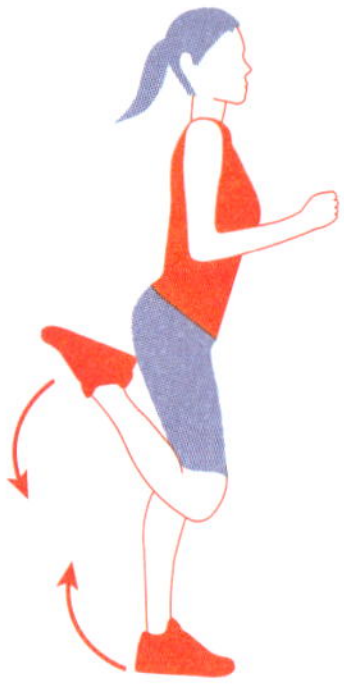

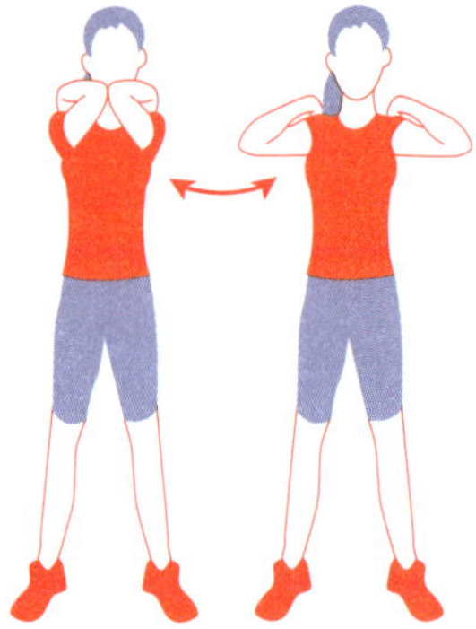

**1 Talons-fesses**
*Marchez rapidement en ramenant les talons contre les fesses.*

**2 Enroulement des épaules**
*Enroulez les épaules d'avant en arrière et inversement.*

# ENTRAÎNEMENT

**DURÉE**
40 s
par exercice

**RÉPÉTITIONS**
3 séries

BURPEES | 40 s

*1 Accroupissez-vous, paumes des mains au sol.*

*2 Lancez les jambes en arrière.*

*3 Revenez en position accroupie.*

*4 Redressez-vous en sautant, bras en l'air.*

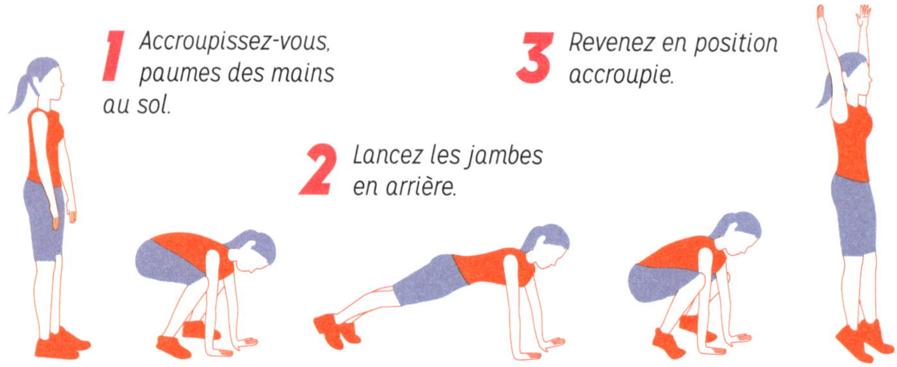

## BASCULE PLANCHE — 40 s

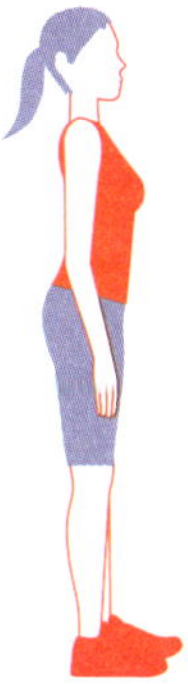

**1** Debout, basculez vers l'avant, la jambe d'appui légèrement fléchie.

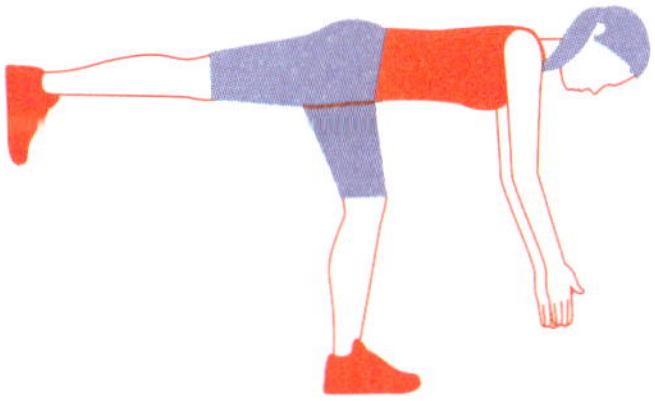

**2** Remontez le buste, tendez les bras vers le bas.

## GAINAGE SUPERMAN — 40 s

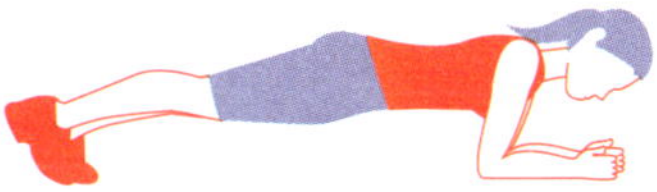

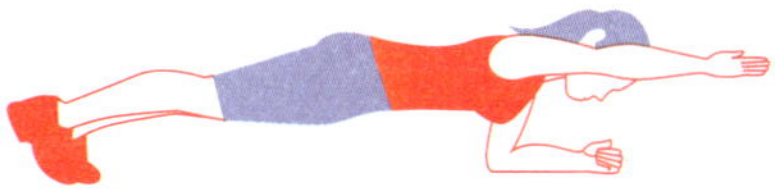

**1** Placez-vous en position de planche sur les coudes.

**2** Alternativement, étirez les bras vers l'avant.

## RETOUR AU CALME — 30 s par étirement — 2 séries

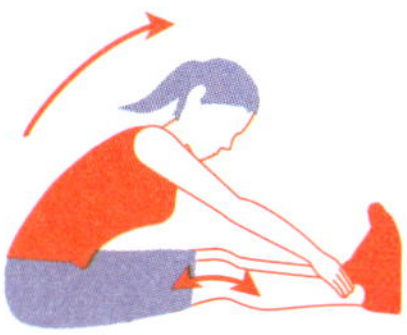

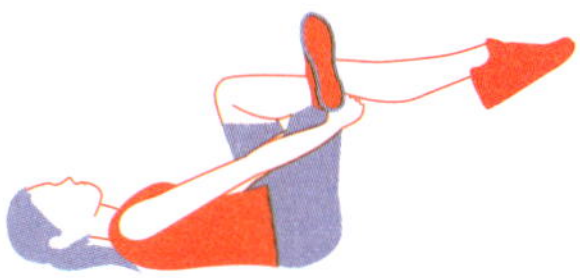

**1** ***Étirement dos et cuisses***
*Assis au sol, fléchissez légèrement les genoux.*
*Attrapez vos chevilles.*
*Arrondissez le dos.*

**2** ***Étirement des fessiers***
*Allongé sur le dos, fléchissez la cuisse droite.*
*Posez dessus le pied gauche.*
*Attrapez l'arrière de la cuisse droite et tirez vers vous.*
*Alternez les cuisses.*

# SÉANCE # 07

MUSCLES SOLLICITÉS

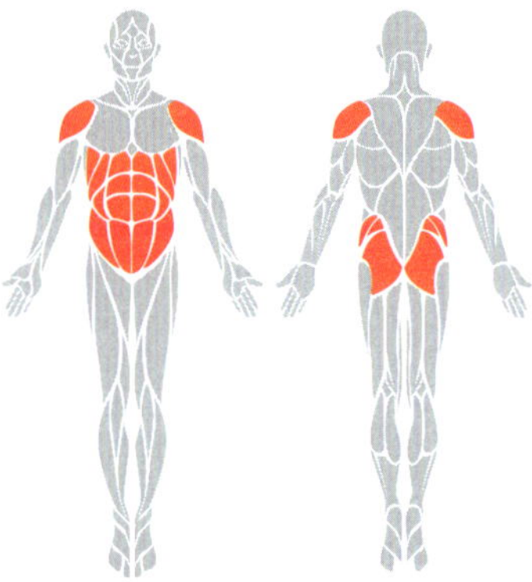

/ Abdominaux
/ Deltoïdes
/ Fessiers

| 30 s par exercice | 3 séries | ÉCHAUFFEMENT |
|---|---|---|

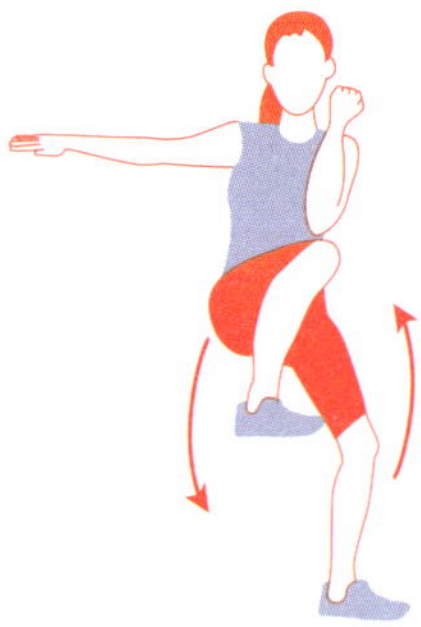

**1 Montées de genoux**
*Marchez en montant les genoux vers la poitrine.*

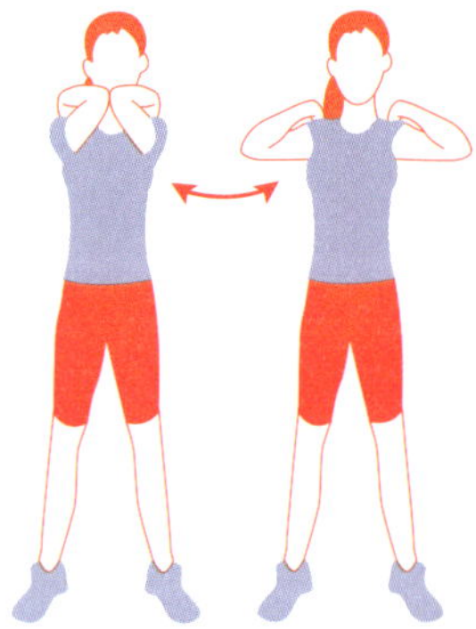

**2 Enroulement des épaules**
*Enroulez les épaules d'avant en arrière et inversement.*

# ENTRAÎNEMENT

**DURÉE**
40 s
par exercice

**RÉPÉTITIONS**
3 séries

## SQUAT KICK — 40 s

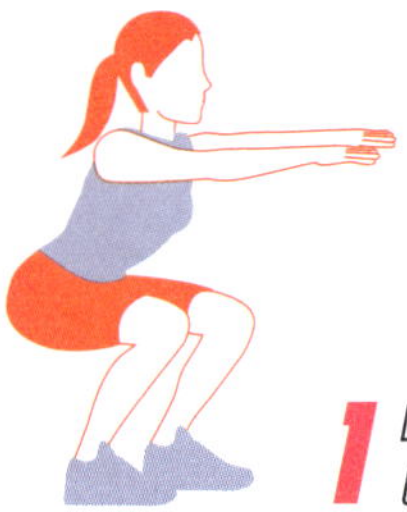

1 *Debout, fléchissez les jambes.*

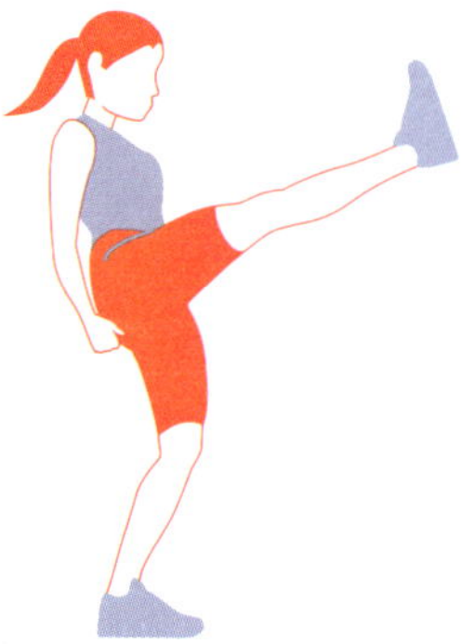

2 *En remontant, tendez une jambe devant, en fléchissant légèrement la jambe d'appui. Alternez les jambes.*

**FENTES LATÉRALES** — **40 s**

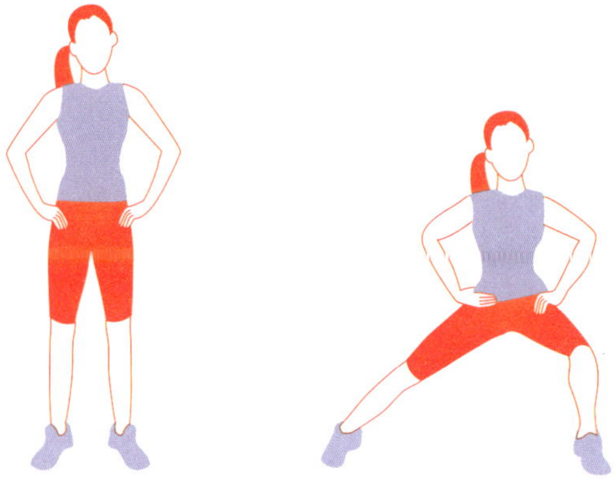

**1** Debout, pieds écartés, ouvrez une jambe sur le côté et fléchissez-la.

**2** Gardez étendue la jambe opposée. Alternez les jambes.

**GAINAGE TWIST** — **20 s de chaque côté**

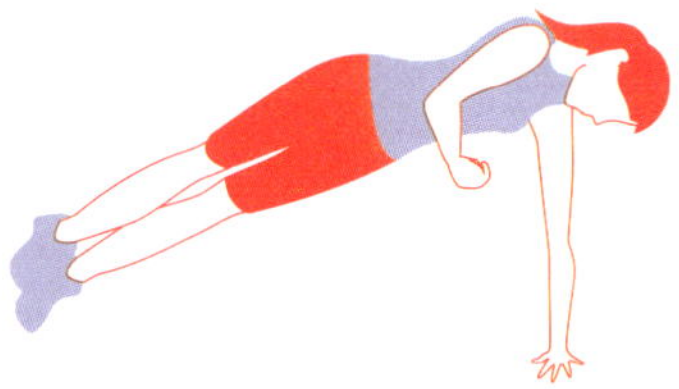

**1** En position de gainage latéral, tournez un bras vers l'intérieur.

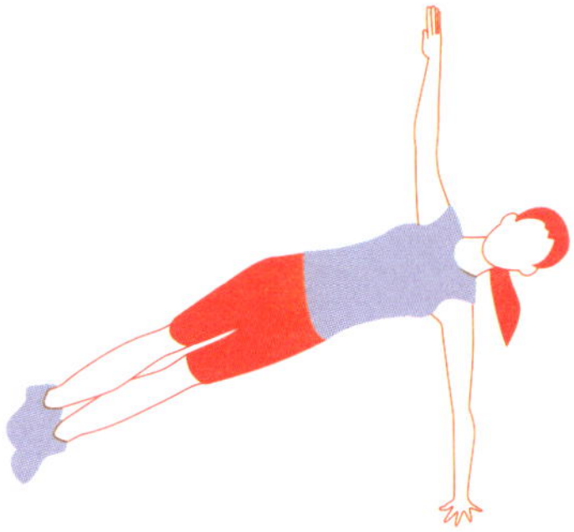

**2** Ouvrez-le en l'étirant vers le haut.

**RETOUR AU CALME** — **30 s par étirement** — **2 séries**

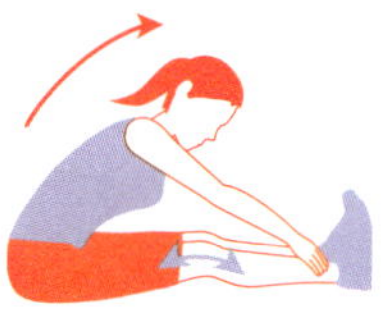

**1** ***Étirement dos et cuisses***
*Assis au sol, fléchissez légèrement les genoux.*
*Attrapez vos chevilles.*
*Arrondissez le dos.*

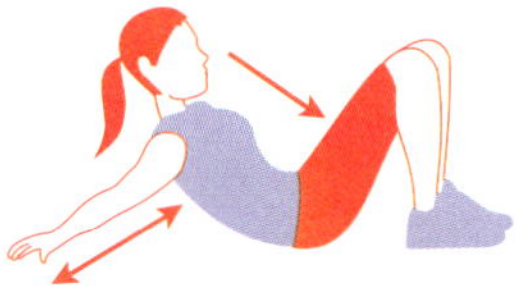

**2** ***Étirement des épaules***
*Assis au sol, ouvrez bien la poitrine.*
*Allongez les bras loin derrière.*

# SÉANCE #08

MUSCLES SOLLICITÉS

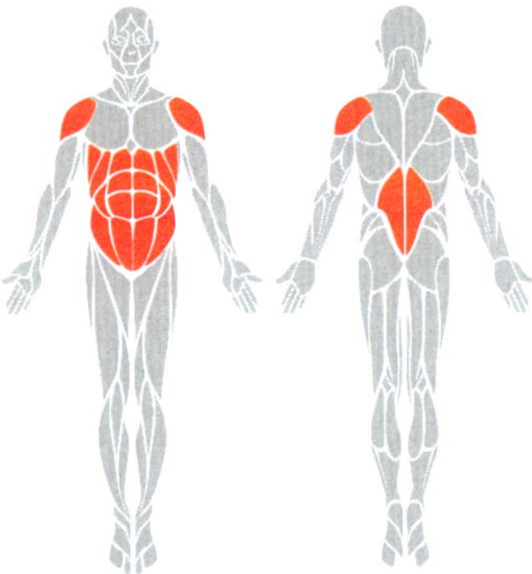

/ Abdominaux
/ Deltoïdes

/ Lombaires

| 30 s par exercice | 3 séries | *ÉCHAUFFEMENT* |
|---|---|---|

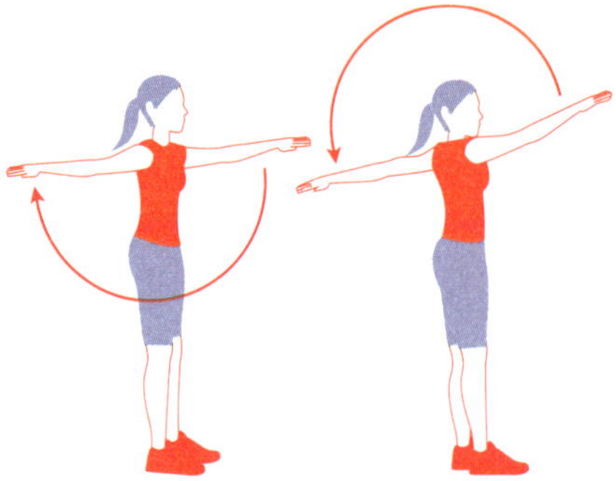

**1 *Balancement des bras***
*Balancez les bras avec une grande amplitude.*

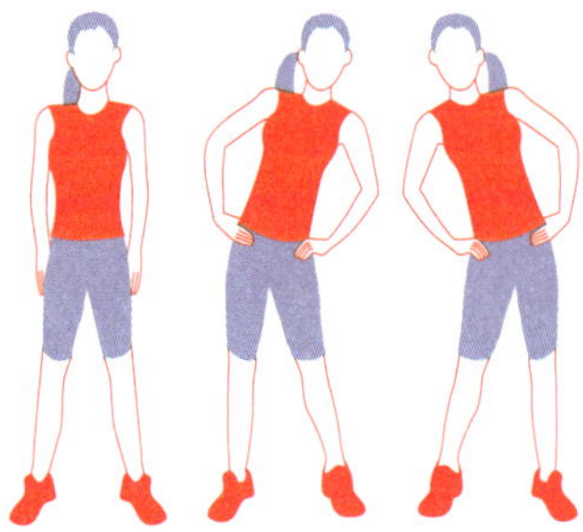

**2 *Mobilisation du bassin***
*Debout, jambes fixes. Rotation du bassin de droite à gauche, puis inversez.*

# ENTRAÎNEMENT

**DURÉE**
40 s
par exercice

**RÉPÉTITIONS**
3 séries

## *MOUNTAIN CLIMBER* — *40 s*

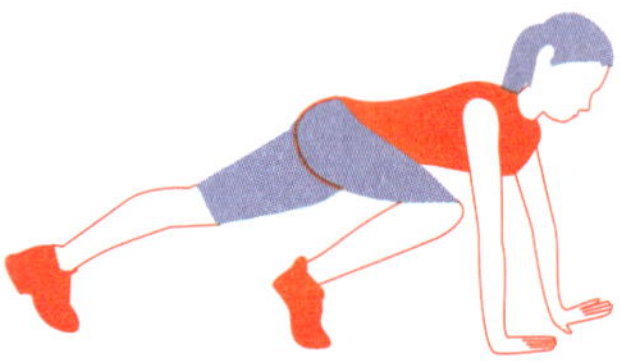

**1** *En position de planche, effectuez des montées de genoux alternées.*

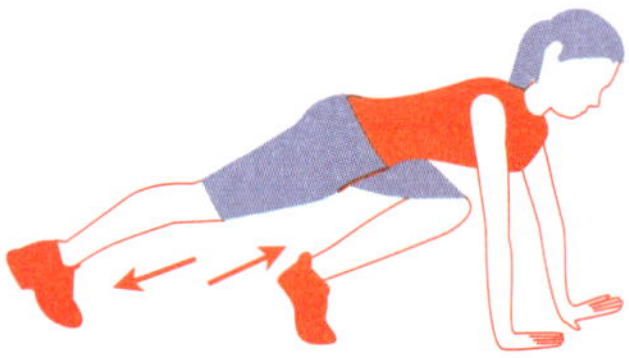

**2** *Conservez tête, dos et jambes alignés.*

## LOMBAIRES SUPERMAN — 40 s

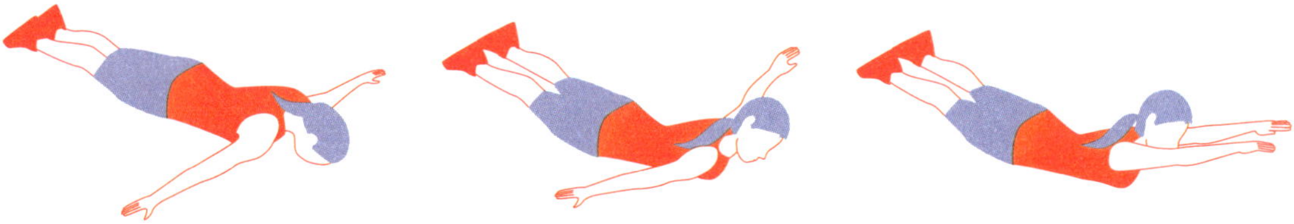

**1** Allongez-vous sur le ventre, bras en croix.

**2** Décollez les jambes et les bras.

**3** Tendez les bras en avant et revenez à la position initiale.

## CRUNCH INVERSÉ — 40 s

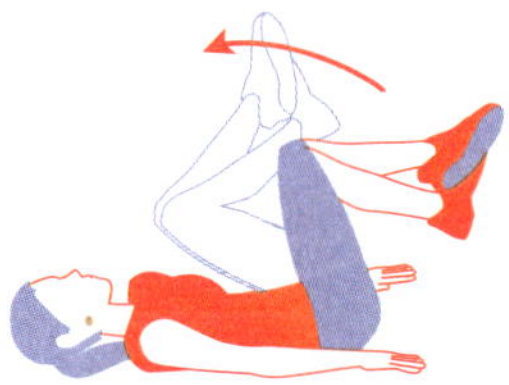

**1** Allongez-vous sur le dos, relevez les jambes à l'équerre, la tête et les épaules décollées du sol.
Enroulez les genoux sur la poitrine, en soulevant le bassin.
Entre chaque montée, ne posez pas les pieds au sol.

## RETOUR AU CALME — 30 s par étirement — 2 séries

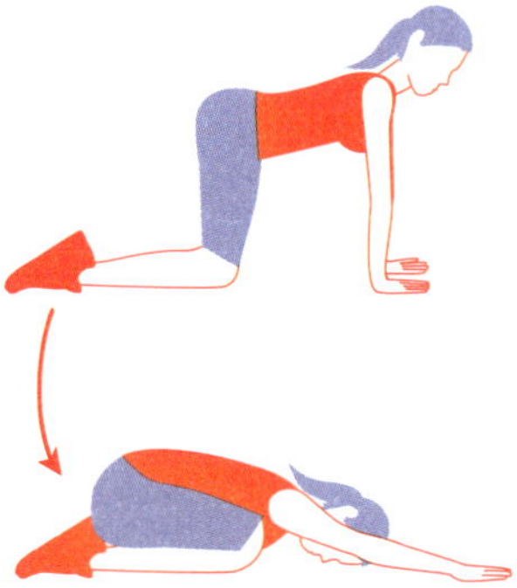

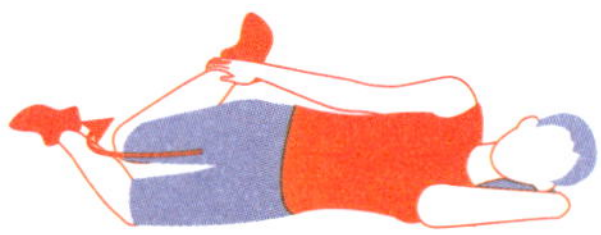

**1 Étirement du dos**
À genoux, reculez les fesses.
Posez-les sur les talons.
Allongez les bras loin devant.

**2 Étirement des cuisses**
Allongé sur un côté, poussez le bassin vers l'avant.
Tirez une cuisse en arrière et vers le haut.
Alternez les cuisses.

# SÉANCE #09

MUSCLES SOLLICITÉS

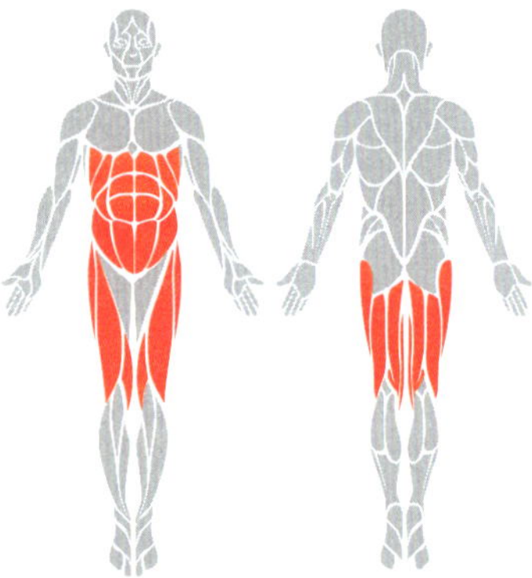

/ Abdominaux
/ Quadriceps

/ Ischio-jambiers

| 30 s par exercice | 3 séries | *ÉCHAUFFEMENT* |
| --- | --- | --- |

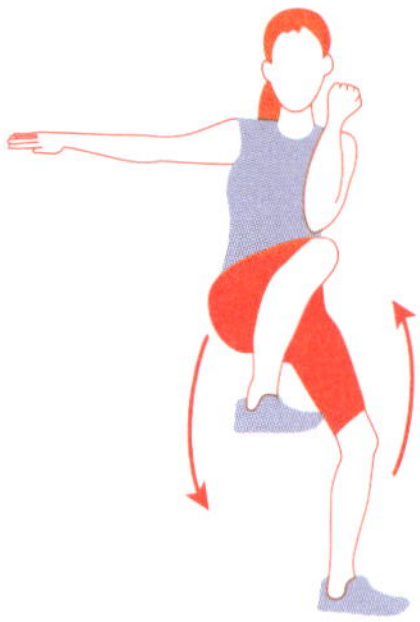

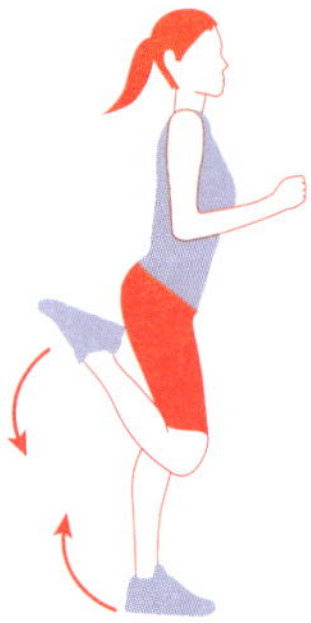

**1** ***Montées de genoux***
*Marchez en montant les genoux vers la poitrine.*

**2** ***Talons-fesses***
*Marchez rapidement en ramenant les talons contre les fesses.*

# ENTRAÎNEMENT

**DURÉE**
40 s
par exercice

**RÉPÉTITIONS**
3 séries

## *SQUAT ÉCART* — *40 s*

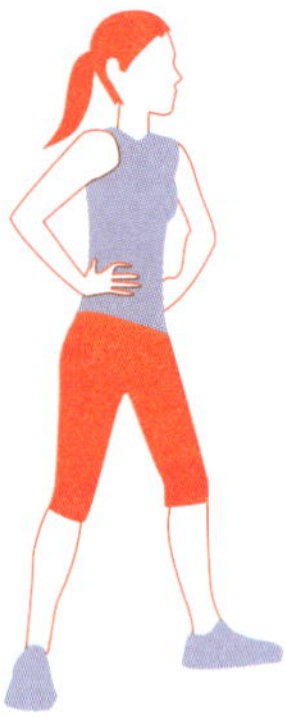

**1** *Debout, écartez les pieds, pointes légèrement vers l'extérieur.*

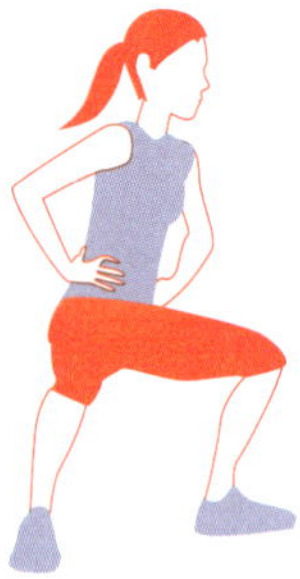

**2** *Mains posées sur la taille, effectuez des flexions/extensions.*

## FLEXION LATÉRALE | 40 s

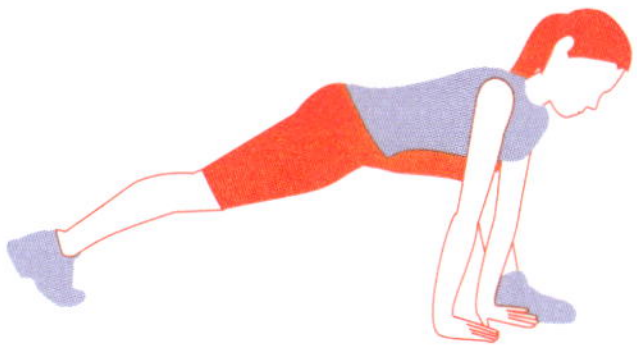

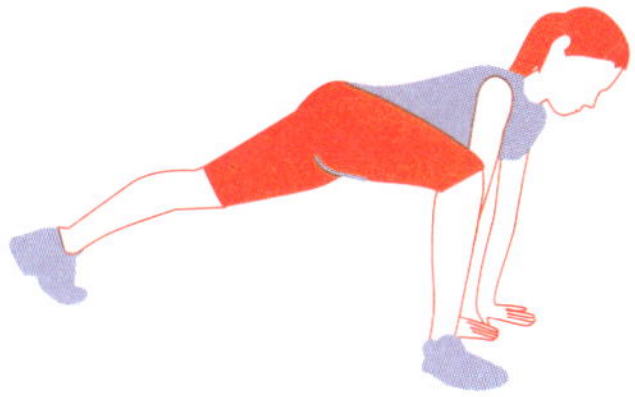

**1** En position de planche, ramenez un genou sous l'épaule, pied avant légèrement tourné vers l'extérieur.

**2** Alternez les jambes.

## GAINAGE TWIST | 40 s

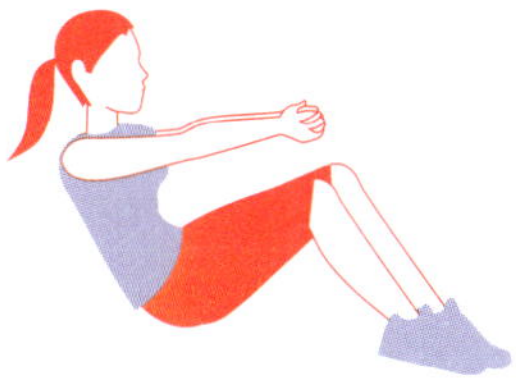

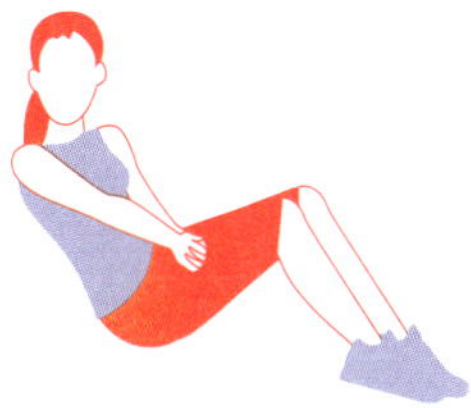

**1** Asseyez-vous, genoux fléchis et pieds à plat au sol. Tendez les bras, doigts croisés, et décollez le buste.

**2** Tournez le buste de gauche à droite.

## RETOUR AU CALME | 30 s par étirement | 2 séries

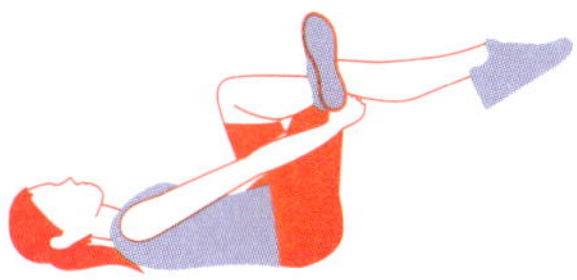

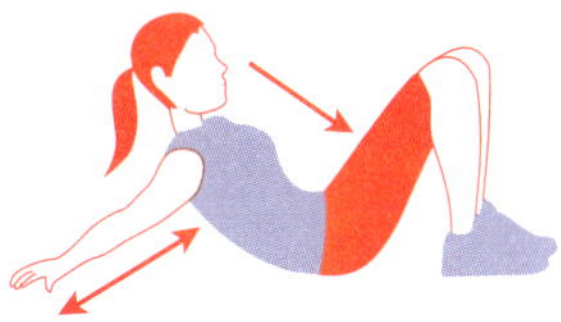

**1** **Étirement des fessiers**
Allongé sur le dos, fléchissez la cuisse droite.
Posez dessus le pied gauche.
Attrapez l'arrière de la cuisse droite et tirez vers vous.
Alternez les cuisses.

**2** **Étirement des épaules**
Assis au sol, ouvrez bien la poitrine.
Allongez les bras loin derrière.

# SÉANCE #10

**MATÉRIEL :** *une chaise.*

MUSCLES SOLLICITÉS

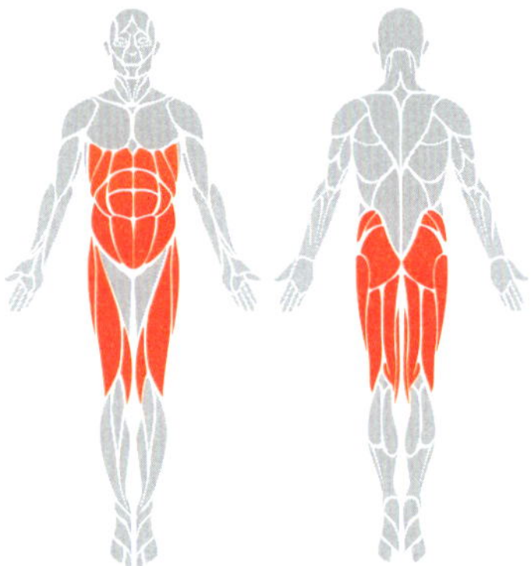

/ Abdominaux
/ Quadriceps
/ Fessiers
/ Ischio-jambiers

30 s par exercice | 3 séries | *ÉCHAUFFEMENT*

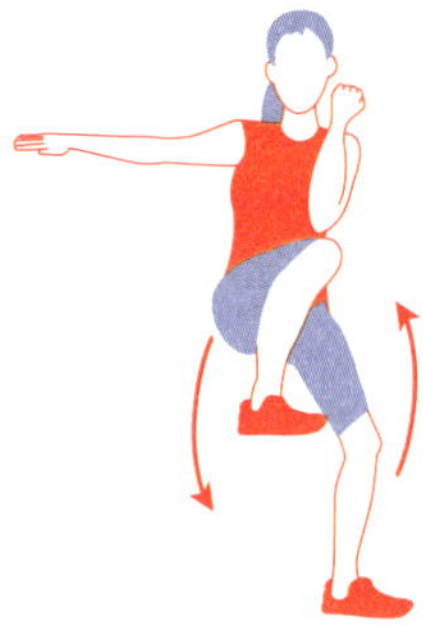

**1** ***Montées de genoux***
*Marchez en montant les genoux vers la poitrine.*

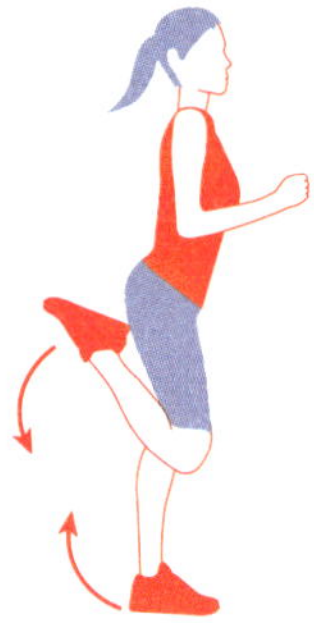

**2** ***Talons-fesses***
*Marchez rapidement en ramenant les talons contre les fesses.*

# ENTRAÎNEMENT

**DURÉE**
40 s
par exercice

**RÉPÉTITIONS**
3 séries

*SQUAT JUMP* | *40 s*

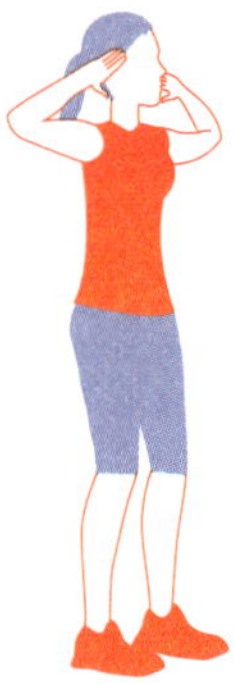

**1** *Debout, levez les bras à hauteur des épaules et les mains de chaque côté du visage.*

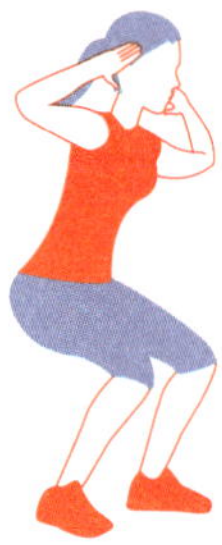

**2** *Fléchissez les genoux.*

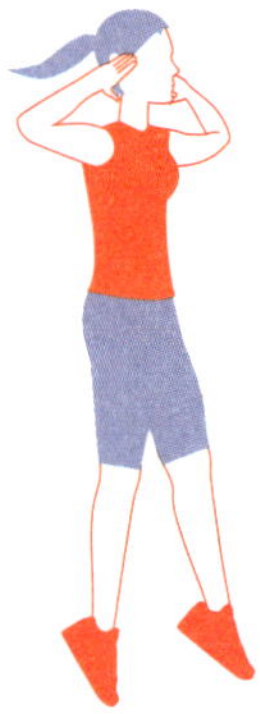

**3** *En extension, redressez-vous et sautez jambes tendues.*

## JAMBE TENDUE SUR UNE CHAISE — 40 s

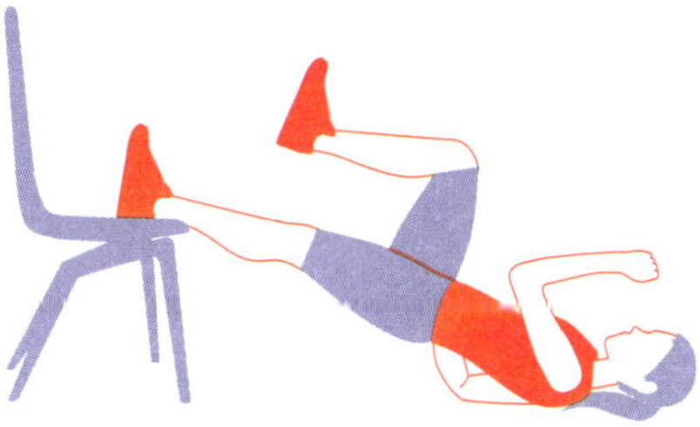

**1** En position allongée, tendez une jambe et posez le pied sur une chaise.
Levez l'autre jambe à l'équerre.

**2** Montez et descendez le bassin et le bas du dos.

## CRUNCH JAMBES SUR UNE CHAISE — 40 s

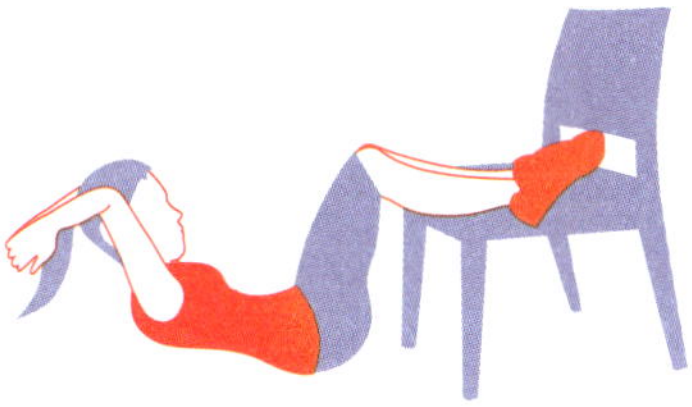

**1** En position allongée, posez les deux jambes sur une chaise, à 90°.

**2** Les mains croisées derrière la tête, redressez le buste en enroulant les abdominaux.
Puis redescendez sans poser le haut du dos sur le sol.

## RETOUR AU CALME — 30 s par étirement — 2 séries

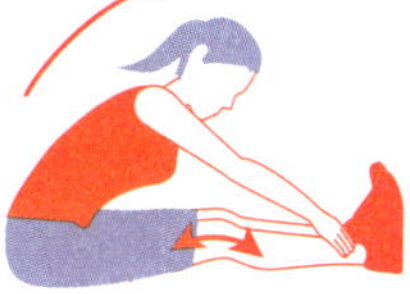

**1 Étirement dos et cuisses**
Assis au sol, fléchissez légèrement les genoux.
Attrapez vos chevilles.
Arrondissez le dos.

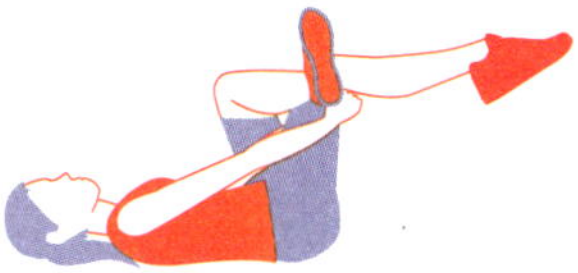

**2 Étirement des fessiers**
Allongé sur le dos, fléchissez la cuisse droite.
Posez dessus le pied gauche.
Attrapez l'arrière de la cuisse droite et tirez vers vous.
Alternez les cuisses.

# SÉANCE #11

MUSCLES SOLLICITÉS

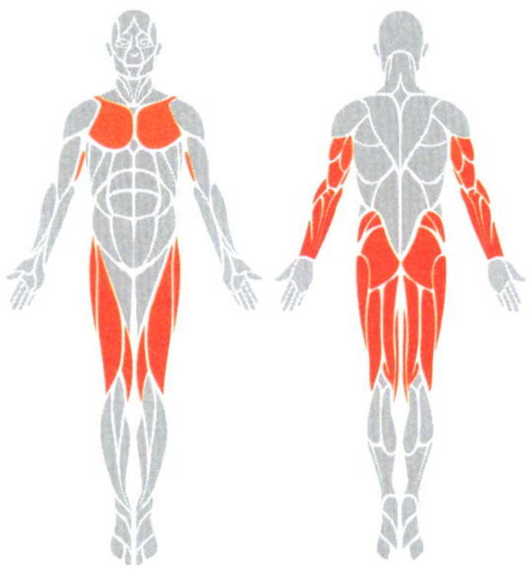

/ Pectoraux
/ Quadriceps

/ Fessiers
/ Ischio-jambiers
/ Triceps

| 30 s par exercice | 3 séries | *ÉCHAUFFEMENT* |
| --- | --- | --- |

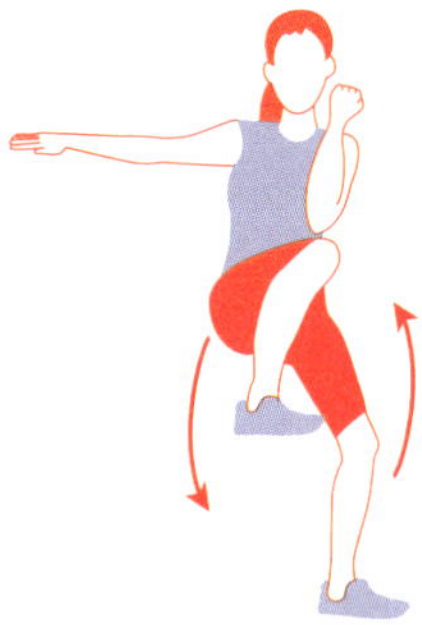

1 **Montées de genoux**
*Marchez en montant les genoux vers la poitrine.*

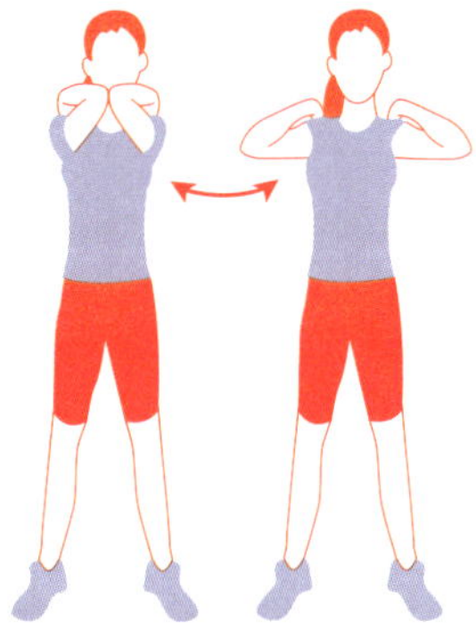

2 **Enroulement des épaules**
*Enroulez les épaules d'avant en arrière et inversement.*

# ENTRAÎNEMENT

**DURÉE**
40 s
par exercice

**RÉPÉTITIONS**
3 séries

## *COURSE TALONS-FESSES SUR PLACE* — *40 s*

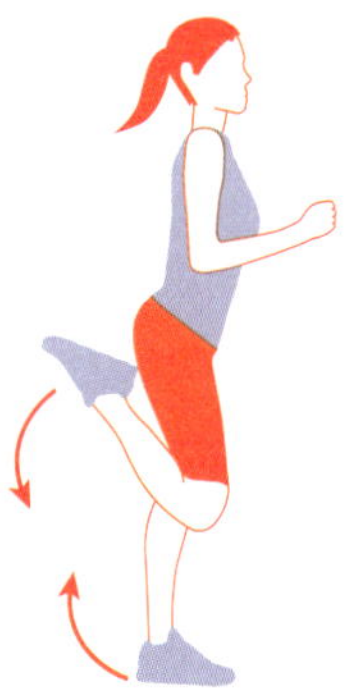

1 *Courez sur place en ramenant les talons contre les fesses.*

## FENTE ARRIÈRE ET FENTE AVANT — 40 s

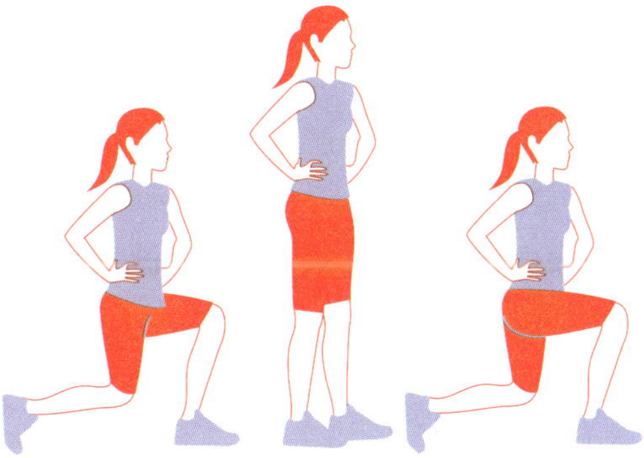

**1** Mains à la taille, placez-vous en fente avant. Fléchissez le genou jusqu'au sol.

**2** Relevez-vous et recommencez en inversant les jambes.

## POMPES À GENOUX — 40 s

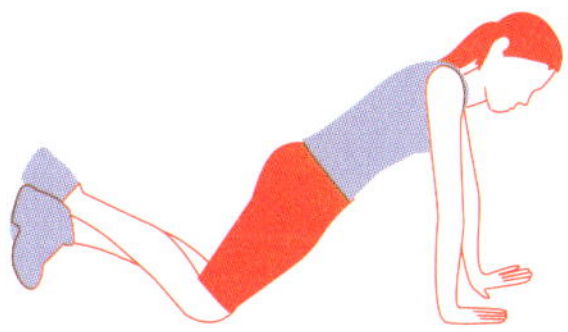

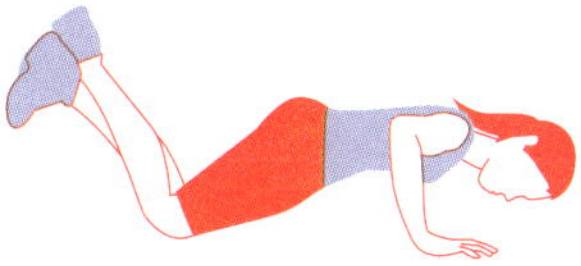

**1** En quadrupédie, avancez vos mains à hauteur de poitrine.
En appui sur les genoux, fléchissez les bras.

**2** Descendez le buste jusqu'à toucher le sol avec le ventre et la poitrine.
Remontez en tendant les bras.

## RETOUR AU CALME — 30 s par étirement — 2 séries

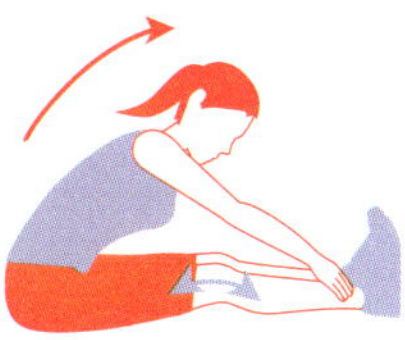

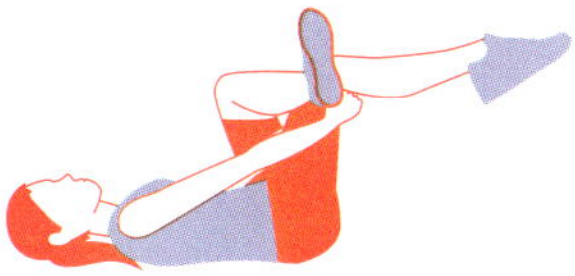

**1 Étirement dos et cuisses**
Assis au sol, fléchissez légèrement les genoux.
Attrapez vos chevilles.
Arrondissez le dos.

**2 Étirement des fessiers**
Allongé sur le dos, fléchissez la cuisse droite.
Posez dessus le pied gauche.
Attrapez l'arrière de la cuisse droite et tirez vers vous.
Alternez les cuisses.

# SÉANCE #12

**MATÉRIEL :** *un coussin ou un marchepied.*

MUSCLES SOLLICITÉS

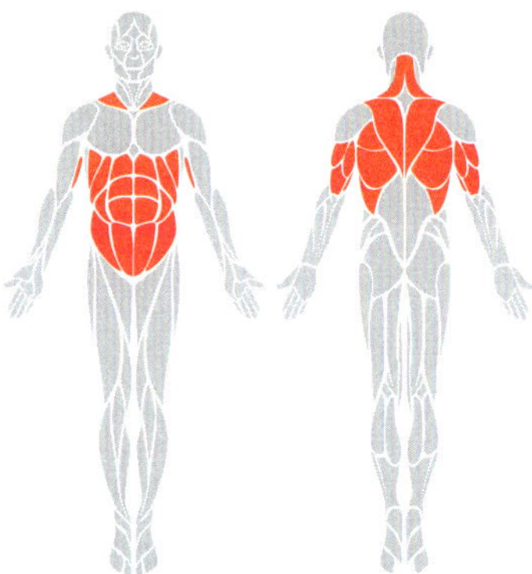

/ Abdominaux
/ Trapèzes
/ Grand dorsal
/ Triceps

30 s par exercice | 3 séries | *ÉCHAUFFEMENT*

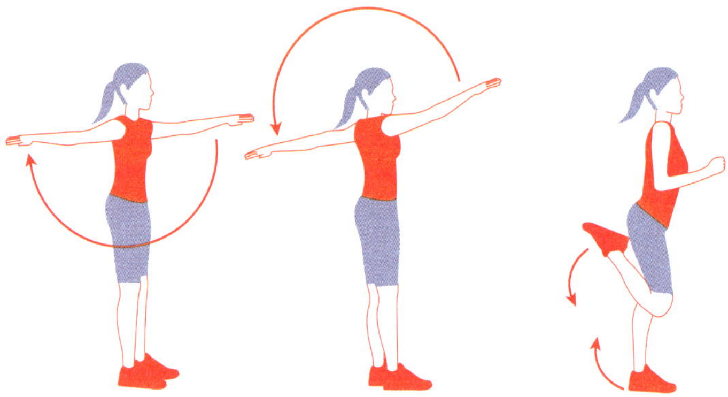

**1 *Balancement des bras***
*Balancez les bras avec une grande amplitude.*

**2 *Talons-fesses***
*Marchez rapidement en ramenant les talons contre les fesses.*

# ENTRAÎNEMENT

**DURÉE**
40 s
par exercice

**RÉPÉTITIONS**
3 séries

*JUMPING JACK PLANCHE* | *40 s*

**1** *Placez-vous en position de planche.*

**2** *En sautant, ramenez les genoux fléchis près de la poitrine. Sautez les deux jambes en arrière pour revenir en position initiale.*

## DIPS ASSIS — 40 s

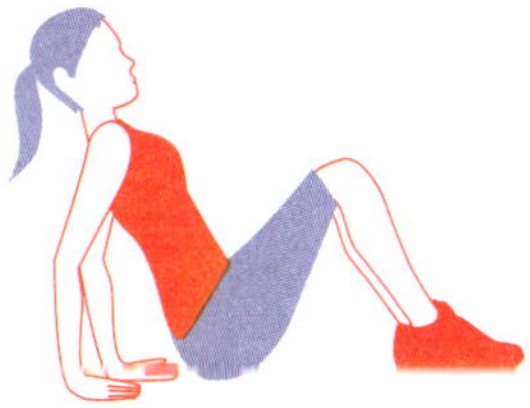

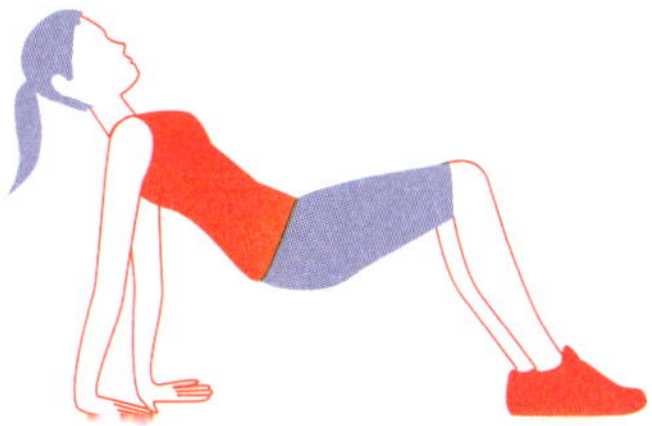

**1** En position assise et genoux relevés, fléchissez les bras en arrière, mains à plat au sol.

**2** Décollez le bassin en tendant les bras. Descendez et remontez sans que le bassin touche le sol.

## ABDOS SIT-UP — 40 s

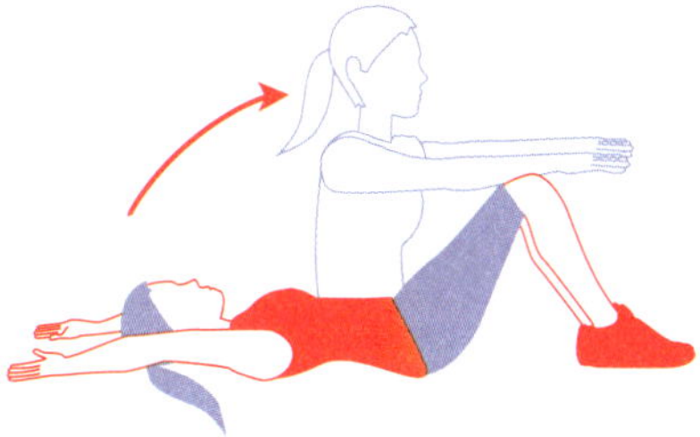

**1** Asseyez-vous, pieds serrés et genoux écartés. Étendez les bras devant vous.

**2** Descendez et remontez le buste.

## RETOUR AU CALME — 30 s par étirement — 2 séries

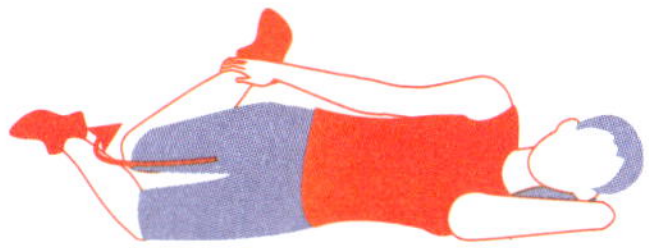

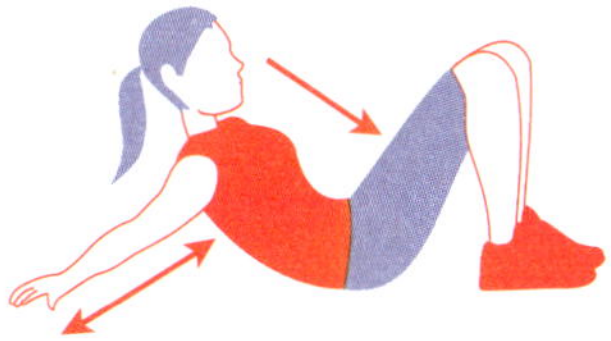

**1 Étirement des cuisses**
Allongé sur un côté, poussez le bassin vers l'avant.
Tirez une cuisse en arrière et vers le haut.
Alternez les cuisses.

**2 Étirement des épaules**
Assis au sol, ouvrez bien la poitrine.
Allongez les bras loin derrière.

# SÉANCE #13

***MATÉRIEL :*** *une chaise.*

MUSCLES SOLLICITÉS

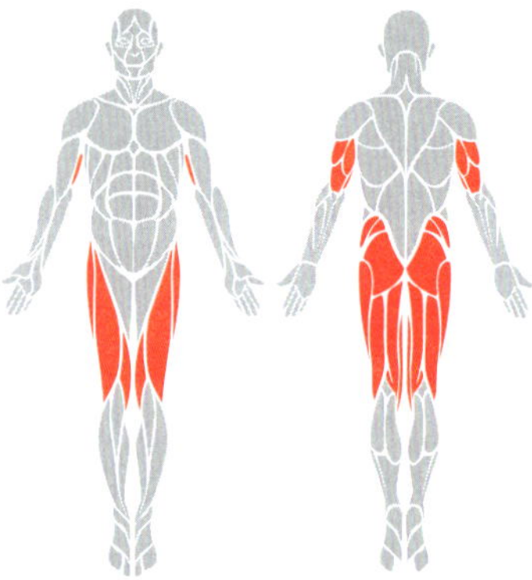

/ Quadriceps

/ Fessiers
/ Ischio-jambiers
/ Triceps

| 30 s par exercice | 3 séries | *ÉCHAUFFEMENT* |
| --- | --- | --- |

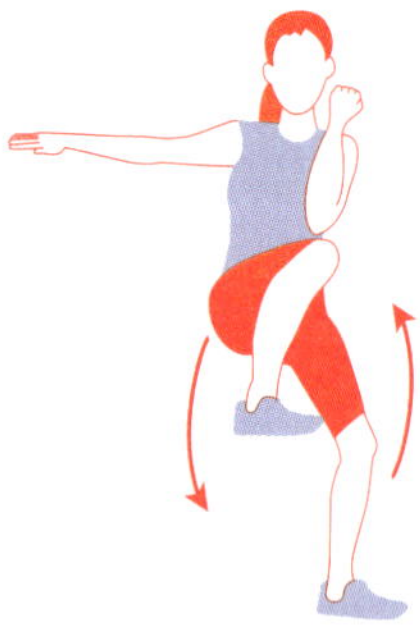

**1 *Montées de genoux***
*Marchez en montant les genoux vers la poitrine.*

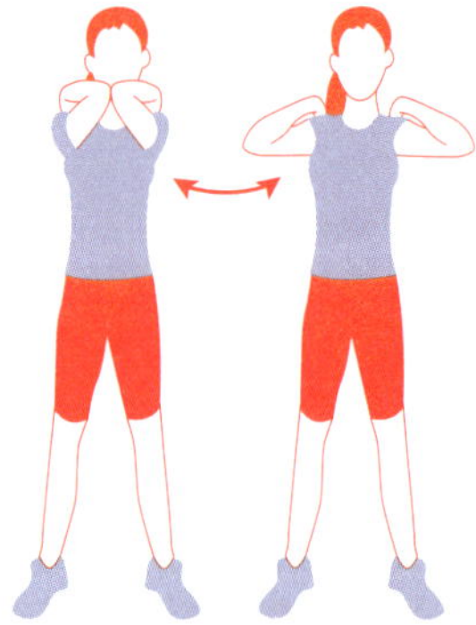

**2 *Enroulement des épaules***
*Enroulez les épaules d'avant en arrière et inversement.*

# ENTRAÎNEMENT

***DURÉE***
40 s
par exercice

***RÉPÉTITIONS***
3 séries

***JUMPS GAUCHE / DROITE*** — ***40 s***

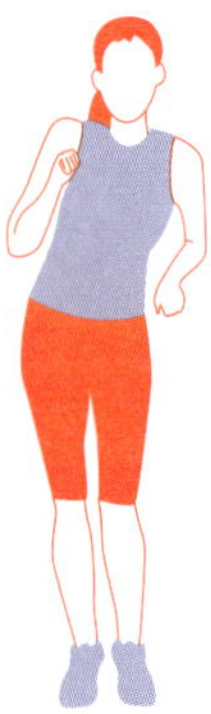

**1** *Sautez de gauche à droite.*

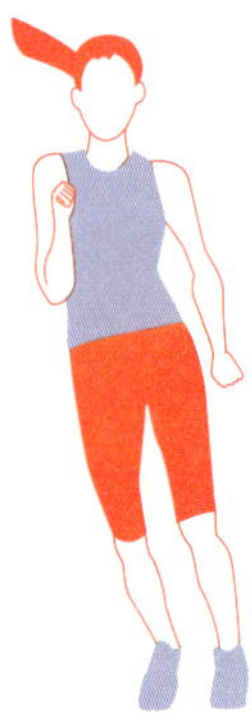

**2** *Allez chercher loin sur le côté.*

## FENTE UN PIED SUR UNE CHAISE — 20 s de chaque côté

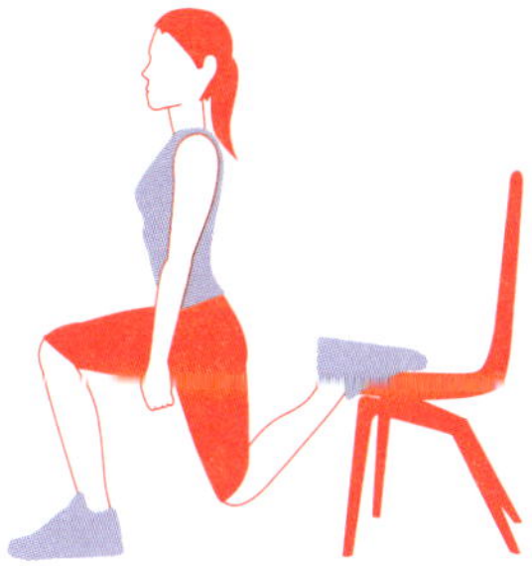

**1** En fente avant, portez le poids du corps sur le talon. Le pied arrière en appui sur la chaise, descendez et montez en restant en fente

## DIPS CHAISE — 40 s

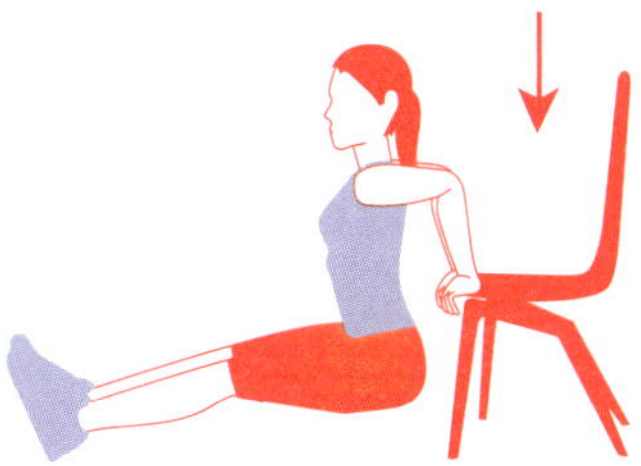

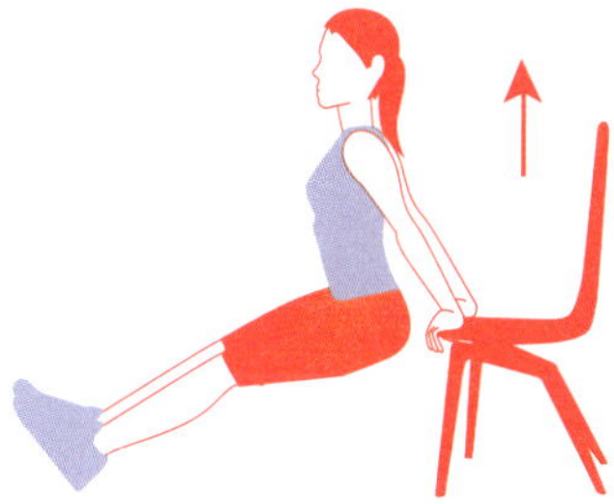

**1** Asseyez-vous dos à la chaise, jambes allongées. Vos bras sont en appui, coudes fléchis, sur la chaise.

**2** Par des flexions/extensions des bras, décollez le bassin.

## RETOUR AU CALME — 30 s par étirement — 2 séries

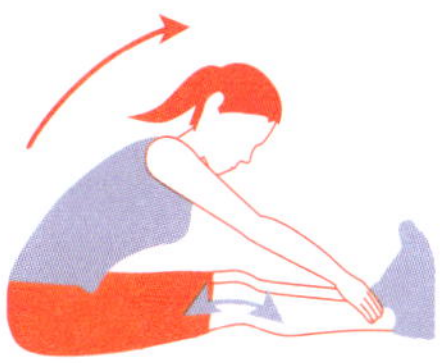

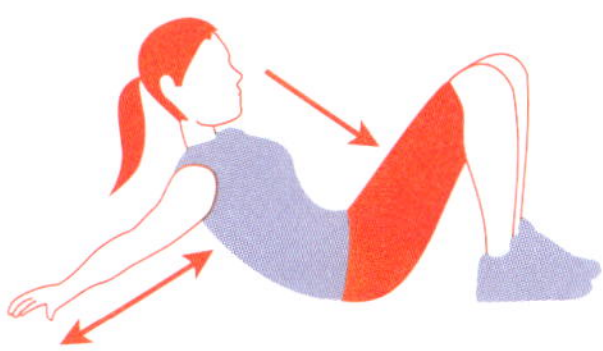

**1** **Étirement dos et cuisses**
Assis au sol, fléchissez légèrement les genoux.
Attrapez vos chevilles.
Arrondissez le dos.

**2** **Étirement des épaules**
Assis au sol, ouvrez bien la poitrine.
Allongez les bras loin derrière.

# SÉANCE #14

MUSCLES SOLLICITÉS

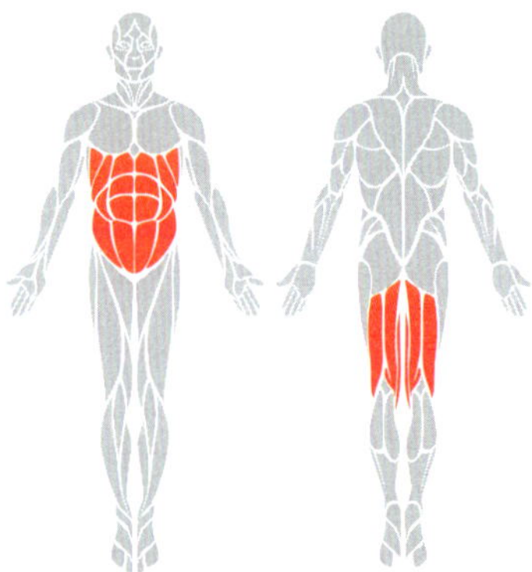

/ Abdominaux / Ischio-jambiers

| 30 s par exercice | 3 séries | ÉCHAUFFEMENT |
|---|---|---|

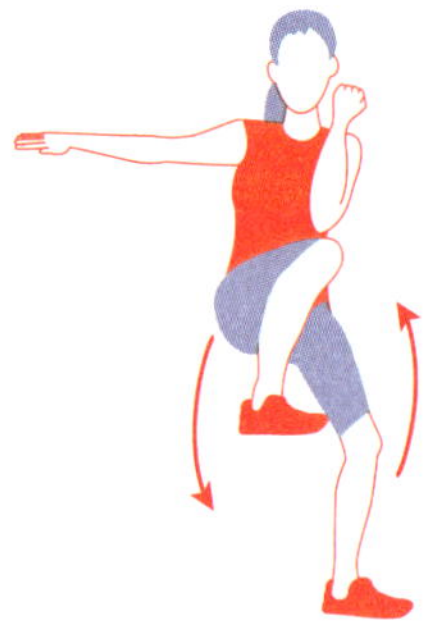

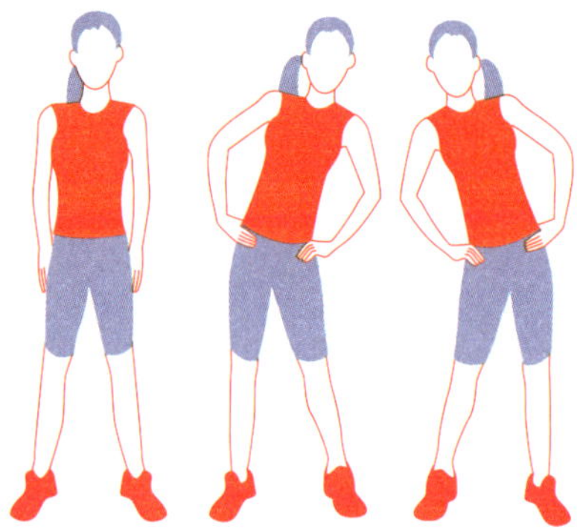

**1 Montées de genoux**
*Marchez en montant les genoux vers la poitrine.*

**2 Mobilisation du bassin**
*Debout, jambes fixes. Rotation du bassin de droite à gauche, puis inversez.*

# ENTRAÎNEMENT

**DURÉE**
40 s
par exercice

**RÉPÉTITIONS**
3 séries

**CHAISE AU MUR** — **40 s**

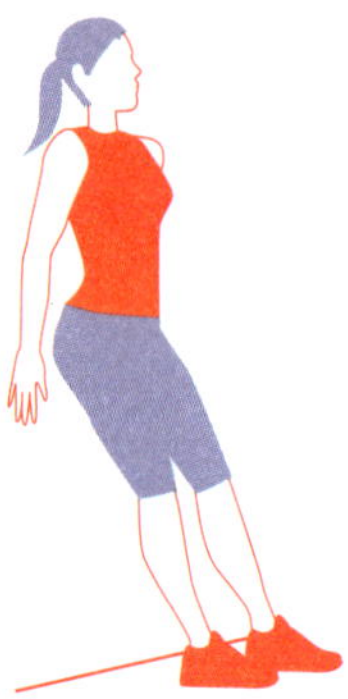

**1** *Adossez-vous debout contre un mur.*

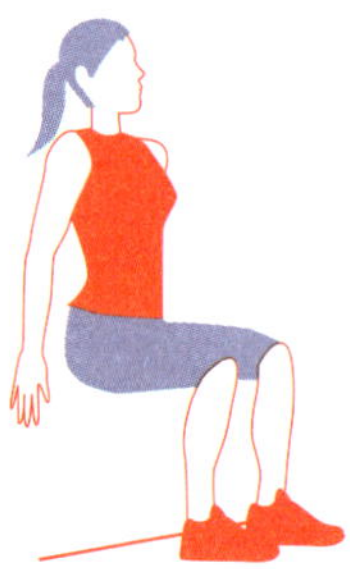

**2** *Descendez lentement en fléchissant les genoux.*

**3** *Bloquez la position une fois les cuisses parallèles au sol.*

## COURSE SUR PLACE — 40 s

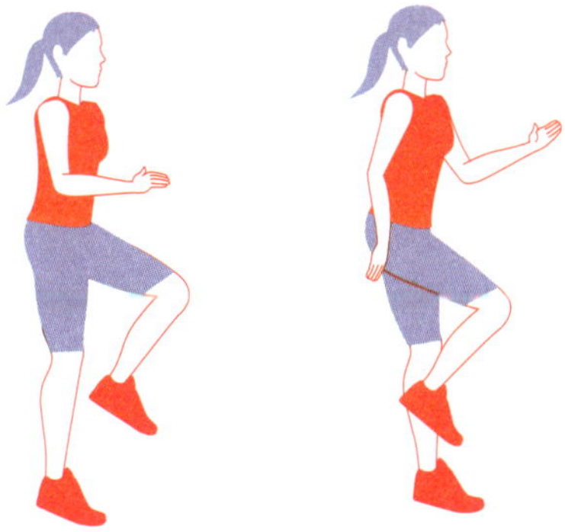

**1** *Courez sur place en montant haut les genoux.*

## OBLIQUES — 20 s de chaque côté

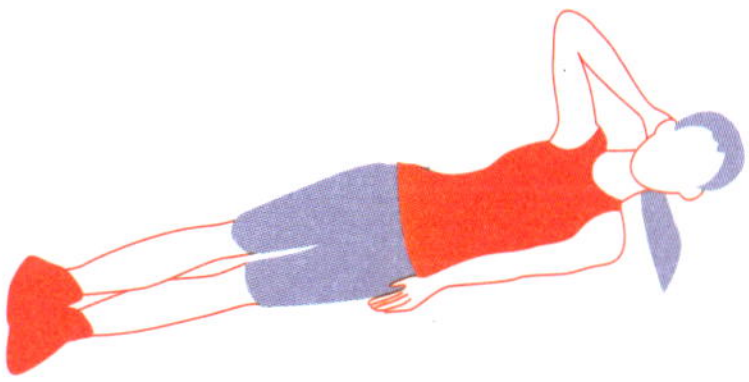

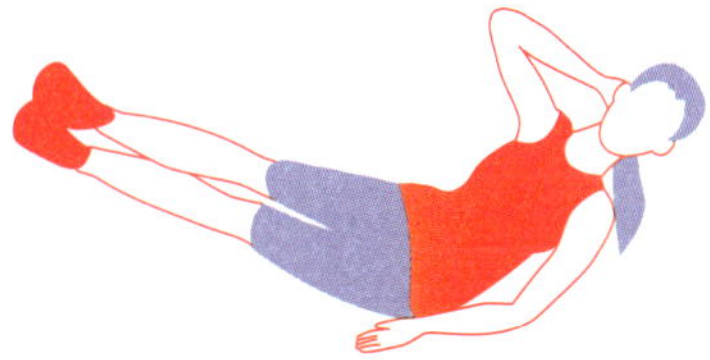

**1** *Allongez-vous sur un côté, cuisses serrées, une main derrière la tête.*

**2** *Montez simultanément les cuisses et le buste.*

## RETOUR AU CALME — 30 s par étirement — 2 séries

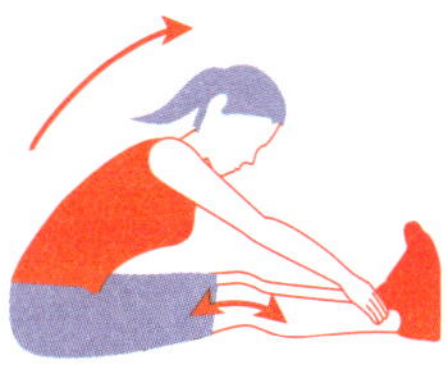

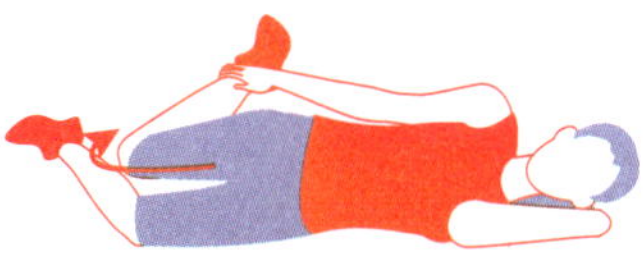

**1** ***Étirement dos et cuisses***
*Assis au sol, fléchissez légèrement les genoux.*
*Attrapez vos chevilles.*
*Arrondissez le dos.*

**2** ***Étirement des cuisses***
*Allongé sur un côté, poussez le bassin vers l'avant.*
*Tirez une cuisse en arrière et vers le haut.*
*Alternez les cuisses.*

# SÉANCE #15

MUSCLES SOLLICITÉS

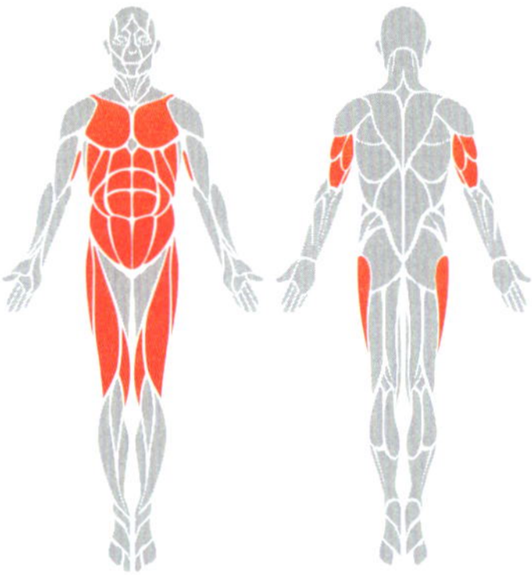

/ Abdominaux
/ Pectoraux
/ Quadriceps
/ Triceps

30 s par exercice | 3 séries | ÉCHAUFFEMENT

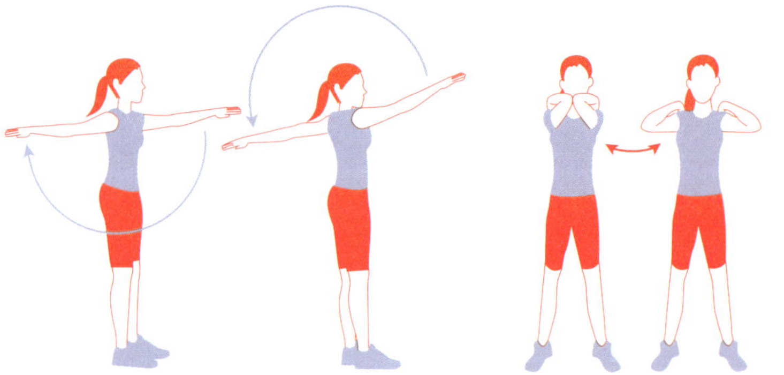

**1 Balancement des bras**
*Balancez les bras avec une grande amplitude.*

**2 Enroulement des épaules**
*Enroulez les épaules d'avant en arrière et inversement.*

# ENTRAÎNEMENT

**DURÉE**
40 s
par exercice

**RÉPÉTITIONS**
3 séries

**JUMPING JACK** | **40 s**

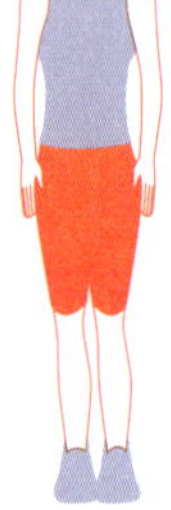

1 *Debout, jambes serrées.*

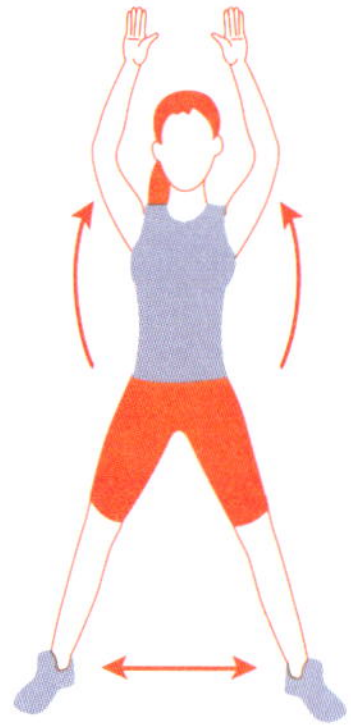

2 *Sautez en écartant les jambes, bras en l'air, avant de revenir à la position initiale.*

## POMPES GENOU / COUDE — 40 s

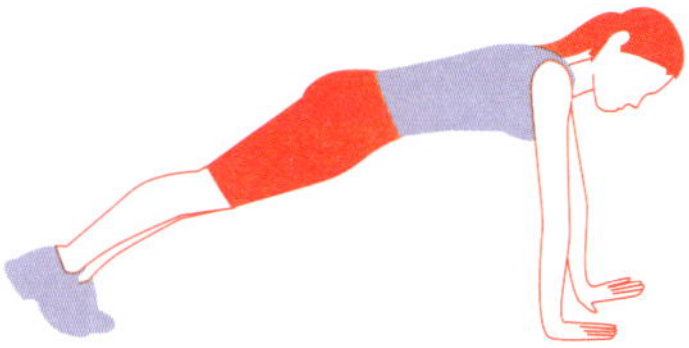

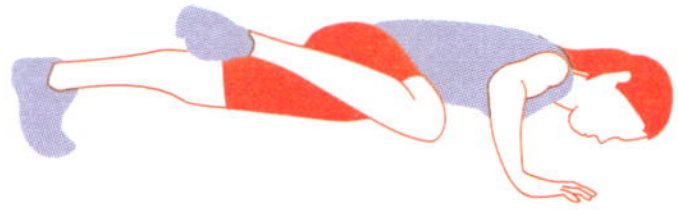

**1** En position de planche, pliez les bras.

**2** Rapprochez le genou du coude. Remontez et alternez les genoux.

## ABDOS EN V (V-UPS) — 40 s

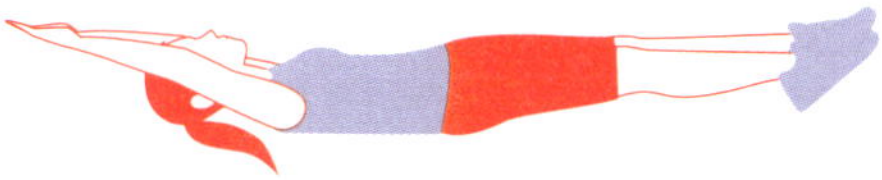

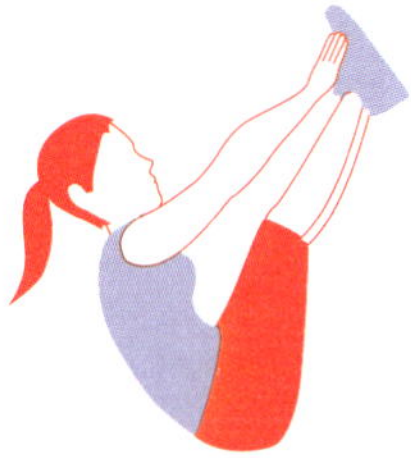

**1** Allongez-vous sur le sol, bras tendus en arrière.
Montez simultanément jambes et buste.

**2** Les doigts de vos mains doivent toucher les pieds.

## RETOUR AU CALME — 30 s par étirement — 2 séries

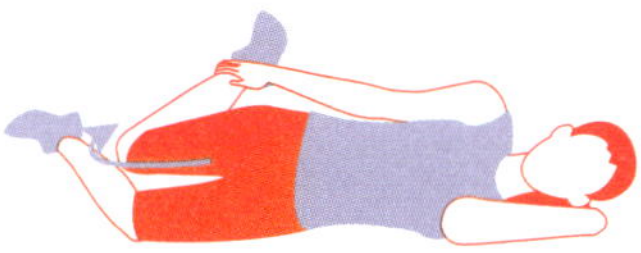

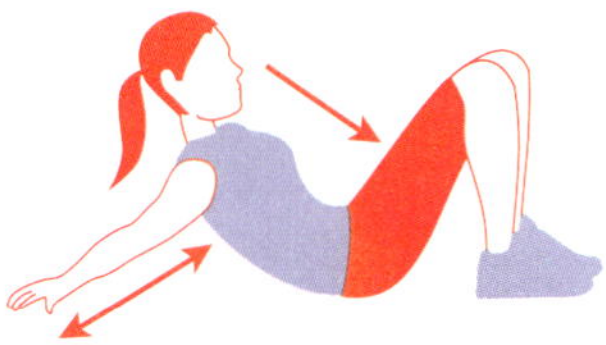

**1** **Étirement des cuisses**
Allongé sur un côté, poussez le bassin vers l'avant.
Tirez une cuisse en arrière et vers le haut.
Alternez les cuisses.

**2** **Étirement des épaules**
Assis au sol, ouvrez bien la poitrine.
Allongez les bras loin derrière.

# SÉANCE #16

***MATÉRIEL :*** *une chaise et un coussin.*

MUSCLES SOLLICITÉS

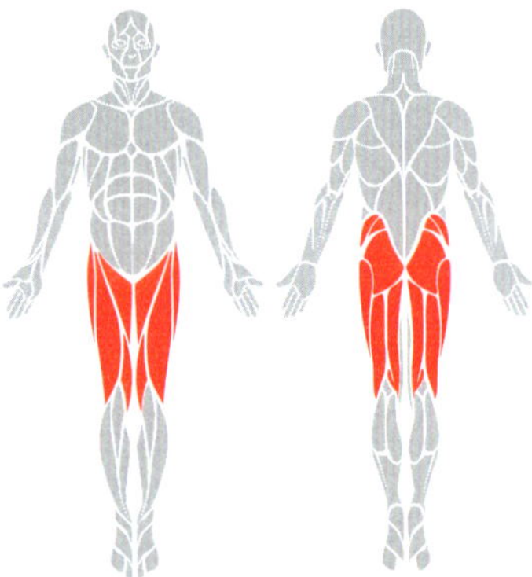

/ Adducteurs
/ Quadriceps

/ Fessiers
/ Ischio-jambiers

| 30 s par exercice | 3 séries | *ÉCHAUFFEMENT* |
|---|---|---|

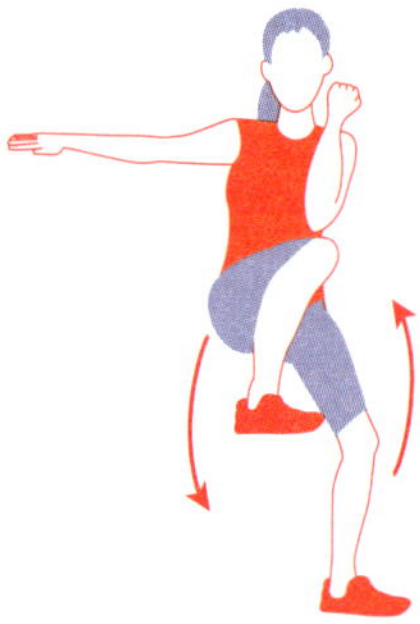

**1** ***Montées de genoux***
*Marchez en montant les genoux vers la poitrine.*

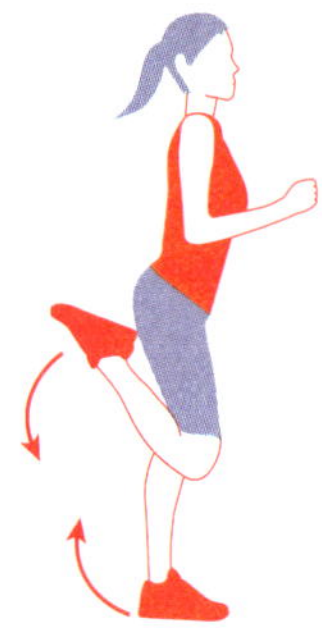

**2** ***Talons-fesses***
*Marchez rapidement en ramenant les talons contre les fesses.*

# ENTRAÎNEMENT

**DURÉE**
40 s
par exercice

**RÉPÉTITIONS**
3 séries

*FENTES JUMP* — *40 s*

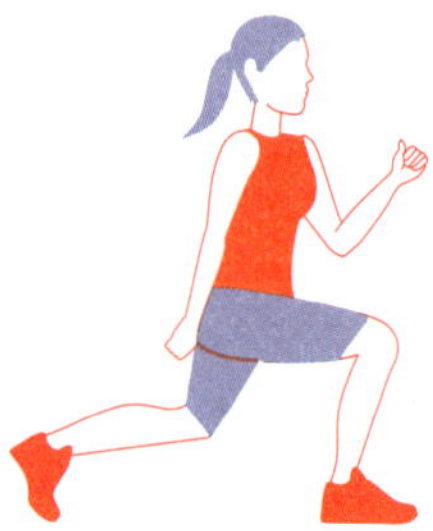

**1** *Placez-vous en fente avant.*

**2** *Par une impulsion et un ciseau des jambes, sautez en hauteur.*

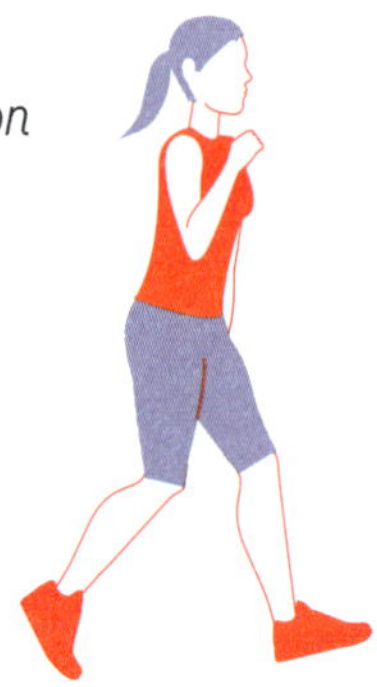

**3** *Alternez la position des jambes.*

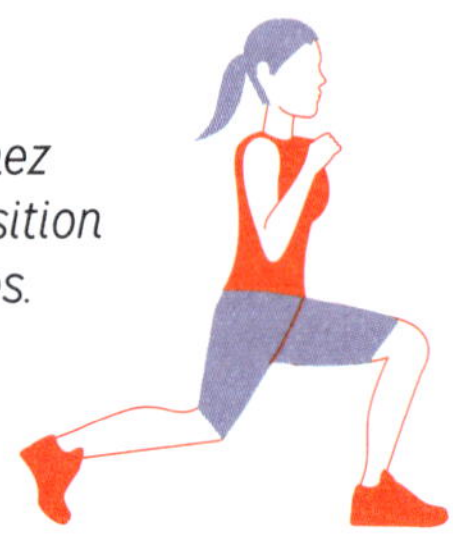

## TOUCHER LE SOL | 20 s de chaque côté

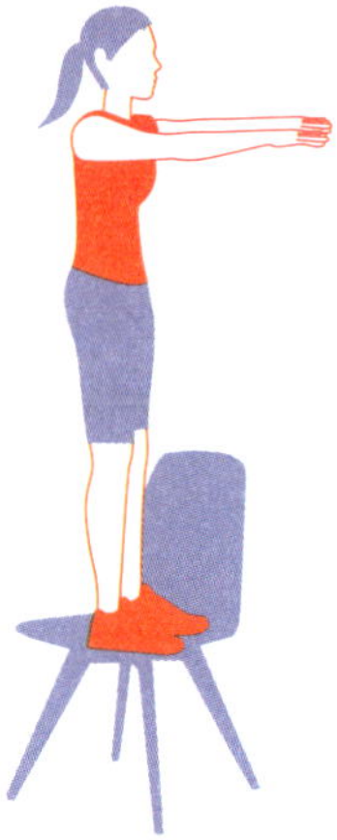

**1** *Debout sur une chaise, gardez un talon posé et descendez l'autre jambe.*

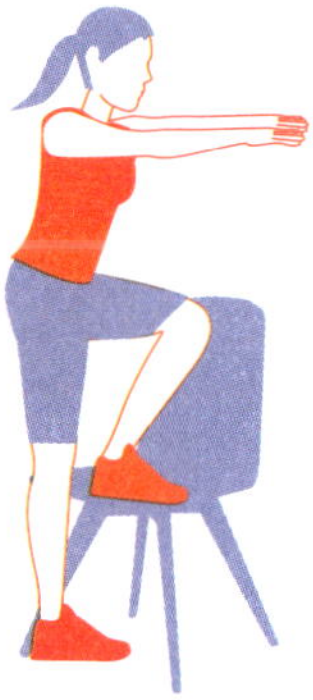

**2** *Touchez à peine le sol et remontez.*

## ADDUCTION DES CUISSES | 40 s

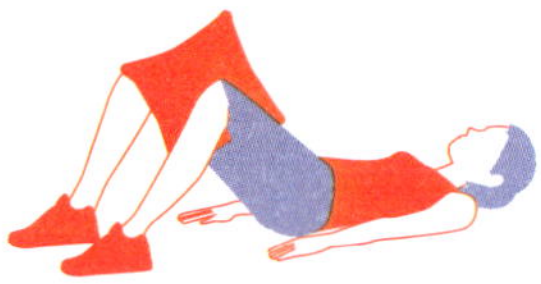

**1** *Allongez-vous sur le dos, genoux légèrement fléchis.*
*Placez un coussin entre les cuisses.*

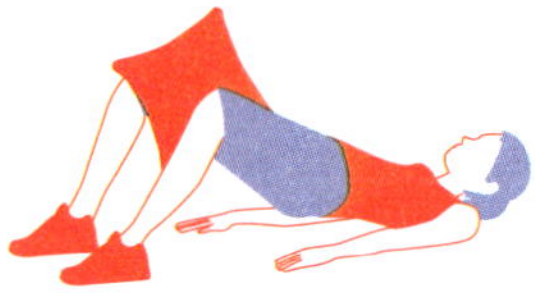

**2** *Serrez les pieds et les genoux.*
*Montez et descendez le bassin.*

## RETOUR AU CALME | 30 s par étirement | 2 séries

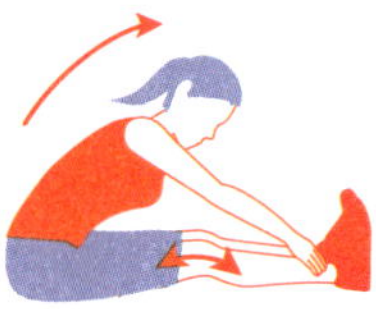

**1** ***Étirement dos et cuisses***
*Assis au sol, fléchissez légèrement les genoux.*
*Attrapez vos chevilles.*
*Arrondissez le dos.*

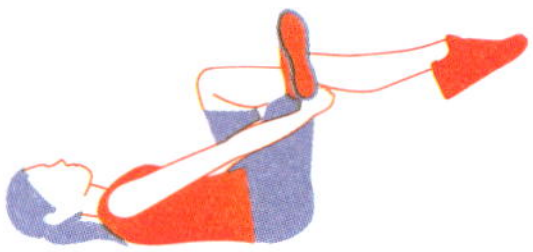

**2** ***Étirement des fessiers***
*Allongé sur le dos, fléchissez la cuisse droite.*
*Posez dessus le pied gauche.*
*Attrapez l'arrière de la cuisse droite et tirez vers vous.*
*Alternez les cuisses.*

# SÉANCE #17

MUSCLES SOLLICITÉS

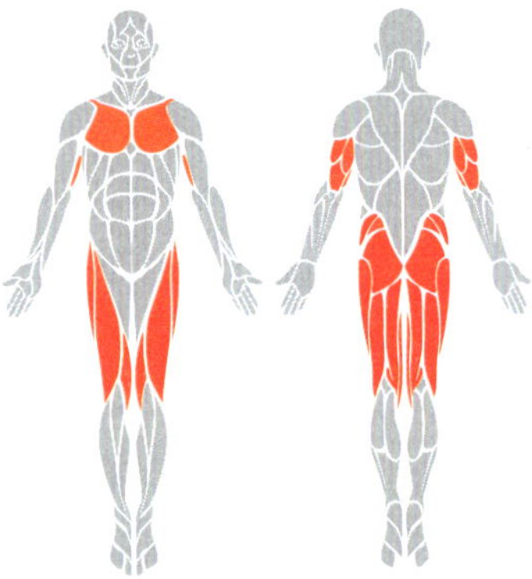

/ Pectoraux
/ Quadriceps

/ Fessiers
/ Ischio-jambiers
/ Triceps

| 30 s par exercice | 3 séries | *ÉCHAUFFEMENT* |
|---|---|---|

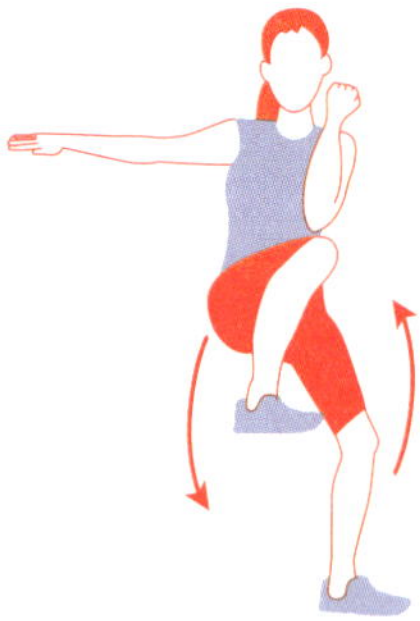

**1 *Montées de genoux***
*Marchez en montant les genoux vers la poitrine.*

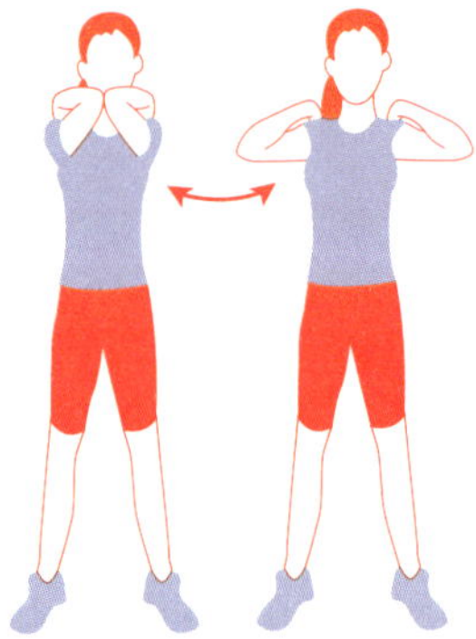

**2 *Enroulement des épaules***
*Enroulez les épaules d'avant en arrière et inversement.*

# ENTRAÎNEMENT

**DURÉE**
40 s
par exercice

**RÉPÉTITIONS**
3 séries

***BURPEES*** ***40 s***

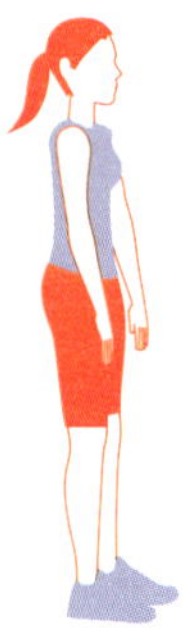

**1** *Accroupissez-vous, paumes des mains au sol.*

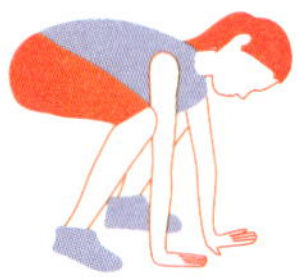

**2** *Lancez les jambes en arrière.*

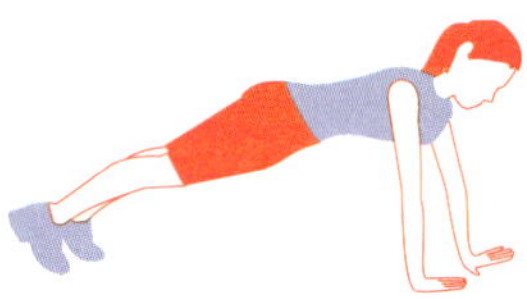

**3** *Revenez en position accroupie.*

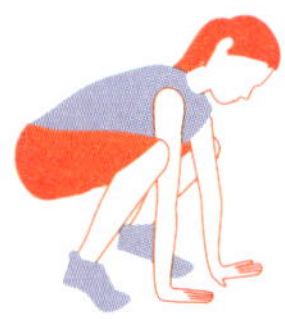

**4** *Redressez-vous en sautant, bras en l'air.*

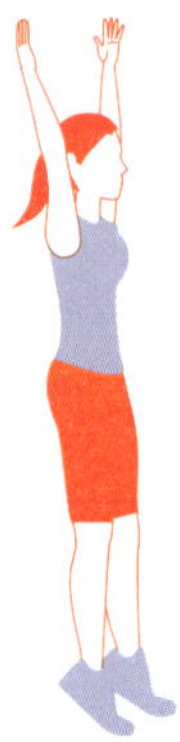

## SQUAT ÉLÉVATION LATÉRALE | 40 s

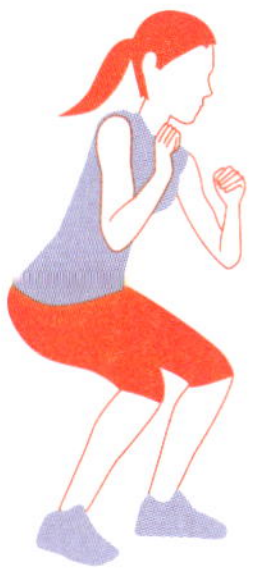

**1** Debout, pieds écartés, descendez en flexion, les fesses en arrière.

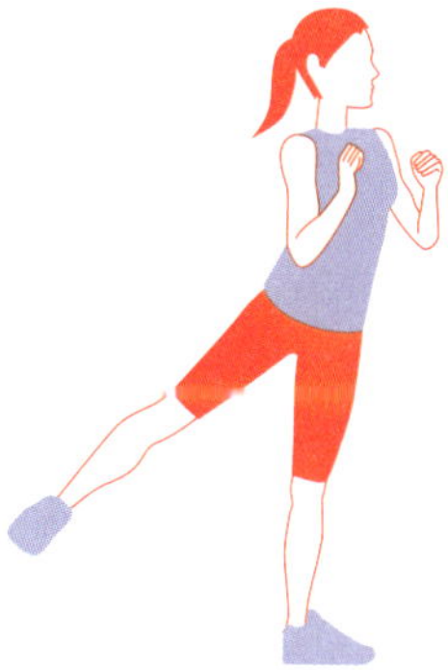

**2** Relevez-vous en extension et levez la jambe sur le côté. Le dos reste droit.

## GAINAGE PUSH-UP | 40 s

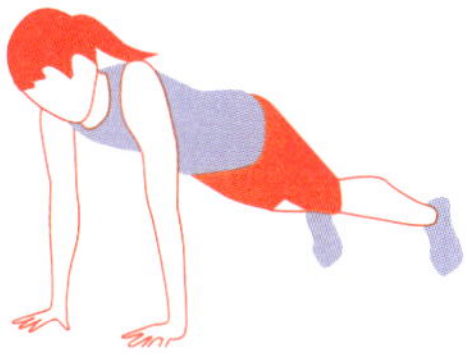

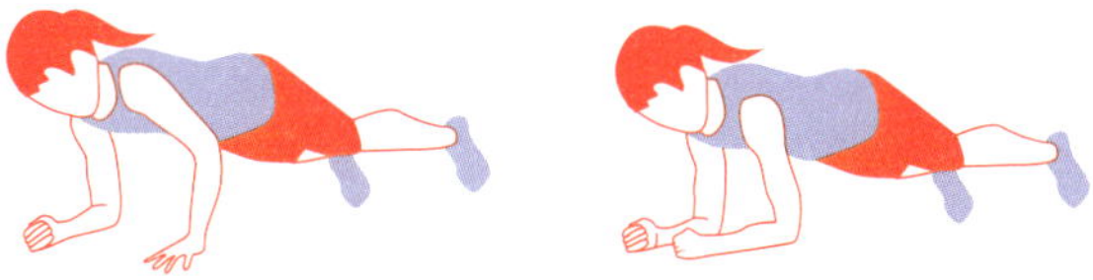

**1** En position de planche, posez les avant-bras au sol.

**2** Remontez et reposez un coude puis l'autre.

## RETOUR AU CALME | 30 s par étirement | 2 séries

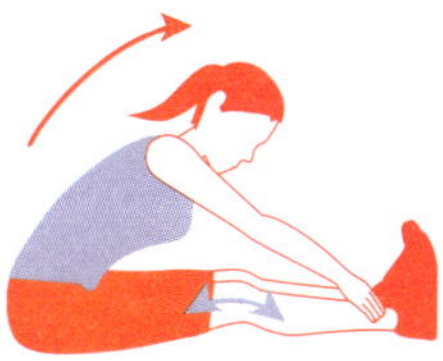

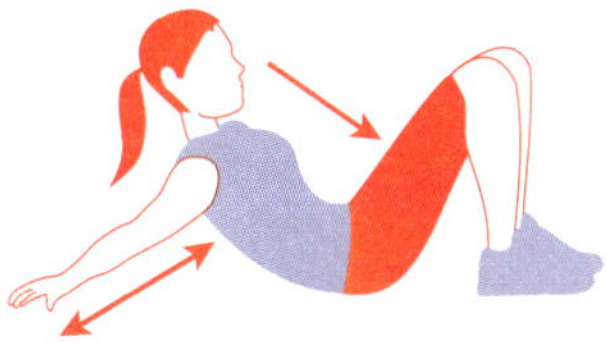

**1** **Étirement dos et cuisses**
Assis au sol, fléchissez légèrement les genoux.
Attrapez vos chevilles.
Arrondissez le dos.

**2** **Étirement des épaules**
Assis au sol, ouvrez bien la poitrine.
Allongez les bras loin derrière.

# SÉANCE #18

**MATÉRIEL :** *une chaise.*

MUSCLES SOLLICITÉS

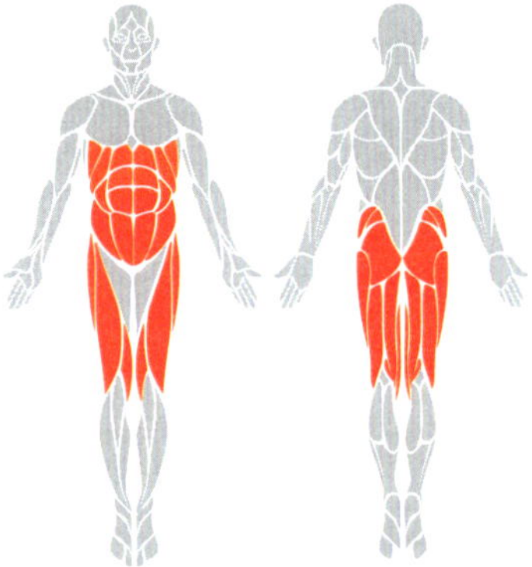

/ Abdominaux
/ Quadriceps
/ Fessiers
/ Ischio-jambiers

| 30 s par exercice | 3 séries | *ÉCHAUFFEMENT* |
|---|---|---|

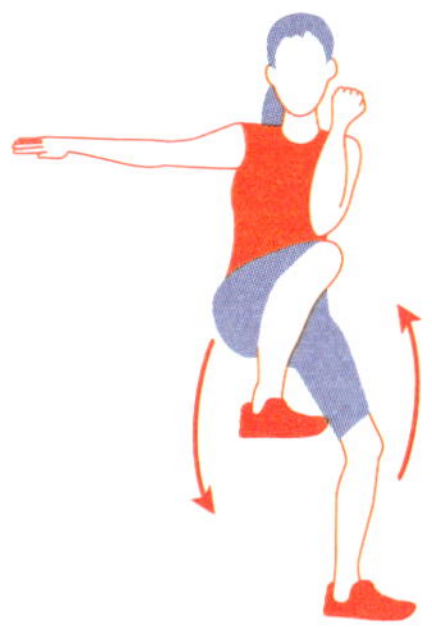

**1 *Montées de genoux***
*Marchez en montant les genoux vers la poitrine.*

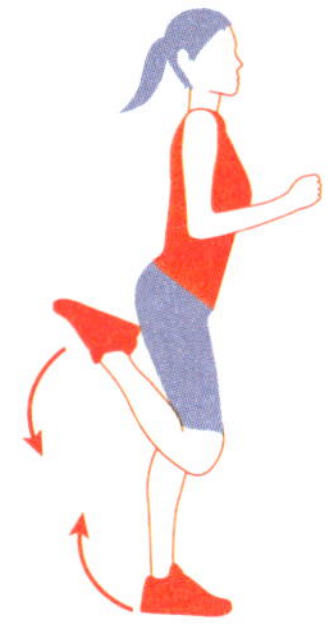

**2 *Talons-fesses***
*Marchez rapidement en ramenant les talons contre les fesses.*

# ENTRAÎNEMENT

**DURÉE**
40 s
par exercice

**RÉPÉTITIONS**
3 séries

*SQUAT KICK* — *20 s de chaque côté*

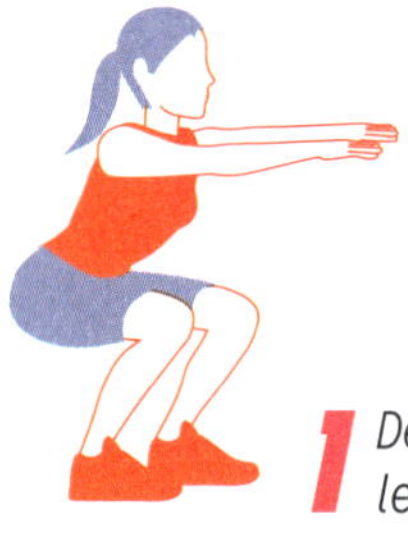

**1** *Debout, fléchissez les jambes.*

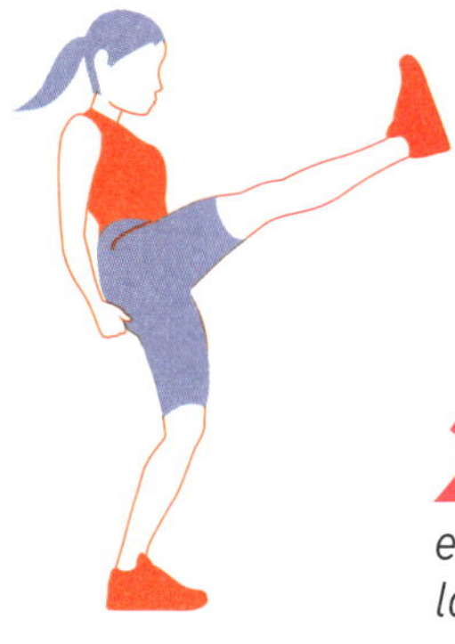

**2** *En remontant, tendez une jambe devant, en fléchissant légèrement la jambe d'appui.*

## SQUAT SIT UNE JAMBE — 20 s de chaque côté

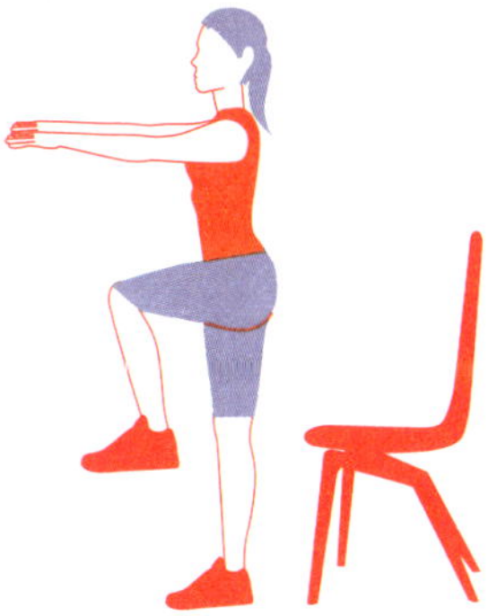

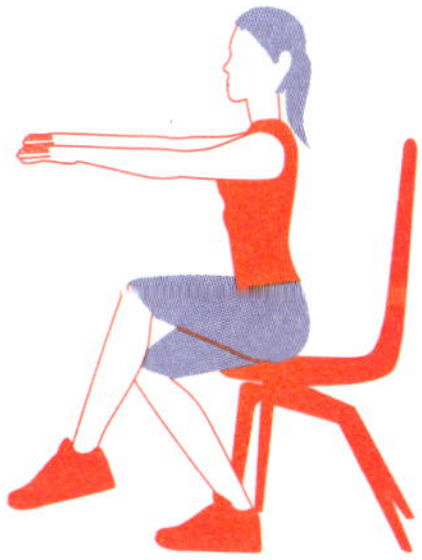

**1** Debout devant une chaise, bras à l'horizontale, levez une jambe.

**2** Asseyez-vous et relevez-vous en poussant sur la jambe au sol, sans poser le pied de l'autre jambe.

## ABDOS SIT-UP — 40 s

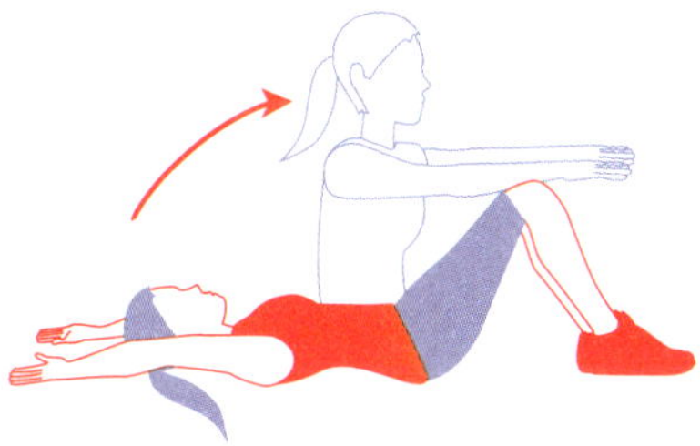

**1** Asseyez-vous, pieds serrés et genoux écartés. Étendez les bras devant vous.

**2** Descendez et remontez le buste.

## RETOUR AU CALME — 30 s par étirement — 2 séries

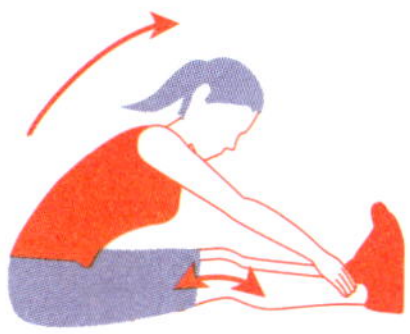

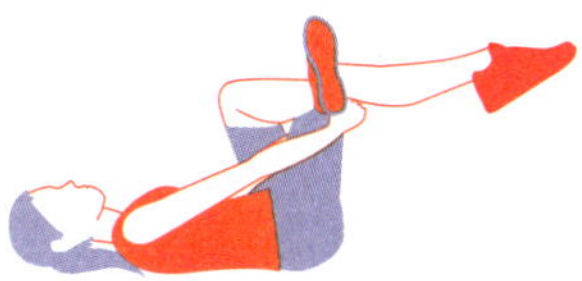

**1** ***Étirement dos et cuisses***
*Assis au sol, fléchissez légèrement les genoux.*
*Attrapez vos chevilles.*
*Arrondissez le dos.*

**2** ***Étirement des fessiers***
*Allongé sur le dos, fléchissez la cuisse droite.*
*Posez dessus le pied gauche.*
*Attrapez l'arrière de la cuisse droite et tirez vers vous.*
*Alternez les cuisses.*

# SÉANCE #19

MUSCLES SOLLICITÉS

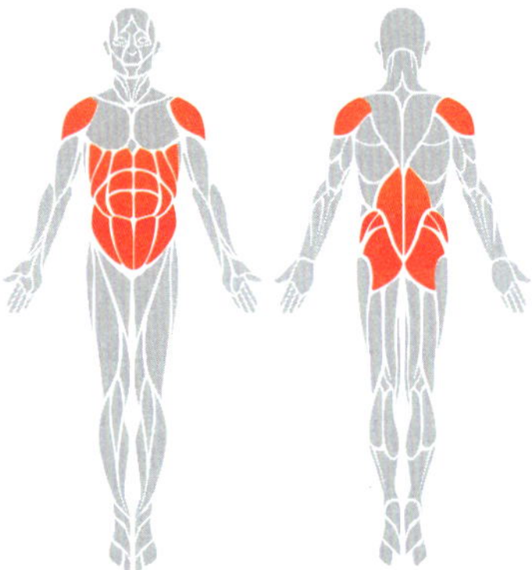

/ Abdominaux
/ Deltoïdes

/ Fessiers
/ Lombaires

| 30 s par exercice | 3 séries | *ÉCHAUFFEMENT* |
|---|---|---|

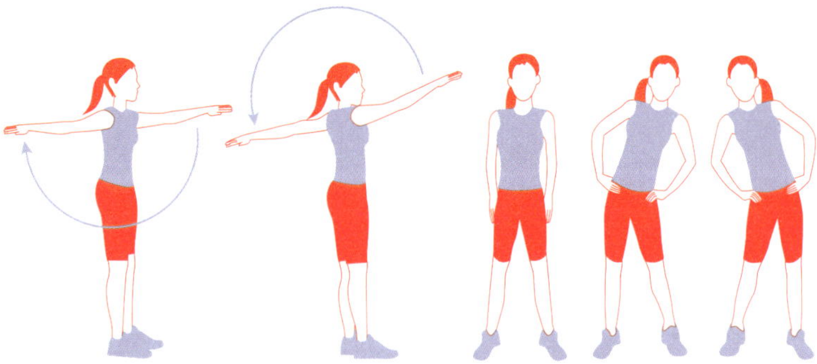

**1 Balancement des bras**
*Balancez les bras avec une grande amplitude.*

**2 Mobilisation du bassin**
*Debout, jambes fixes. Rotation du bassin de droite à gauche, puis inversez.*

# ENTRAÎNEMENT

**DURÉE**
40 s
par exercice

**RÉPÉTITIONS**
3 séries

**MOUNTAIN CLIMBER** — **40 s**

**1** *En position de planche, effectuez des montées de genoux alternées.*

**2** *Conservez tête, dos et jambes alignés.*

## LOMBAIRES SUPERMAN — 40 s

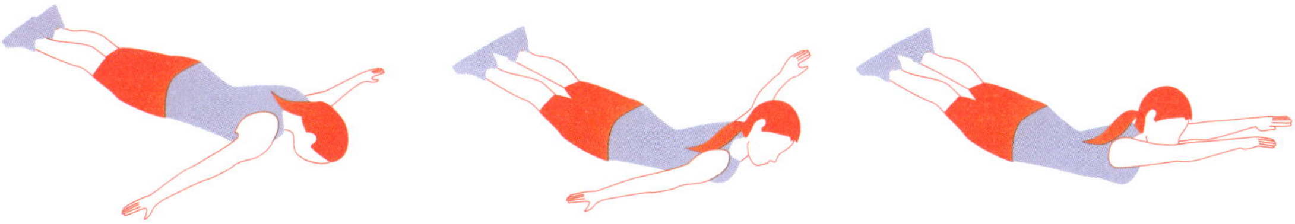

**1** Allongez-vous sur le ventre, bras en croix.

**2** Décollez les jambes et les bras.

**3** Tendez les bras en avant et revenez à la position initiale.

## GAINAGE STATIQUE — 40 s

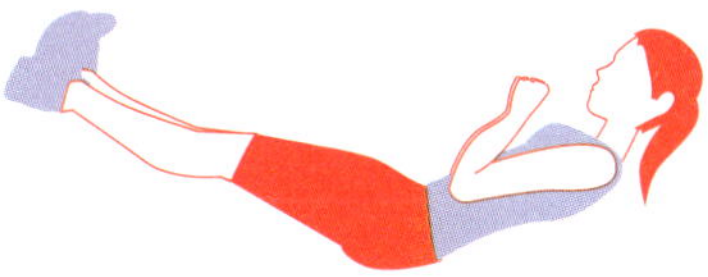

**1** Asseyez-vous par terre, jambes allongées. Décollez les épaules du sol et levez les jambes serrées, en gardant le bas du dos au sol et en rentrant le ventre.

## RETOUR AU CALME — 30 s par étirement — 2 séries

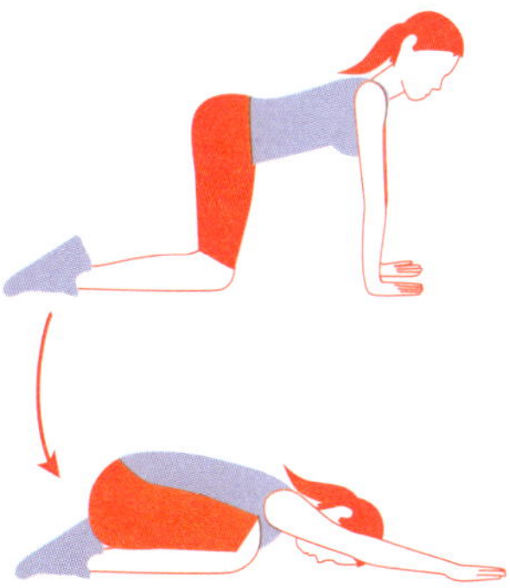

**1** **Étirement du dos**
À genoux, reculez les fesses.
Posez-les sur les talons.
Allongez les bras loin devant.

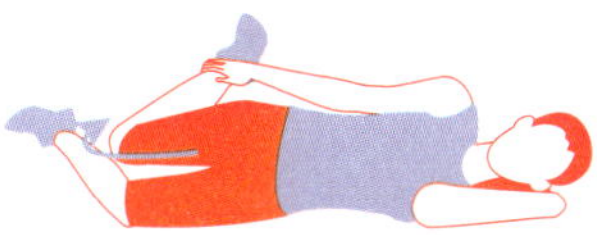

**2** **Étirement des cuisses**
Allongé sur un côté, poussez le bassin vers l'avant.
Tirez une cuisse en arrière et vers le haut.
Alternez les cuisses.

# SÉANCE #20

MUSCLES SOLLICITÉS

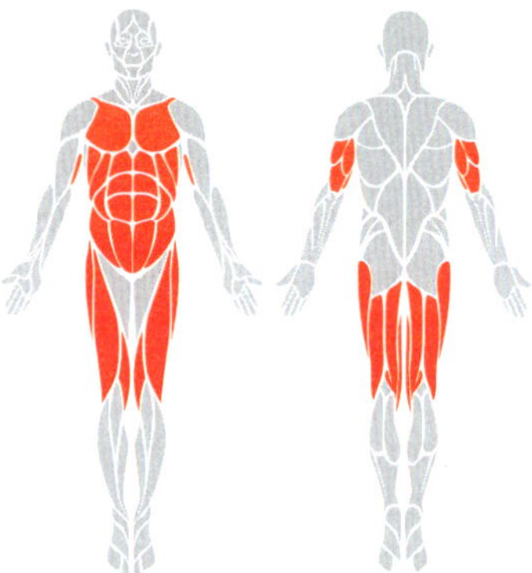

/ Abdominaux
/ Pectoraux
/ Quadriceps
/ Ischio-jambiers
/ Triceps

30 s par exercice | 3 séries | ÉCHAUFFEMENT

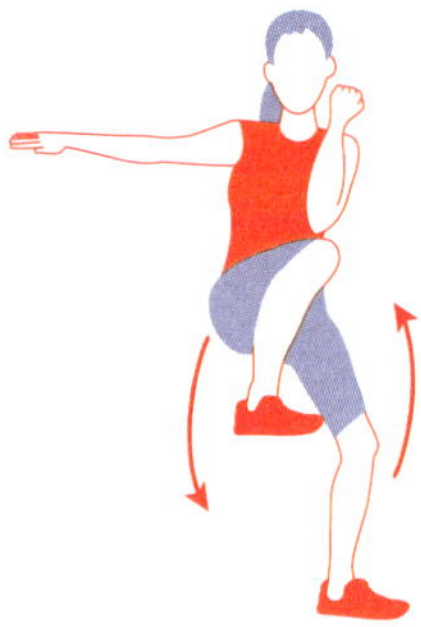

**1 Montées de genoux**
*Marchez en montant les genoux vers la poitrine.*

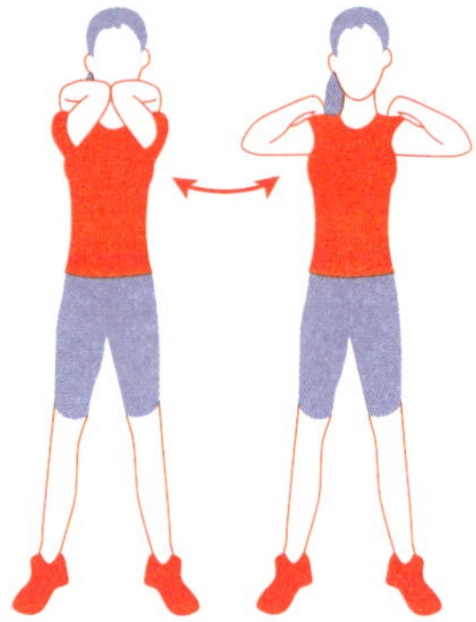

**2 Enroulement des épaules**
*Enroulez les épaules d'avant en arrière et inversement.*

# ENTRAÎNEMENT

**DURÉE**
40 s
par exercice

**RÉPÉTITIONS**
3 séries

SQUAT ÉCART | 40 s

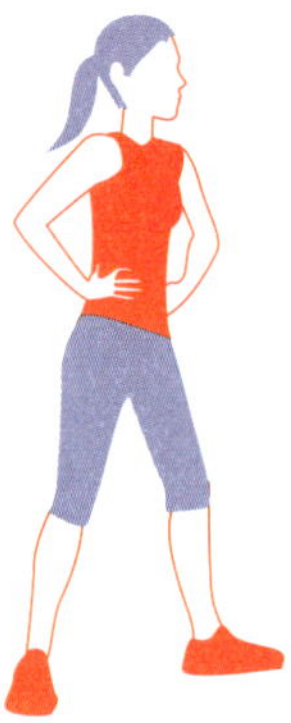

*1 Debout, écartez les pieds, pointes légèrement vers l'extérieur.*

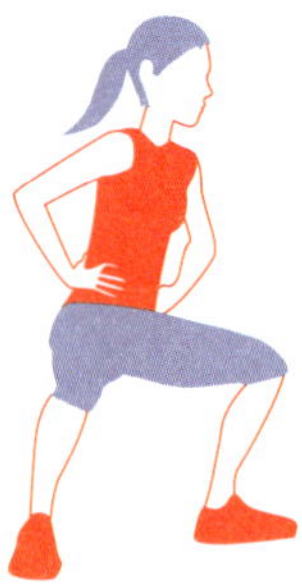

*2 Mains posées sur la taille, effectuez des flexions/extensions.*

## POMPES À GENOUX — 40 s

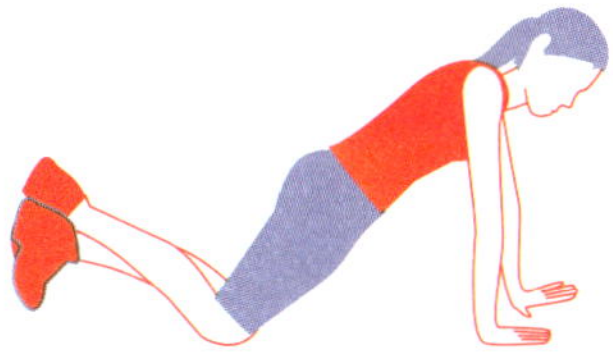

**1** En quadrupédie, avancez vos mains à hauteur de poitrine.
En appui sur les genoux, fléchissez les bras.

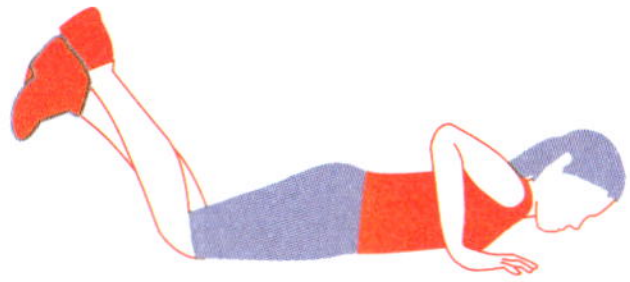

**2** Descendez le buste jusqu'à toucher le sol avec le ventre et la poitrine.
Remontez en tendant les bras.

## ABDOS CISEAUX — 40 s

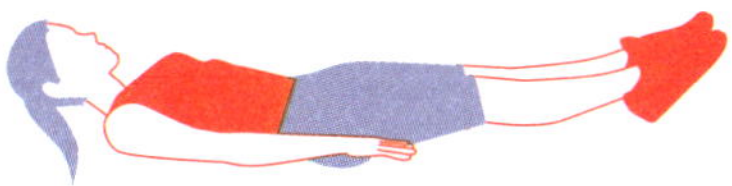

**1** Allongez-vous, dos écrasé au sol.
Levez les épaules et la tête.

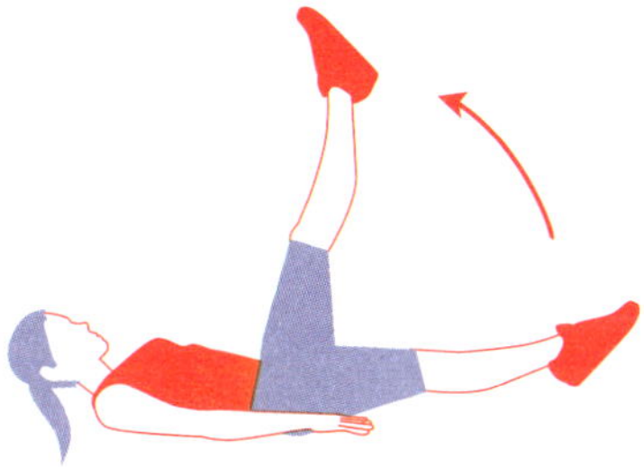

**2** Alternez les montées de jambes tendues.

## RETOUR AU CALME — 30 s par étirement — 2 séries

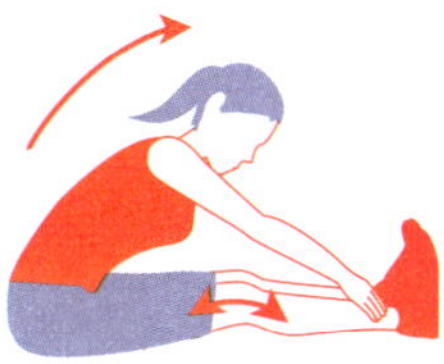

**1** ***Étirement dos et cuisses***
*Assis au sol, fléchissez légèrement les genoux.*
*Attrapez vos chevilles.*
*Arrondissez le dos.*

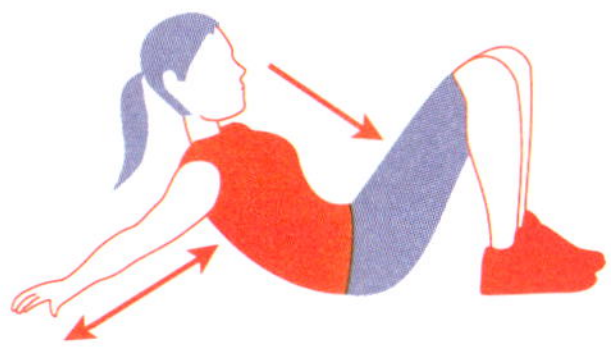

**2** ***Étirement des épaules***
*Assis au sol, ouvrez bien la poitrine.*
*Allongez les bras loin derrière.*

# SÉANCE #21

***MATÉRIEL :*** *une chaise.*

MUSCLES SOLLICITÉS

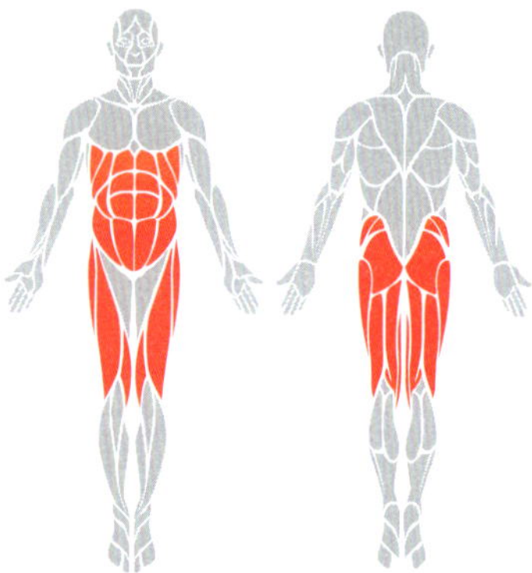

/ Abdominaux
/ Quadriceps

/ Fessiers
/ Ischio-jambiers

| 30 s par exercice | 3 séries | *ÉCHAUFFEMENT* |
|---|---|---|

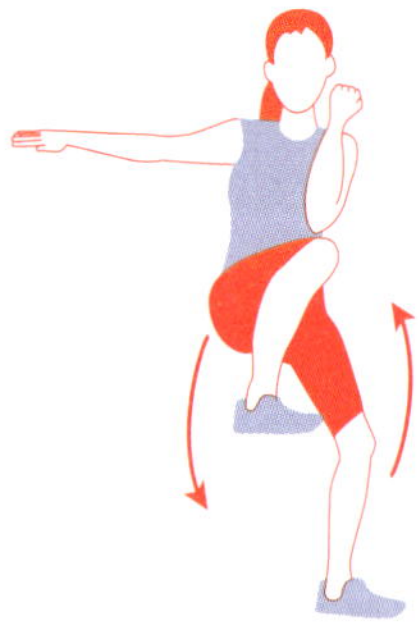

**1** ***Montées de genoux***
*Marchez en montant les genoux vers la poitrine.*

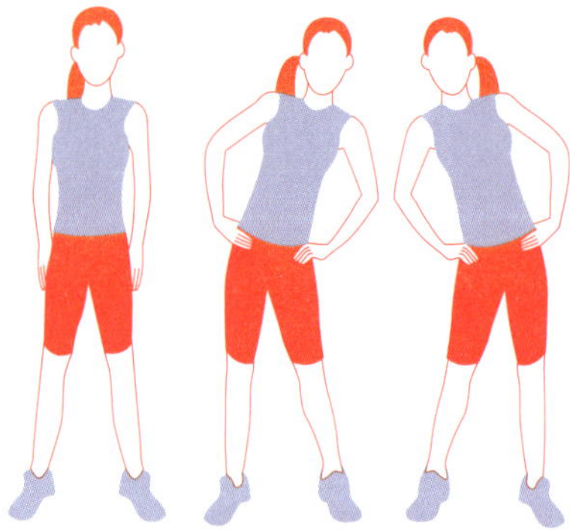

**2** ***Mobilisation du bassin***
*Debout, jambes fixes. Rotation du bassin de droite à gauche, puis inversez.*

# ENTRAÎNEMENT

**DURÉE**
40 s par exercice

**RÉPÉTITIONS**
3 séries

***SQUAT JUMP*** — ***40 s***

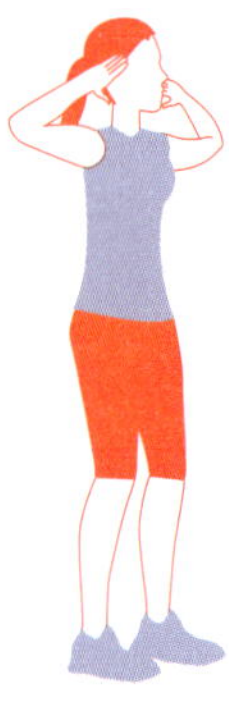

**1** *Debout, levez les bras à hauteur des épaules et les mains de chaque côté du visage.*

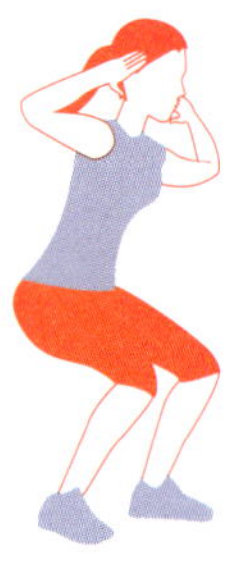

**2** *Fléchissez les genoux.*

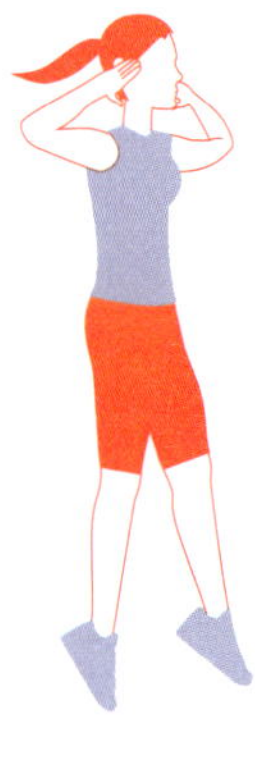

**3** *En extension, redressez-vous et sautez jambes tendues.*

## MONTER SUR UNE CHAISE — 20 s de chaque côté

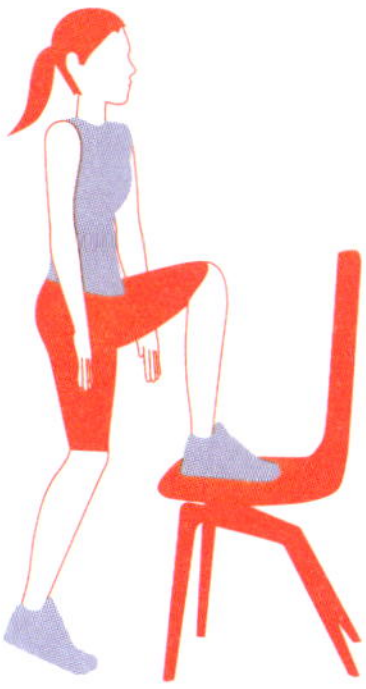

**1** Montez et descendez sur une chaise.

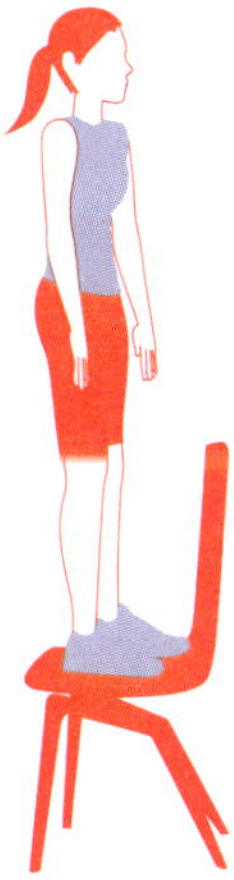

**2** Quand vous redescendez, gardez toujours un pied sur la chaise.

## OBLIQUES — 20 s de chaque côté

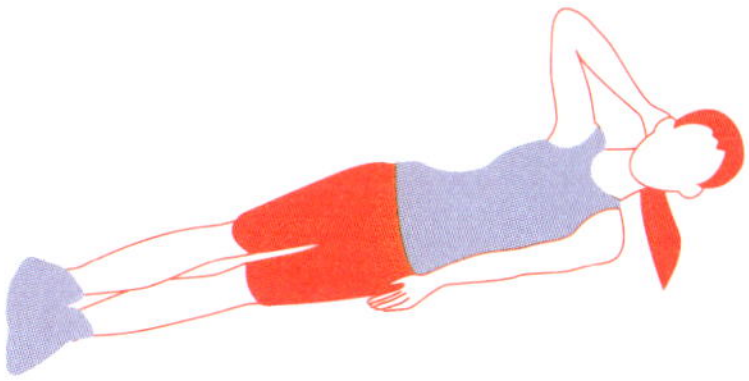

**1** Allongez-vous sur un côté, cuisses serrées, une main derrière la tête.

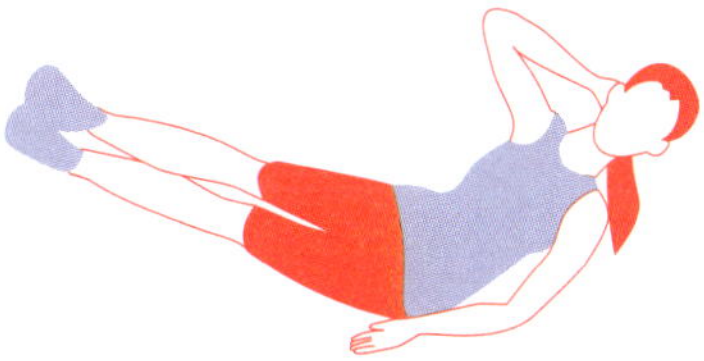

**2** Montez simultanément les cuisses et le buste.

## RETOUR AU CALME — 30 s par étirement — 2 séries

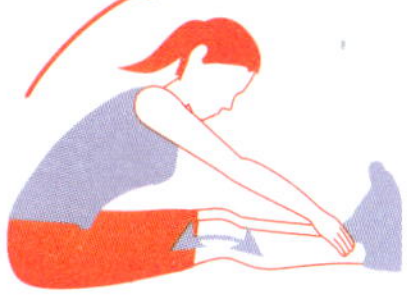

**1** ***Étirement dos et cuisses***
*Assis au sol, fléchissez légèrement les genoux.*
*Attrapez vos chevilles.*
*Arrondissez le dos.*

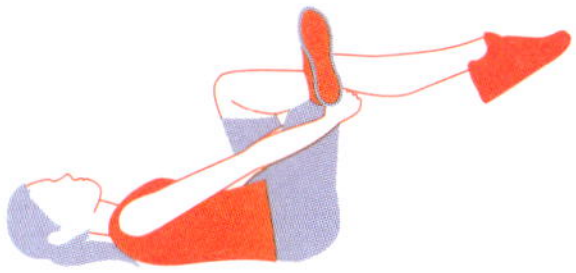

**2** ***Étirement des fessiers***
*Allongé sur le dos, fléchissez la cuisse droite.*
*Posez dessus le pied gauche.*
*Attrapez l'arrière de la cuisse droite et tirez vers vous.*
*Alternez les cuisses.*

# SÉANCE #22

***MATÉRIEL :*** *une chaise.*

MUSCLES SOLLICITÉS

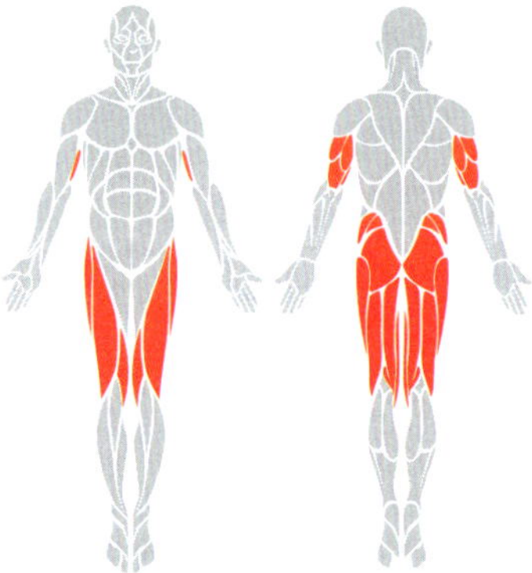

/ Quadriceps

/ Fessiers
/ Ischio-jambiers
/ Triceps

| 30 s par exercice | 3 séries | *ÉCHAUFFEMENT* |
|---|---|---|

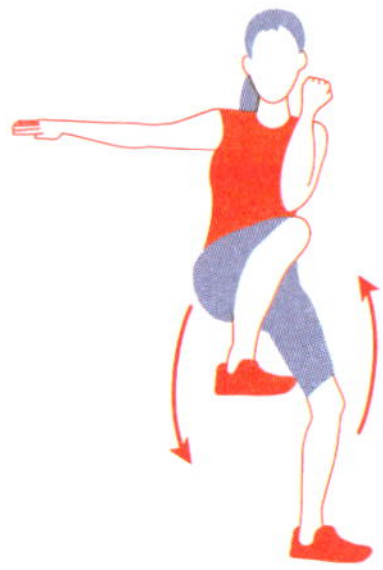

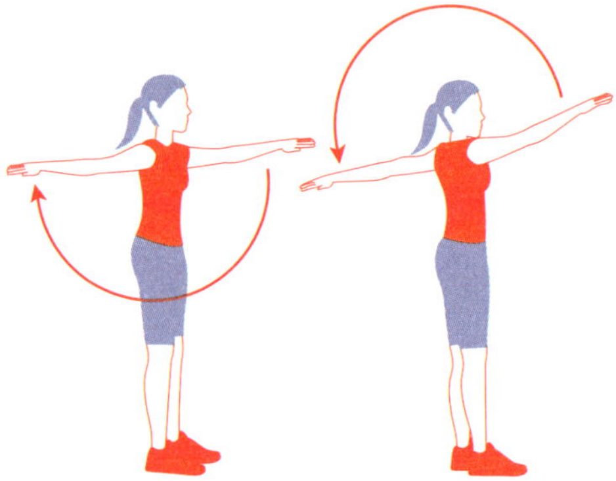

**1** ***Montées de genoux***
*Marchez en montant les genoux vers la poitrine.*

**2** ***Balancement des bras***
*Balancez les bras avec une grande amplitude.*

# ENTRAÎNEMENT

**DURÉE**
40 s
par exercice

**RÉPÉTITIONS**
3 séries

*COURSE TALONS-FESSES SUR PLACE* — *40 s*

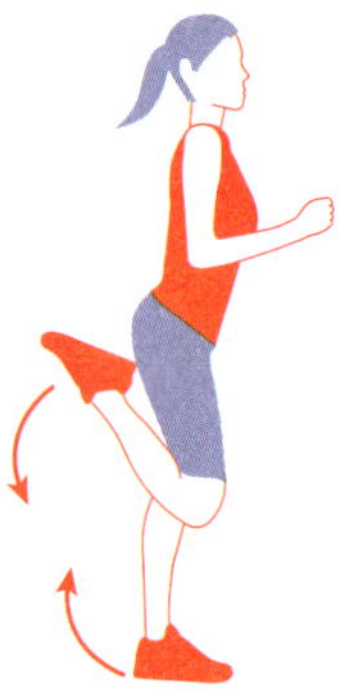

**1** *Courez sur place en ramenant les talons contre les fesses.*

## FENTE UN PIED SUR UNE CHAISE — 20 s de chaque côté

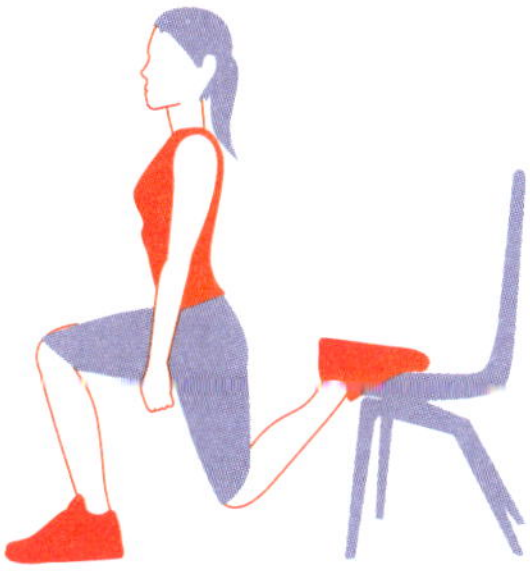

**1** En fente avant, portez le poids du corps sur le talon de la jambe avant.

**2** Le pied arrière en appui sur la chaise, descendez et montez en restant en fente.

## DIPS CHAISE — 40 s

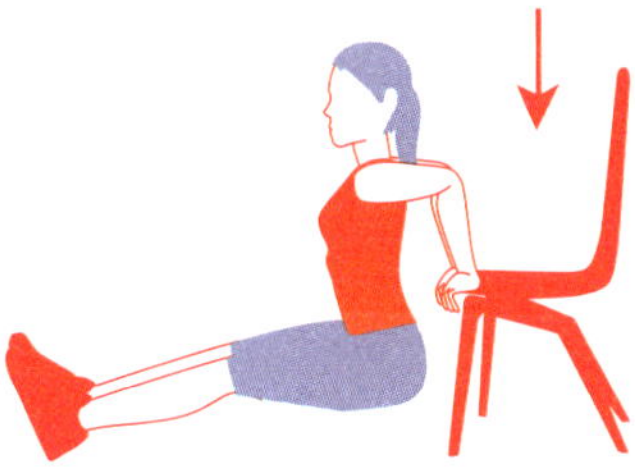

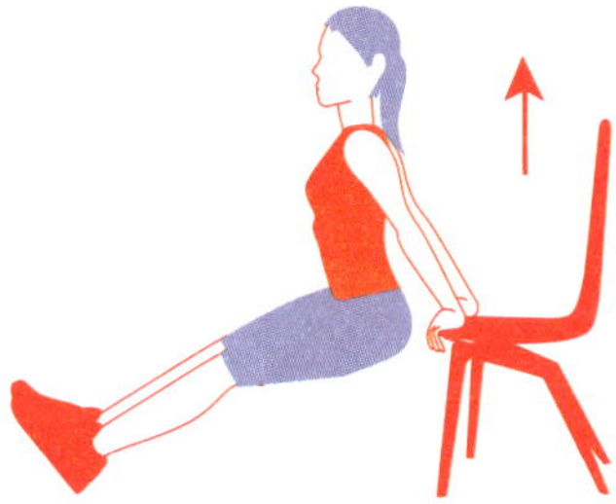

**1** Asseyez-vous dos à la chaise, jambes allongées. Vos bras sont en appui, coudes fléchis, sur la chaise.

**2** Par des flexions/extensions des bras, décollez le bassin.

## RETOUR AU CALME — 30 s par étirement — 2 séries

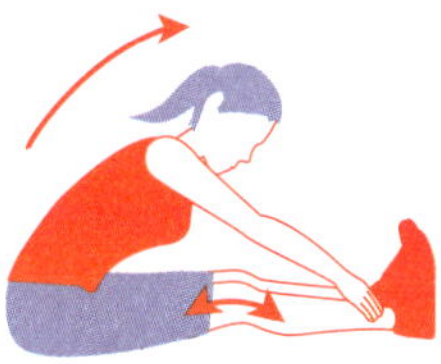

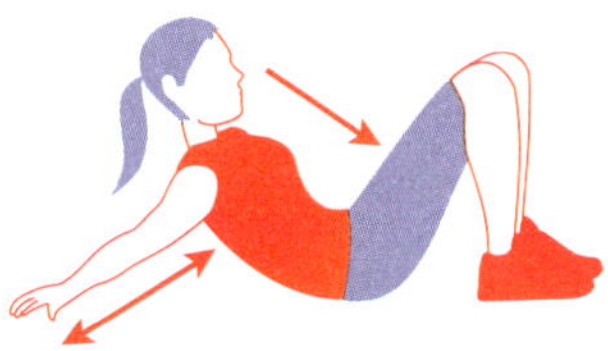

**1 Étirement dos et cuisses**
Assis au sol, fléchissez légèrement les genoux.
Attrapez vos chevilles.
Arrondissez le dos.

**2 Étirement des épaules**
Assis au sol, ouvrez bien la poitrine.
Allongez les bras loin derrière.

# SÉANCE #23

***MATÉRIEL :*** *un coussin ou un marchepied.*

MUSCLES SOLLICITÉS

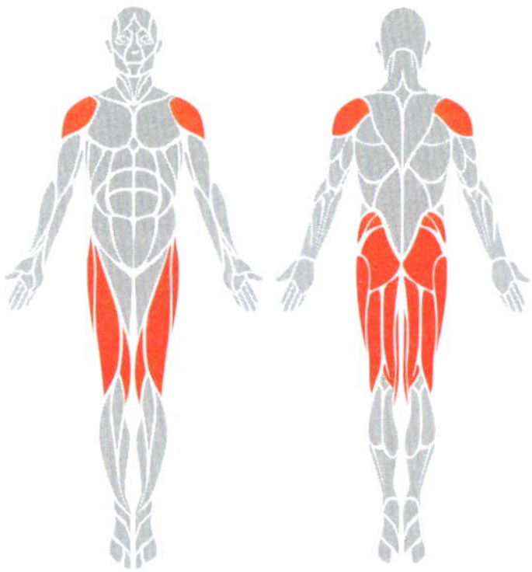

/ Deltoïdes
/ Quadriceps
/ Fessiers
/ Ischio-jambiers

| 30 s par exercice | 3 séries | *ÉCHAUFFEMENT* |
| --- | --- | --- |

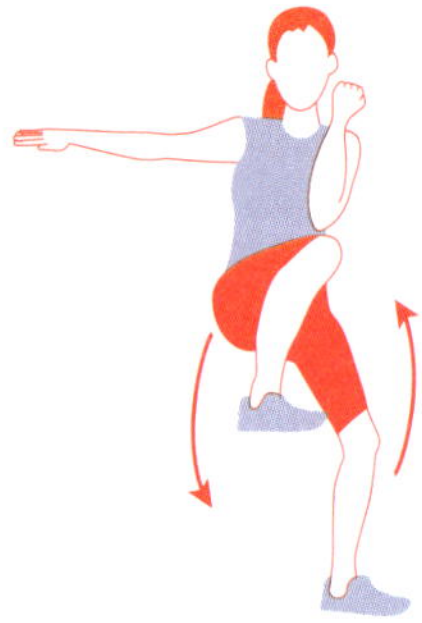

**1 *Montées de genoux***
*Marchez en montant les genoux vers la poitrine.*

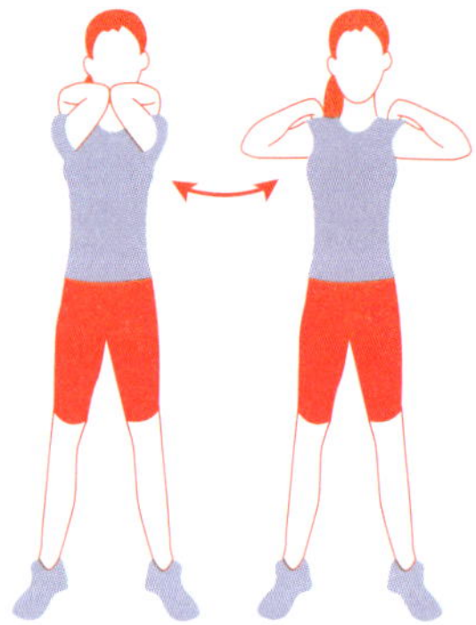

**2 *Enroulement des épaules***
*Enroulez les épaules d'avant en arrière et inversement.*

# ENTRAÎNEMENT

**DURÉE**
40 s
par exercice

**RÉPÉTITIONS**
3 séries

***JUMPING JACK PLANCHE*** — ***40 s***

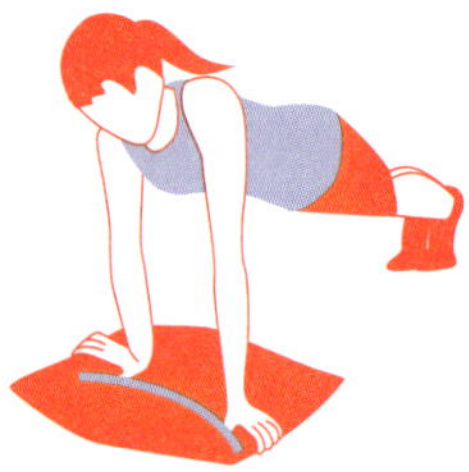

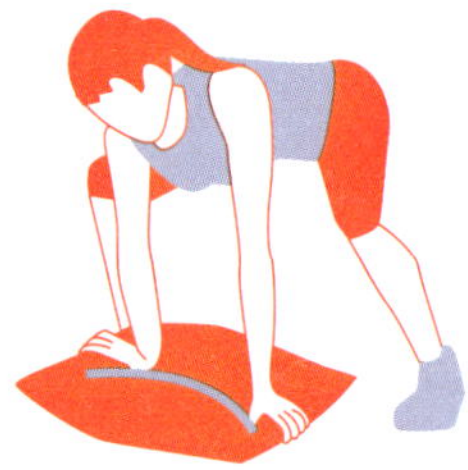

**1** *Placez-vous en position de planche.*

**2** *En sautant, ramenez les genoux fléchis près de la poitrine. Sautez les deux jambes en arrière pour revenir en position initiale.*

## FENTES LATÉRALES | 40 s

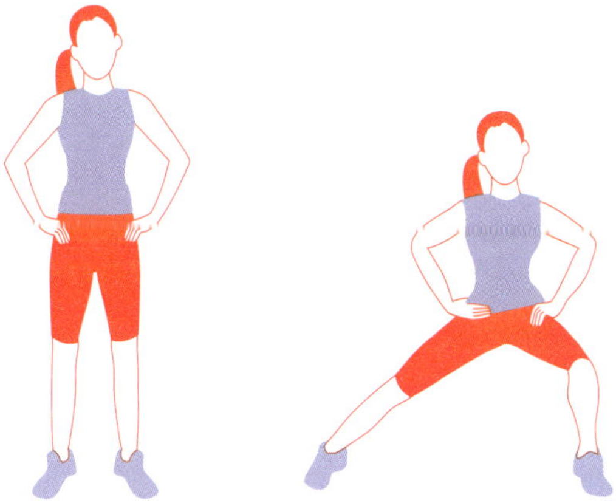

**1** Debout, pieds écartés, ouvrez une jambe sur le côté et fléchissez-la. Gardez étendue la jambe opposée. Alternez les jambes.

## GAINAGE SUPERMAN | 40 s

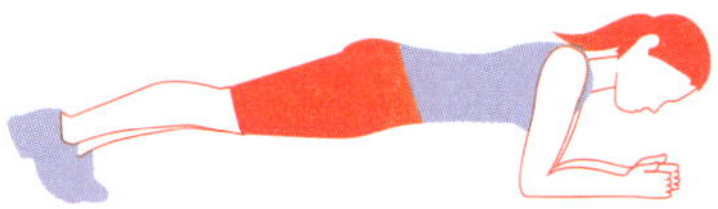

**1** Placez-vous en position de planche sur les coudes.

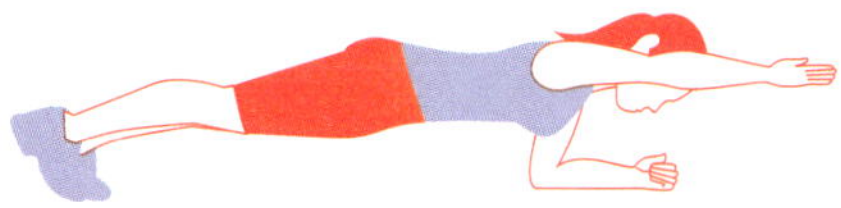

**2** Alternativement, étirez les bras vers l'avant.

## RETOUR AU CALME | 30 s par étirement | 2 séries

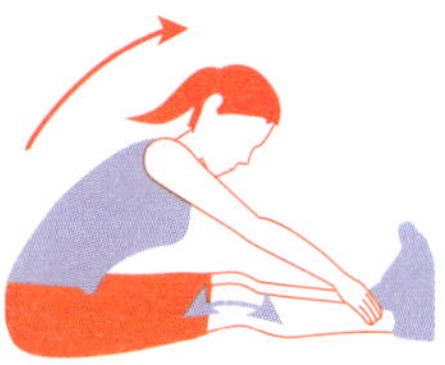

**1** **Étirement dos et cuisses**
Assis au sol, fléchissez légèrement les genoux.
Attrapez vos chevilles.
Arrondissez le dos.

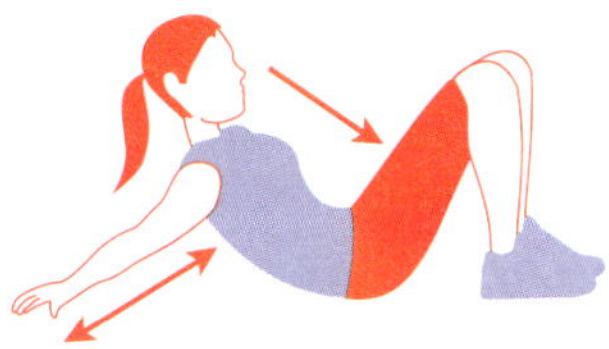

**2** **Étirement des épaules**
Assis au sol, ouvrez bien la poitrine.
Allongez les bras loin derrière.

# SÉANCE #24

***MATÉRIEL :*** *une bande élastique.*

MUSCLES SOLLICITÉS

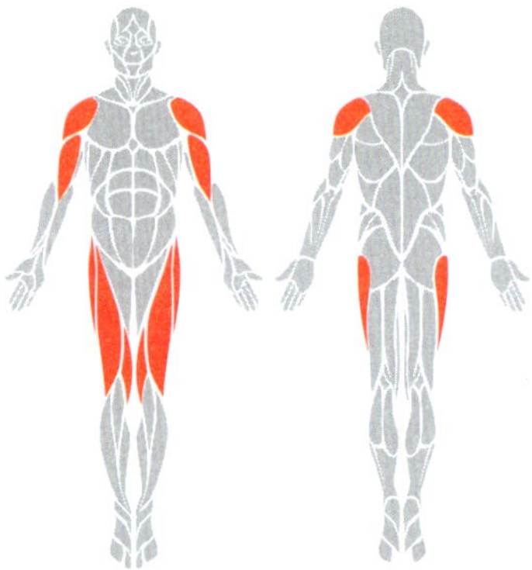

/ Biceps
/ Deltoïdes
/ Quadriceps

| 30 s par exercice | 3 séries | *ÉCHAUFFEMENT* |
|---|---|---|

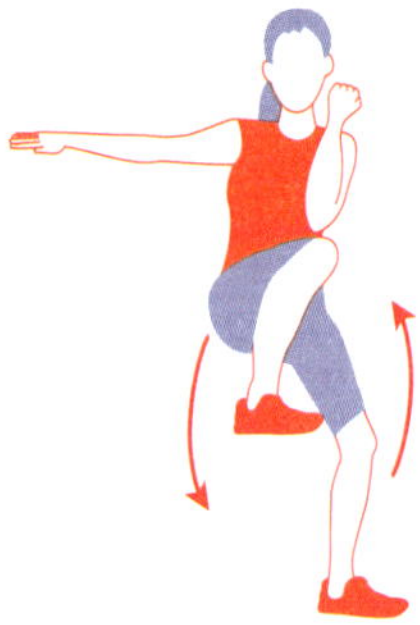

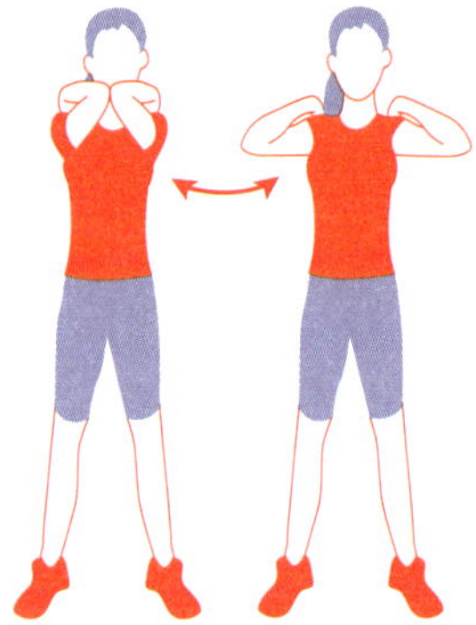

**1** ***Montées de genoux***
*Marchez en montant les genoux vers la poitrine.*

**2** ***Enroulement des épaules***
*Enroulez les épaules d'avant en arrière et inversement.*

# ENTRAÎNEMENT

**DURÉE**
40 s
par exercice

**RÉPÉTITIONS**
3 séries

*JUMPS GAUCHE / DROITE* — *40 s*

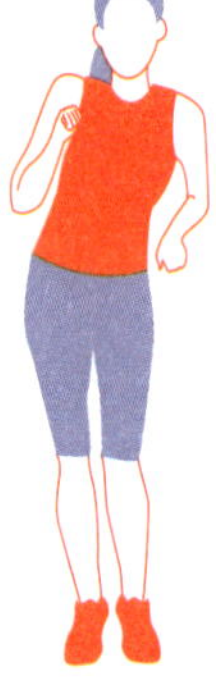

**1** *Sautez de gauche à droite.*

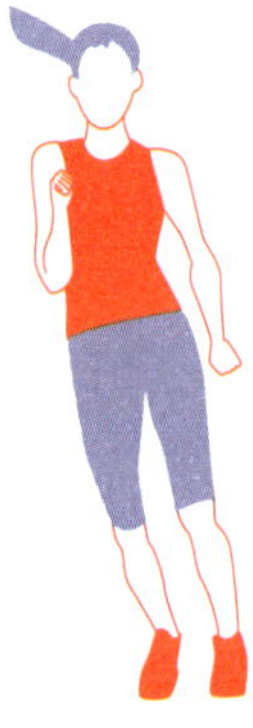

**2** *Allez chercher loin sur le côté.*

## TRAVAIL DES BICEPS — 40 s

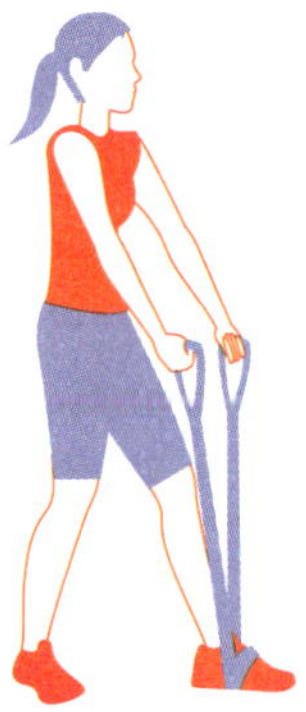

**1** Debout, avancez un pied et passez la bande élastique en dessous.
Maintenez les coudes fixes et le dos droit.

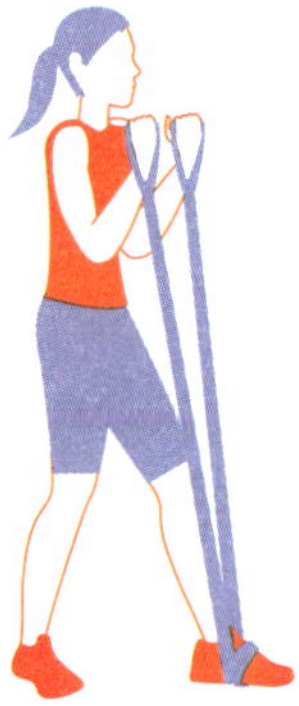

**2** Étirez l'élastique par des flexions/extensions des bras.

## ÉLÉVATION DES ÉPAULES — 40 s

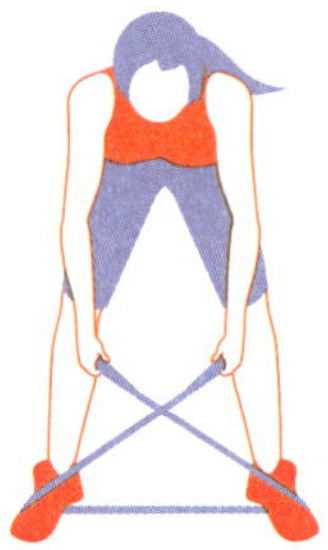

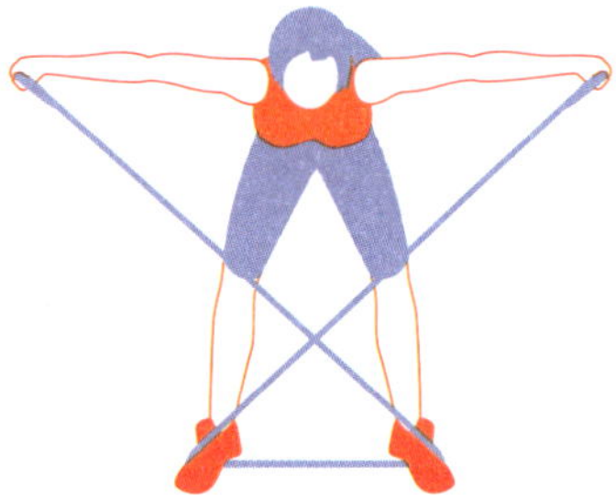

**1** Debout, pieds écartés et genoux fléchis, passez la bande sous les pieds, en la croisant.

**2** Maintenez le dos droit et la poitrine ouverte. Tirez sur la bande en écartant les bras.

## RETOUR AU CALME — 30 s par étirement — 2 séries

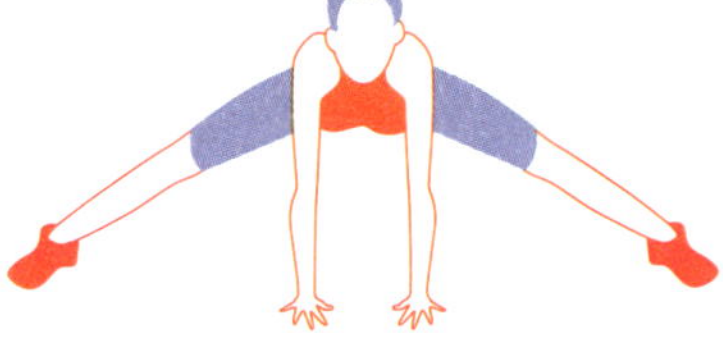

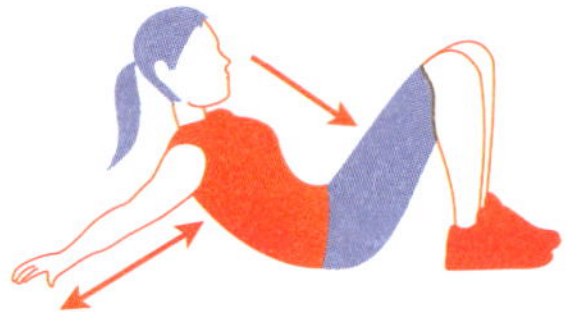

**1 Étirement de la chaîne postérieure**
Debout, écartez les jambes.
Tendez les bras en avant pour poser les mains au sol.
Poussez les fesses en arrière.

**2 Étirement des épaules**
Assis au sol, ouvrez bien la poitrine.
Allongez les bras loin derrière.

# SÉANCE #25

MUSCLES SOLLICITÉS

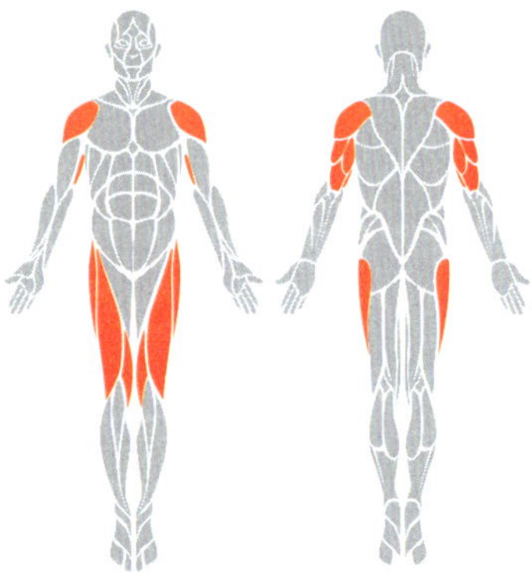

/ Deltoïdes
/ Quadriceps
/ Triceps

30 s par exercice | 3 séries | *ÉCHAUFFEMENT*

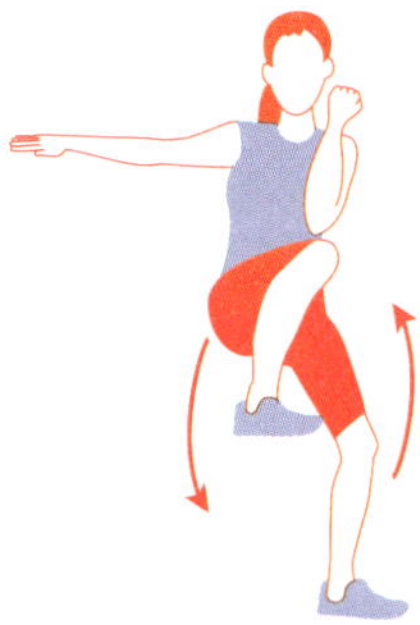

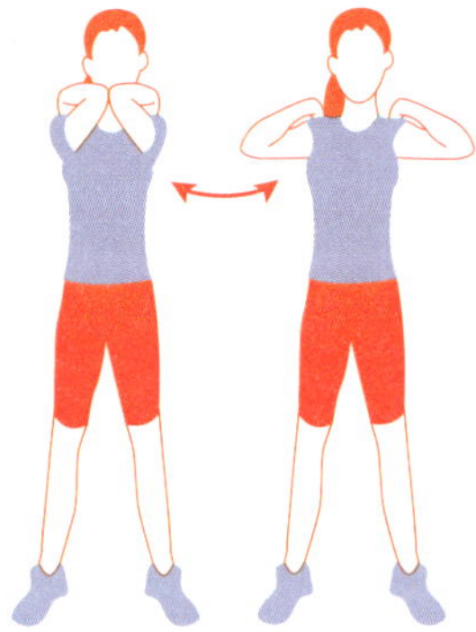

**1 Montées de genoux**
*Marchez en montant les genoux vers la poitrine.*

**2 Enroulement des épaules**
*Enroulez les épaules d'avant en arrière et inversement.*

# ENTRAÎNEMENT

**DURÉE**
40 s
par exercice

**RÉPÉTITIONS**
3 séries

*CHAISE AU MUR* — *40 s*

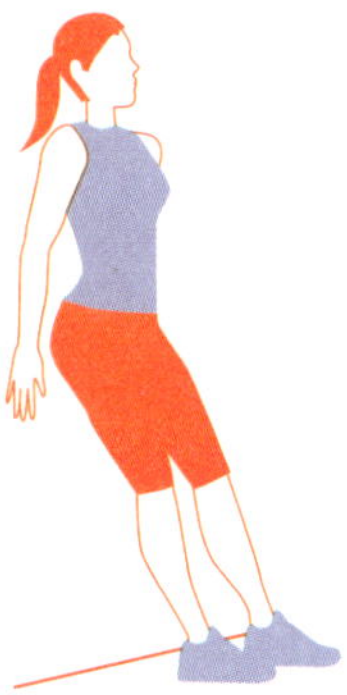

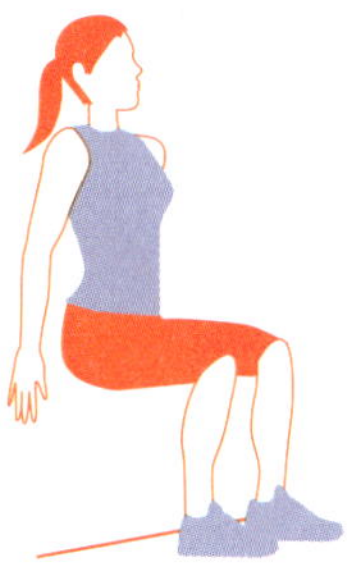

1 *Adossez-vous debout contre un mur.*

2 *Descendez lentement en fléchissant les genoux.*

3 *Bloquez la position une fois les cuisses parallèles au sol.*

## COURSE SUR PLACE — 40 s

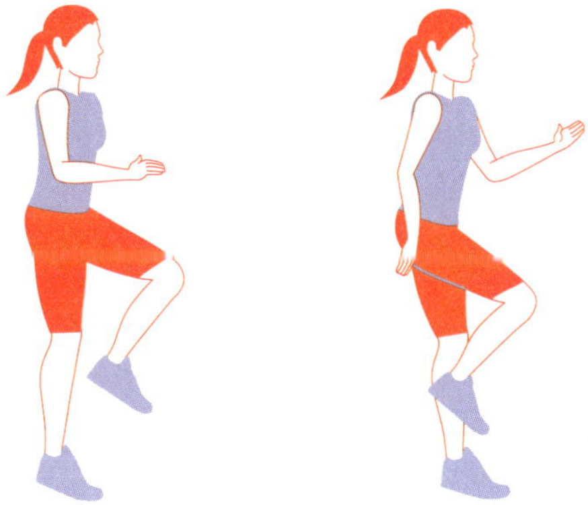

**1** Courez sur place en montant haut les genoux.

## PLANCHE AVEC PIVOTS — 40 s

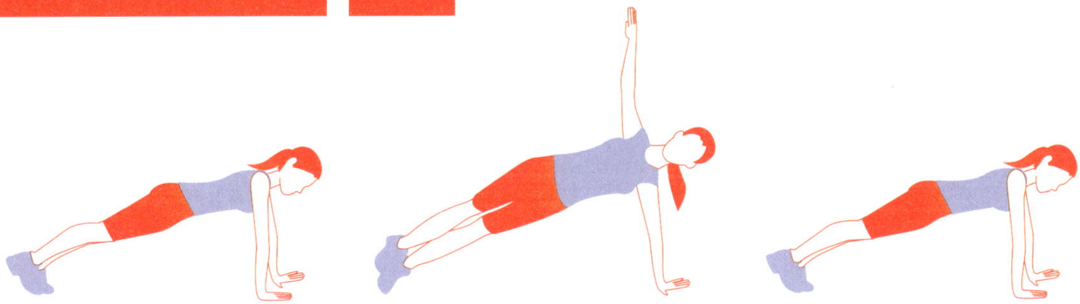

**1** Position de planche statique.

**2** Ouvrez latéralement, reposez.

**3** Alternez gauche et droite.

## RETOUR AU CALME — 30 s par étirement — 2 séries

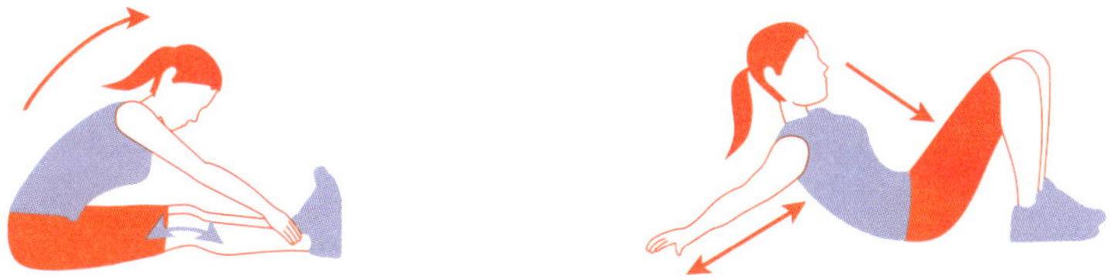

**1 Étirement dos et cuisses**
Assis au sol, fléchissez légèrement les genoux.
Attrapez vos chevilles.
Arrondissez le dos.

**2 Étirement des épaules**
Assis au sol, ouvrez bien la poitrine.
Allongez les bras loin derrière.

# SÉANCE #26

MUSCLES SOLLICITÉS

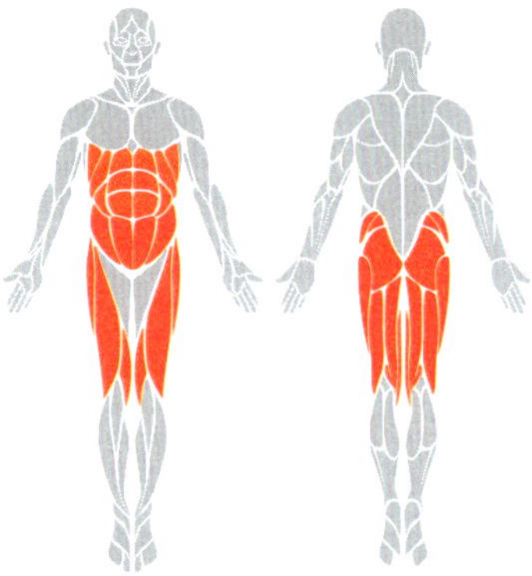

/ Abdominaux
/ Quadriceps

/ Fessiers
/ Ischio-jambiers

| 30 s par exercice | 3 séries | ÉCHAUFFEMENT |
|---|---|---|

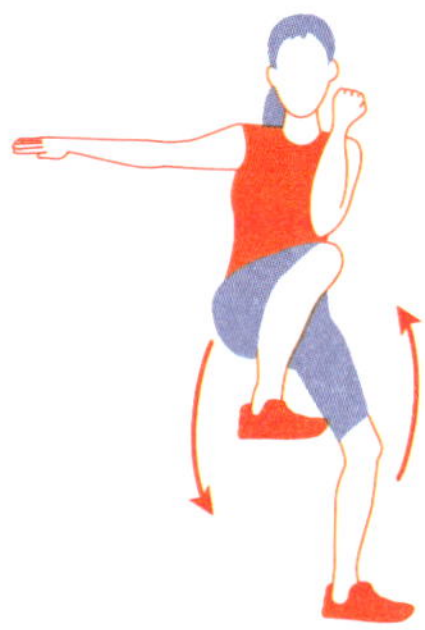

**1 Montées de genoux**
Marchez en montant les genoux vers la poitrine.

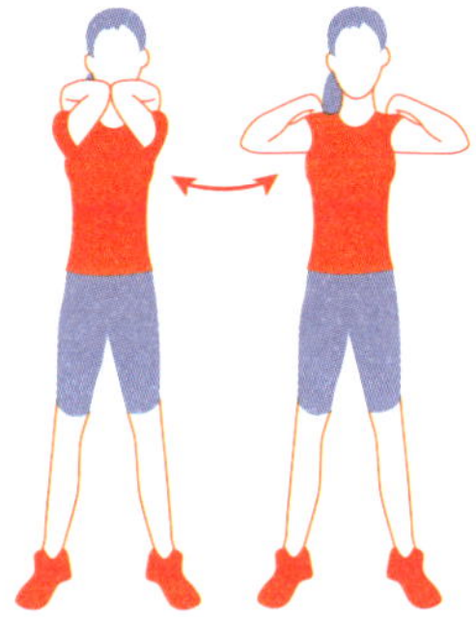

**2 Talons-fesses**
Marchez rapidement en ramenant les talons contre les fesses.

# ENTRAÎNEMENT

**DURÉE**
40 s par exercice

**RÉPÉTITIONS**
3 séries

SAUTS LATÉRAUX | 40 s

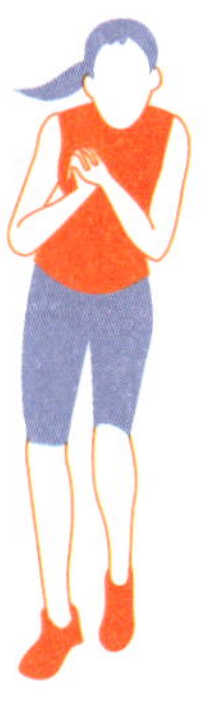

1 Sautez loin sur les côtés, sans arrêt.

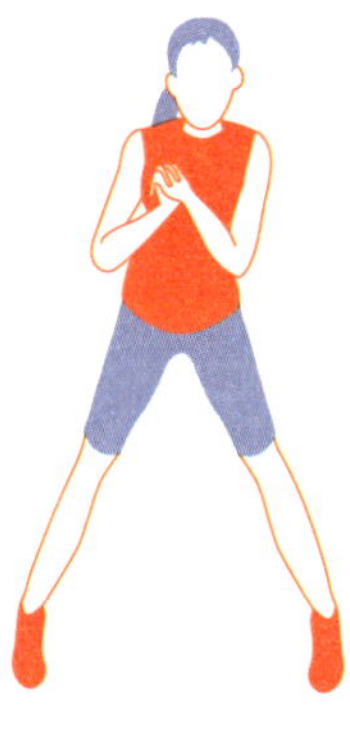

2 Amortissez et contrôlez.

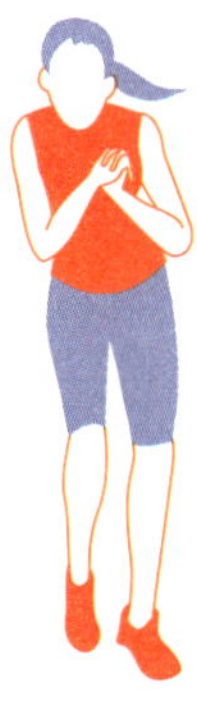

3 Sautez de nouveau pour revenir en position initiale.

## FENTE ARRIÈRE AVEC MONTÉE DE GENOU — 20 s de chaque côté

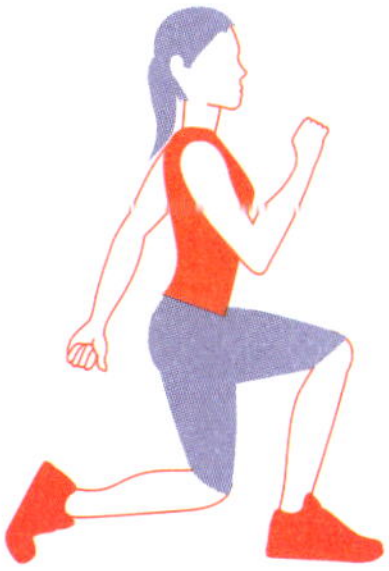

**1** *Placez-vous en fente arrière sur un genou.*

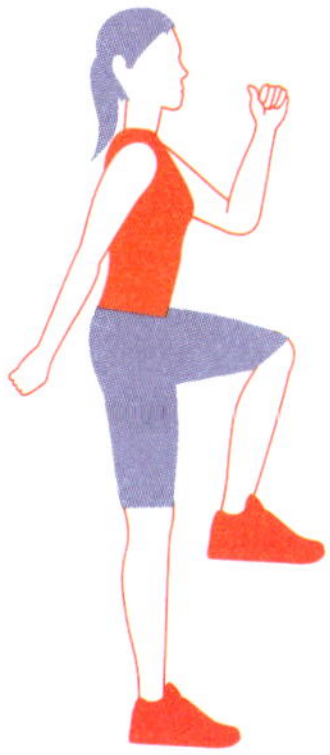

**2** *Ramenez la jambe arrière vers l'avant et montez le genou jusqu'au bassin.*

## ABDOS CRUNCH — 40 s

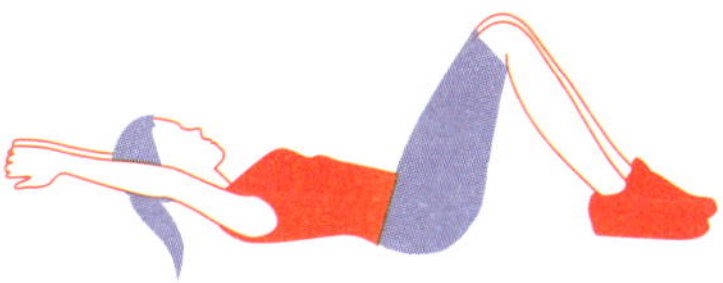

**1** *Allongez-vous, dos écrasé au sol, bras en arrière.*
*Fléchissez les genoux.*

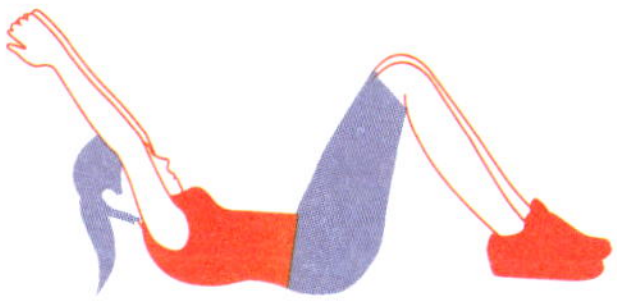

**2** *Remontez le buste en gardant les bras étirés au-dessus de la tête.*
*Gardez les pieds à plat au sol.*

## RETOUR AU CALME — 30 s par étirement — 2 séries

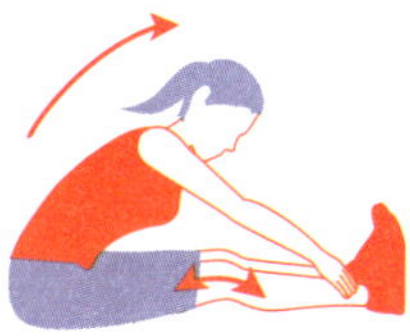

**1** ***Étirement dos et cuisses***
*Assis au sol, fléchissez légèrement les genoux.*
*Attrapez vos chevilles.*
*Arrondissez le dos.*

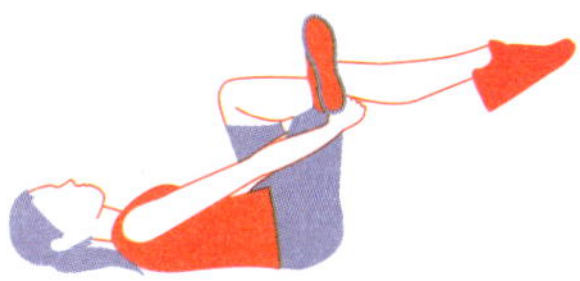

**2** ***Étirement des fessiers***
*Allongé sur le dos, fléchissez la cuisse droite.*
*Posez dessus le pied gauche.*
*Attrapez l'arrière de la cuisse droite et tirez vers vous.*
*Alternez les cuisses.*

# SÉANCE # 27

MUSCLES SOLLICITÉS

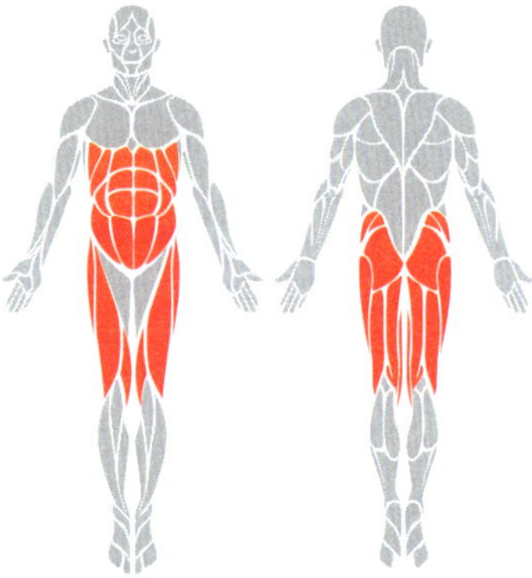

/ Abdominaux
/ Quadriceps

/ Fessiers
/ Ischio-jambiers

30 s par exercice | 3 séries | *ÉCHAUFFEMENT*

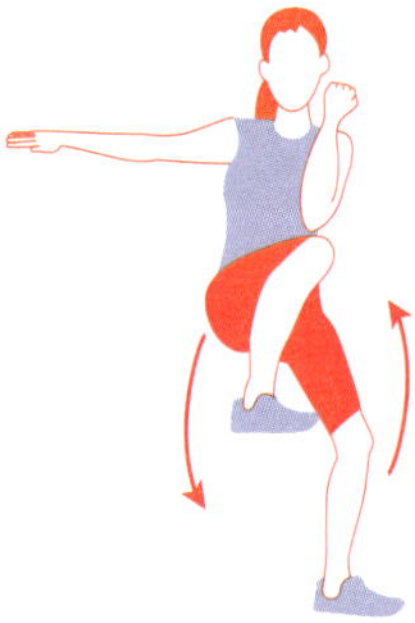

**1** ***Montées de genoux***
*Marchez en montant les genoux vers la poitrine.*

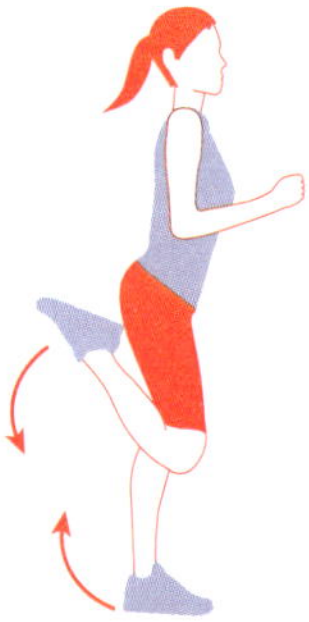

**2** ***Talons-fesses***
*Marchez rapidement en ramenant les talons contre les fesses.*

# ENTRAÎNEMENT

***DURÉE***
40 s
par exercice

***RÉPÉTITIONS***
3 séries

*JUMPING JACK* | *40 s*

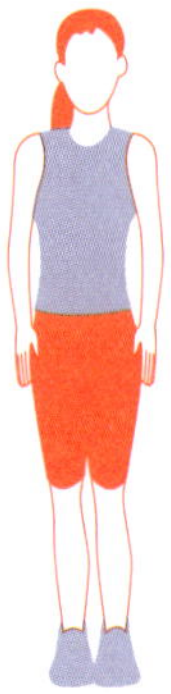

**1** *Debout, jambes serrées.*

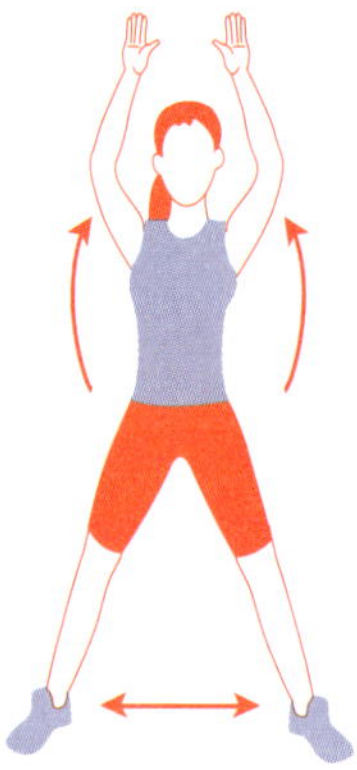

**2** *Sautez en écartant les jambes, bras en l'air, avant de revenir à la position initiale.*

## SQUAT UNE JAMBE — 20 s de chaque côté

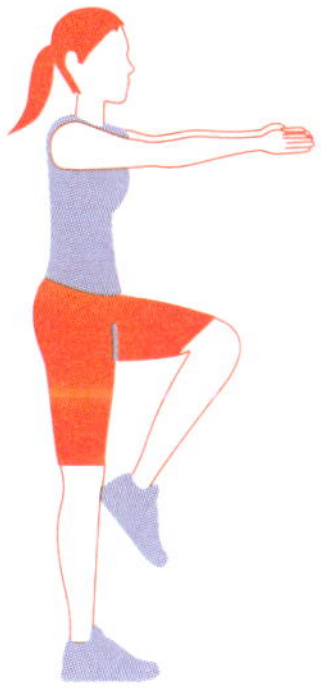

1 Debout, les bras à l'horizontale, placez-vous sur une jambe, le pied à plat au sol.

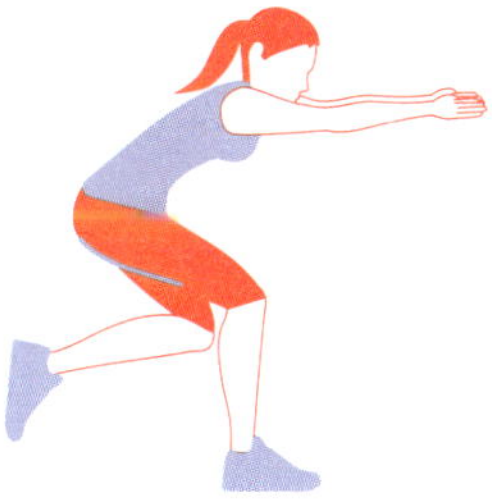

2 Inclinez-vous, bras tendus, et effectuez des flexions/extensions sur la jambe d'appui. Tirez les fesses loin en arrière.

## ABDOS INVERSÉS — 40 s

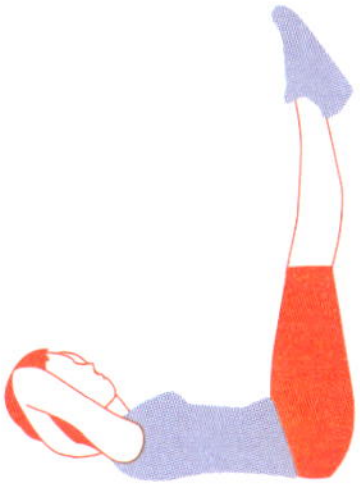

1 Allongez-vous, dos plaqué au sol, les mains croisées derrière la tête.

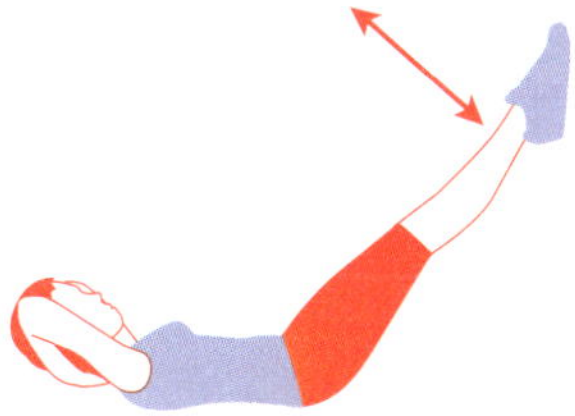

2 Levez les épaules et la tête. Levez et descendez les jambes tendues.

## RETOUR AU CALME — 30 s par étirement — 2 séries

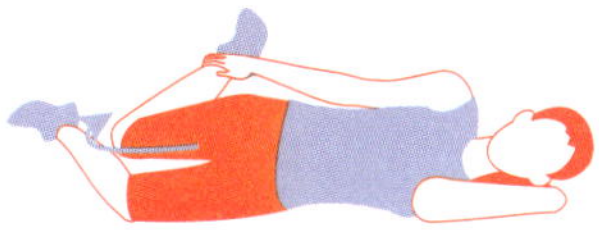

1 **Étirement des cuisses**
Allongé sur un côté, poussez le bassin vers l'avant.
Tirez une cuisse en arrière et vers le haut.
Alternez les cuisses.

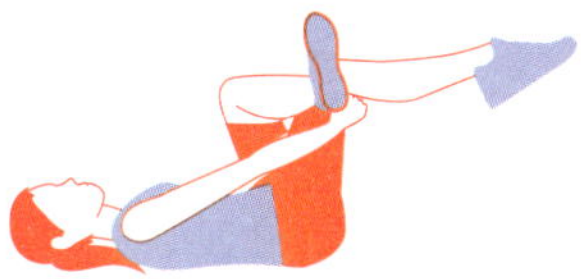

2 **Étirement des fessiers**
Allongé sur le dos, fléchissez la cuisse droite.
Posez dessus le pied gauche.
Attrapez l'arrière de la cuisse droite et tirez vers vous.
Alternez les cuisses.

# SÉANCE #28

MUSCLES SOLLICITÉS

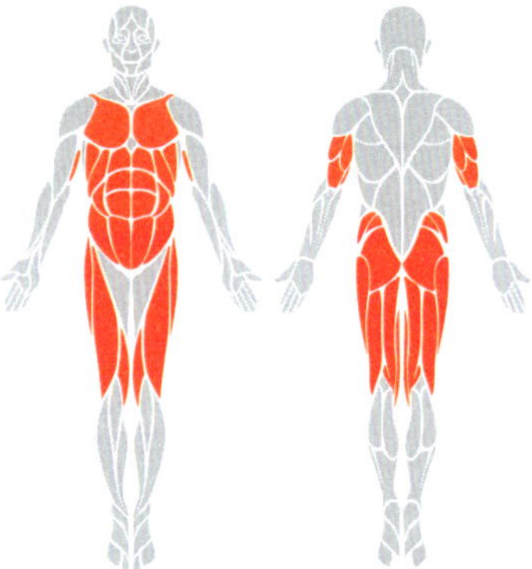

/ Abdominaux
/ Pectoraux
/ Quadriceps
/ Fessiers
/ Ischio-jambiers
/ Triceps

| 30 s par exercice | 3 séries | ÉCHAUFFEMENT |
|---|---|---|

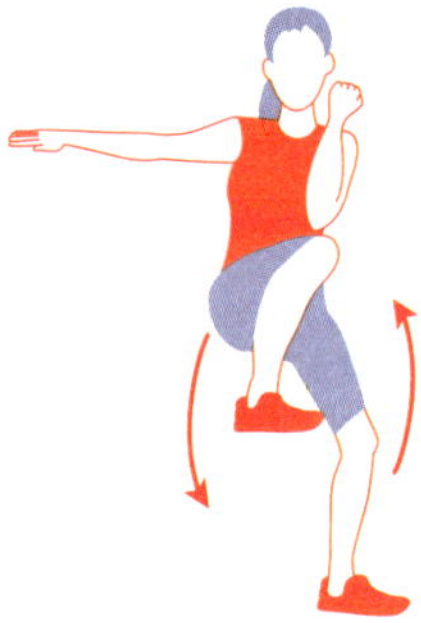

**1 Montées de genoux**
*Marchez en montant les genoux vers la poitrine.*

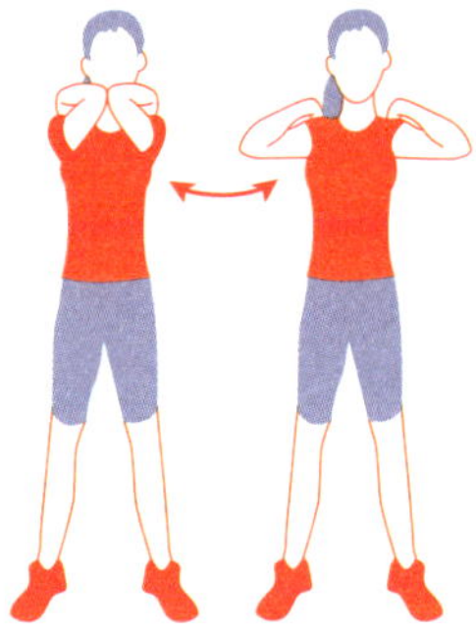

**2 Enroulement des épaules**
*Enroulez les épaules d'avant en arrière et inversement.*

# ENTRAÎNEMENT

**DURÉE**
40 s
par exercice

**RÉPÉTITIONS**
3 séries

| FENTES JUMP | 40 s |
|---|---|

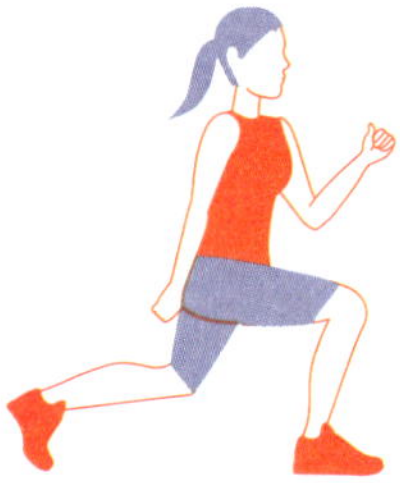

1 *Placez-vous en fente avant.*

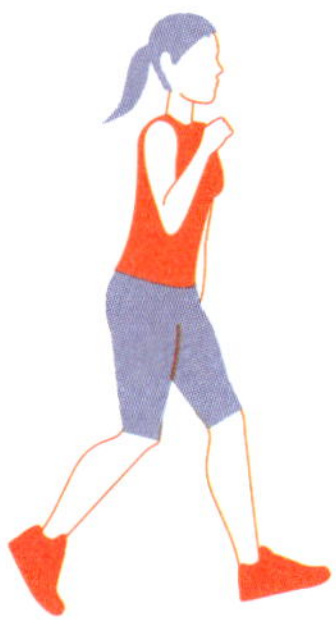

2 *Par une impulsion et un ciseau des jambes, sautez en hauteur.*

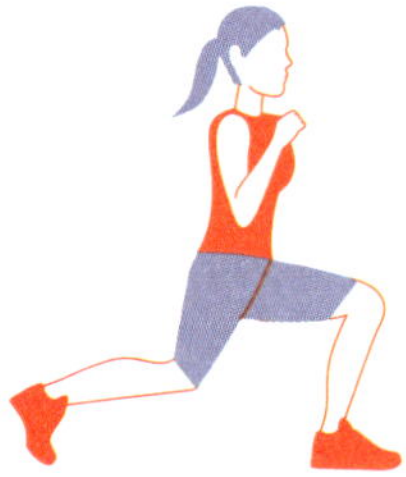

3 *Alternez la position des jambes.*

## POMPES À GENOUX — 40 s

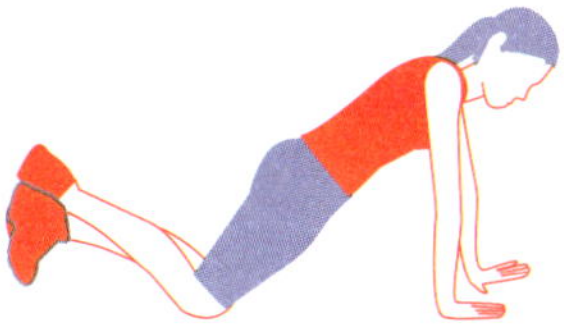

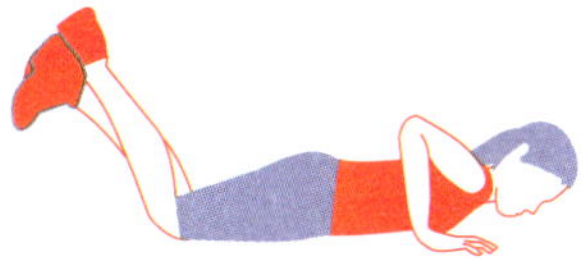

**1** En quadrupédie, avancez vos mains à hauteur de poitrine.
En appui sur les genoux, fléchissez les bras.

**2** Descendez le buste jusqu'à toucher le sol avec le ventre et la poitrine.
Remontez en tendant les bras.

## ABDOS EN V (V-UPS) — 40 s

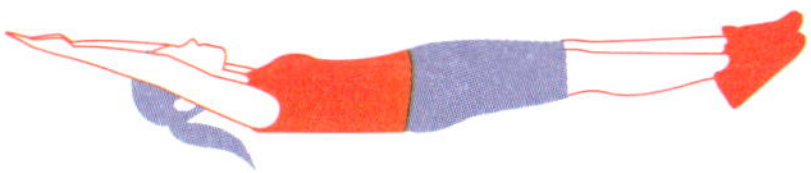

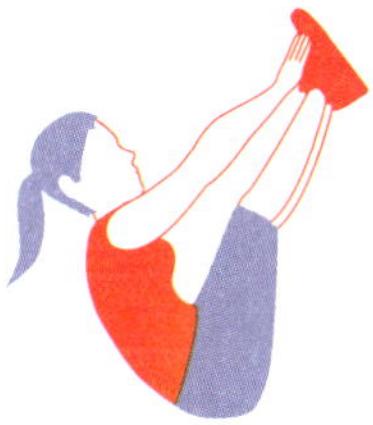

**1** Allongez-vous sur le sol, bras tendus en arrière.

**2** Montez simultanément jambes et buste. Les doigts de vos mains doivent toucher les pieds.

## RETOUR AU CALME — 30 s par étirement — 2 séries

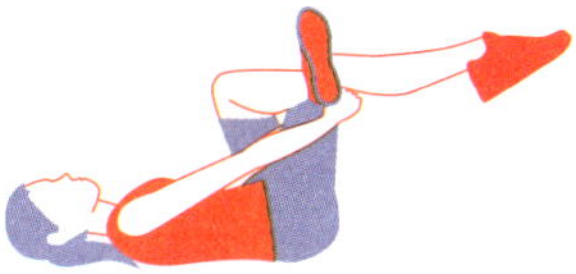

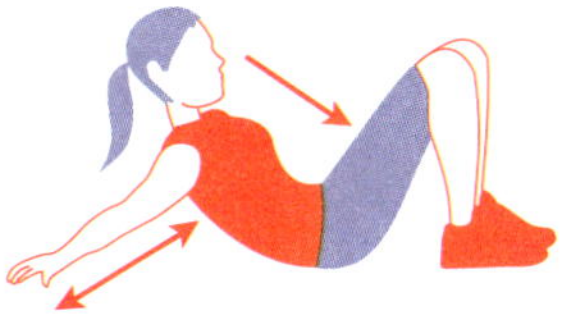

**1** **Étirement des fessiers**
Allongé sur le dos, fléchissez la cuisse droite.
Posez dessus le pied gauche.
Attrapez l'arrière de la cuisse droite et tirez vers vous.
Alternez les cuisses.

**2** **Étirement des épaules**
Assis au sol, ouvrez bien la poitrine.
Allongez les bras loin derrière.

# SÉANCE # 29

**MATÉRIEL :** *une chaise.*

MUSCLES SOLLICITÉS

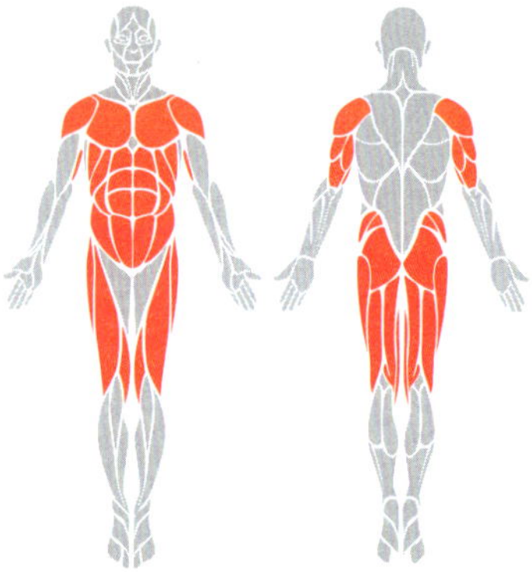

/ Abdominaux
/ Deltoïdes
/ Pectoraux
/ Quadriceps
/ Fessiers
/ Ischio-jambiers
/ Triceps

| 30 s par exercice | 3 séries | *ÉCHAUFFEMENT* |
|---|---|---|

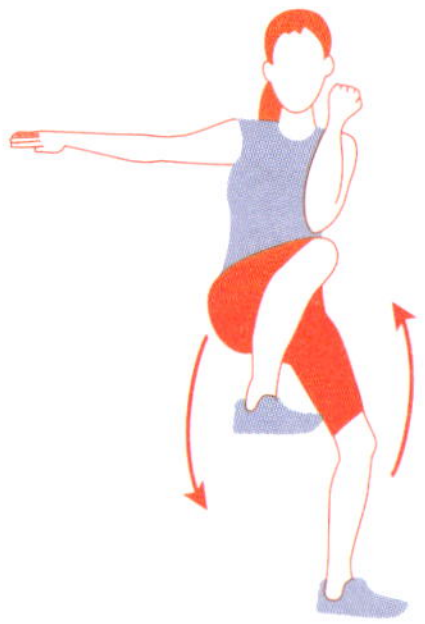

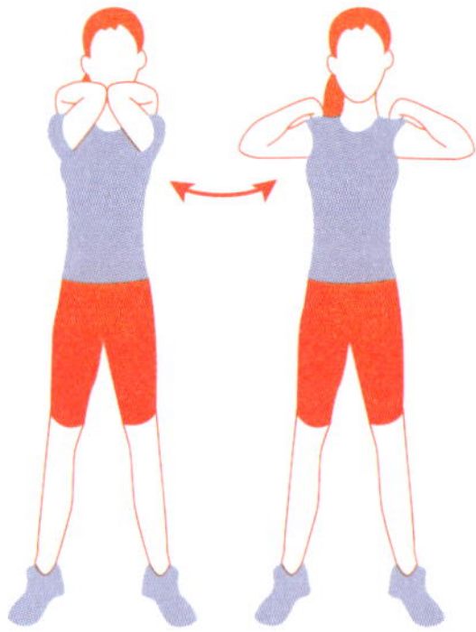

**1** ***Montées de genoux***
*Marchez en montant les genoux vers la poitrine.*

**2** ***Enroulement des épaules***
*Enroulez les épaules d'avant en arrière et inversement.*

# ENTRAÎNEMENT

**DURÉE**
40 s
par exercice

**RÉPÉTITIONS**
3 séries

***BURPEES*** — ***40 s***

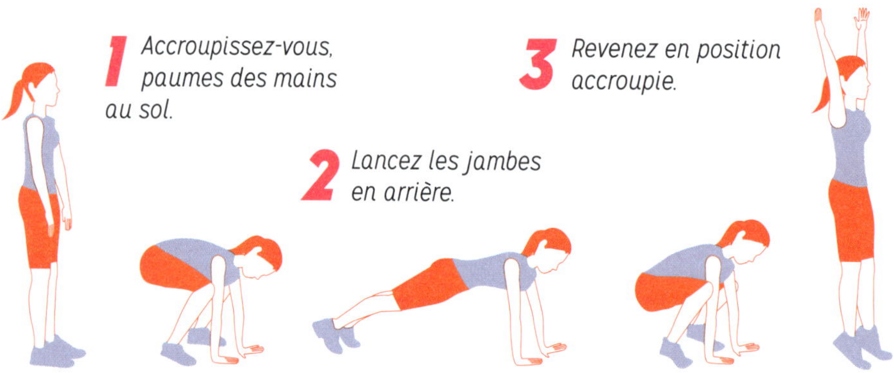

**1** *Accroupissez-vous, paumes des mains au sol.*

**2** *Lancez les jambes en arrière.*

**3** *Revenez en position accroupie.*

**4** *Redressez-vous en sautant, bras en l'air.*

## TOUCHER LE SOL — 40 s

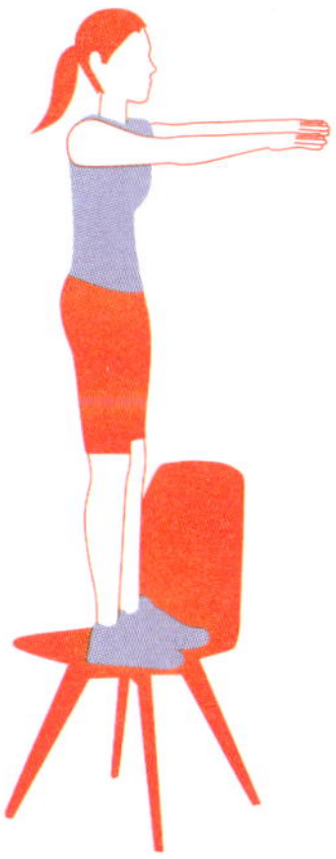

**1** Debout sur une chaise, gardez un talon posé et descendez l'autre jambe.

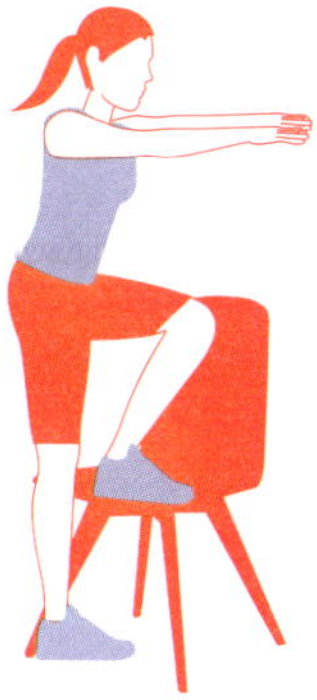

**2** Touchez à peine le sol et remontez.

## GAINAGE PUSH-UP — 40 s

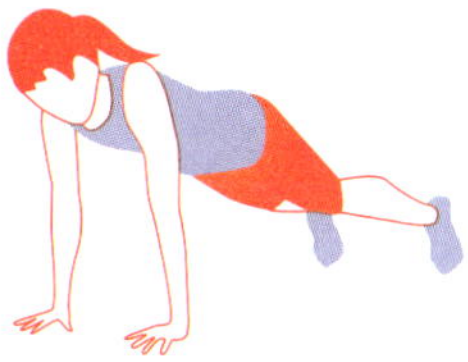

**1** En position de planche, posez les avant-bras au sol.

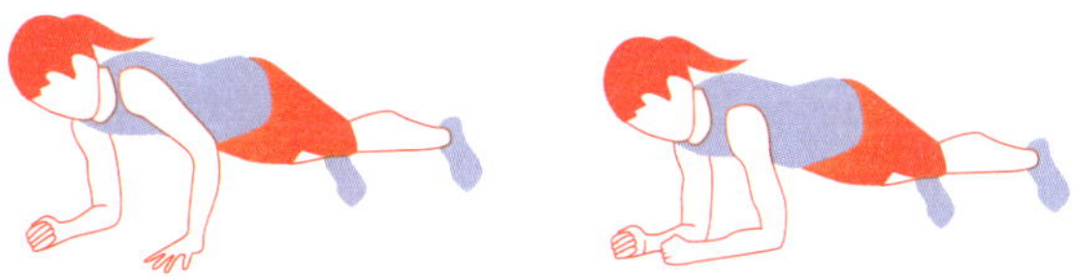

**2** Remontez et reposez un coude puis l'autre.

## RETOUR AU CALME — 30 s par étirement — 2 séries

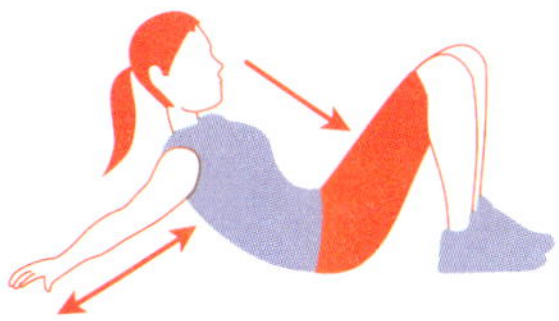

**1** ***Étirement des épaules***
*Assis au sol, ouvrez bien la poitrine. Allongez les bras loin derrière.*

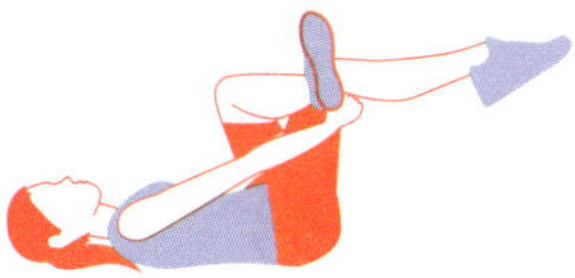

**2** ***Étirement des fessiers***
*Allongé sur le dos, fléchissez la cuisse droite.*
*Posez dessus le pied gauche.*
*Attrapez l'arrière de la cuisse droite et tirez vers vous.*
*Alternez les cuisses.*

# SÉANCE # 30

**MATÉRIEL :** *un coussin ou un marchepied.*

MUSCLES SOLLICITÉS

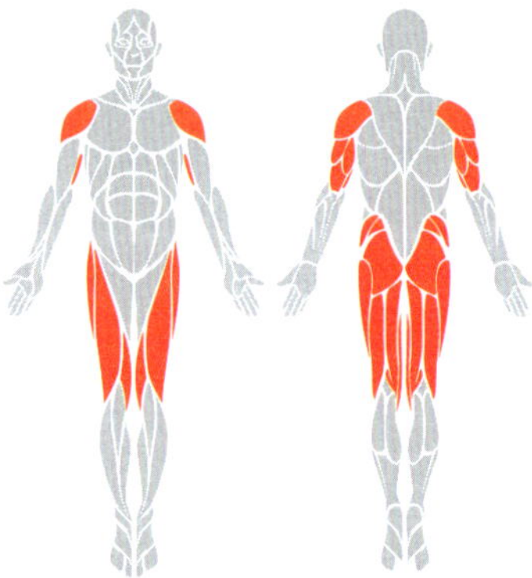

/ Deltoïdes
/ Quadriceps

/ Fessiers
/ Ischio-jambiers
/ Triceps

30 s par exercice | 3 séries | *ÉCHAUFFEMENT*

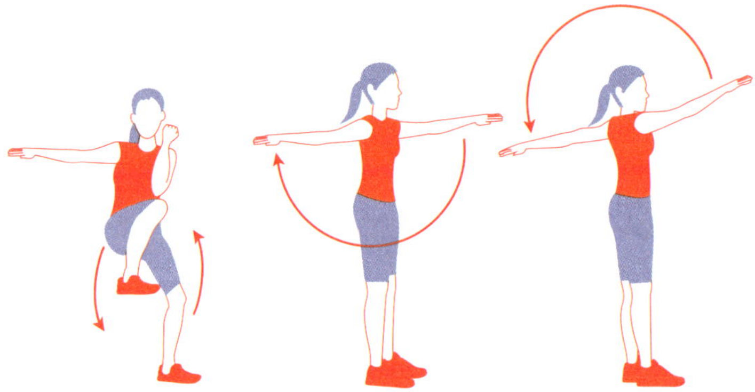

**1 Montées de genoux**
*Marchez en montant les genoux vers la poitrine.*

**2 Balancement des bras**
*Balancez les bras avec une grande amplitude.*

# ENTRAÎNEMENT

**DURÉE**
40 s par exercice

**RÉPÉTITIONS**
3 séries

*JUMPING JACK PLANCHE* | *40 s*

**1** *Placez-vous en position de planche.*

**2** *En sautant, ramenez les genoux fléchis près de la poitrine. Sautez les deux jambes en arrière pour revenir en position initiale.*

## *FENTE ARRIÈRE ET FENTE AVANT* | *40 s*

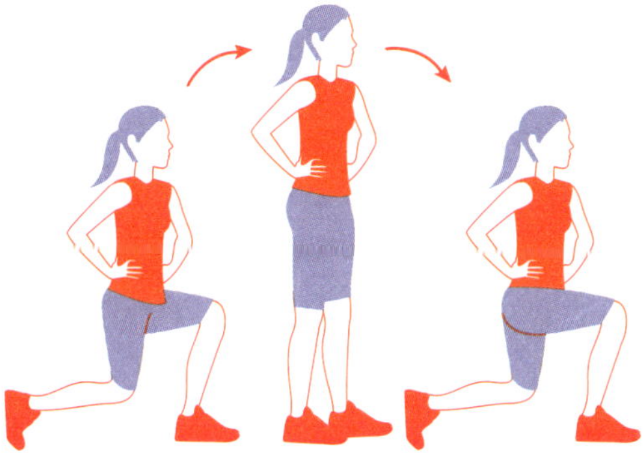

**1** *Mains à la taille, placez-vous en fente avant.*

**2** *Fléchissez le genou jusqu'au sol.*

**3** *Relevez-vous et recommencez en inversant les jambes.*

## *PLANCHE SAUTS ÉCARTÉS* | *40 s*

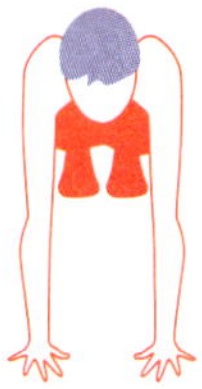

**1** *En position de planche, alignez le bassin et les épaules.*

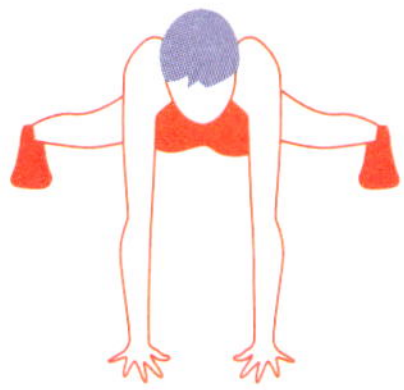

**2** *Ouvrez et fermez les jambes tendues en arrière en sautant.*

## *RETOUR AU CALME* | 30 s par étirement | 2 séries

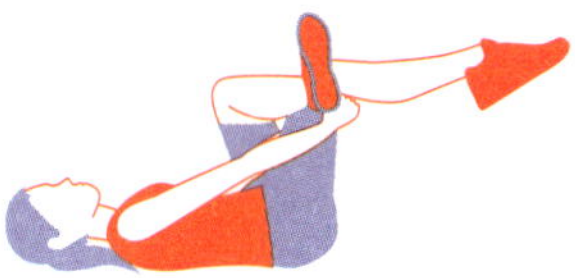

**1** ***Étirement des fessiers***
*Allongé sur le dos, fléchissez la cuisse droite.*
*Posez dessus le pied gauche.*
*Attrapez l'arrière de la cuisse droite et tirez vers vous.*
*Alternez les cuisses.*

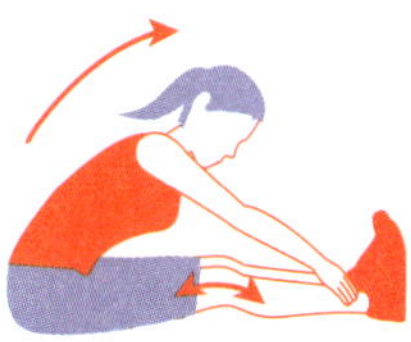

**2** ***Étirement dos et cuisses***
*Assis au sol, fléchissez légèrement les genoux.*
*Attrapez vos chevilles.*
*Arrondissez le dos.*

# MON PROGRAMME CARDIO

## ENCHAÎNEMENT

**DURÉE**
30 s
par exercice

**RÉPÉTITIONS**
2 séries
au minimum

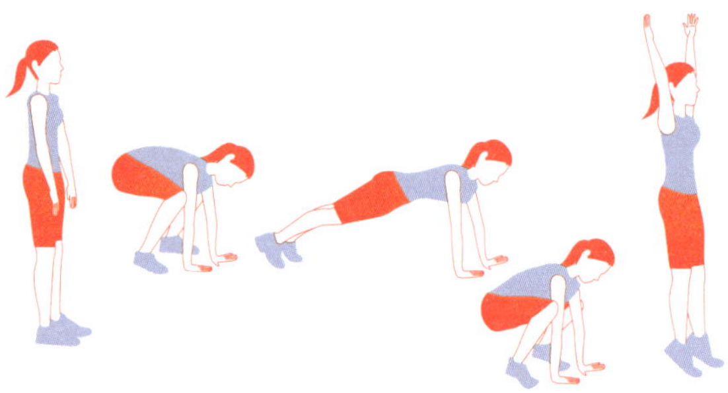

1. BURPEES

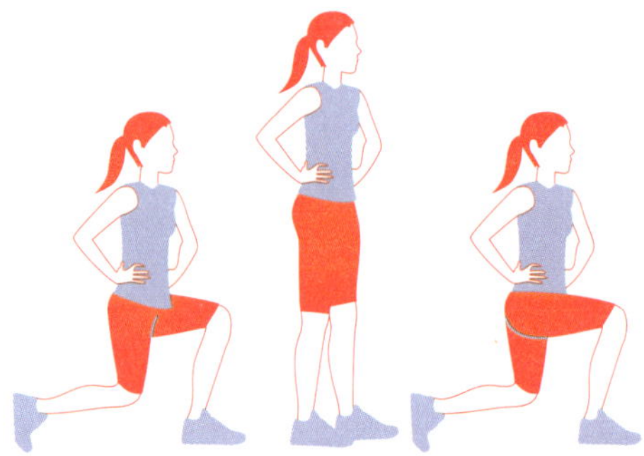

2. FENTE ARRIÈRE ET FENTE AVANT

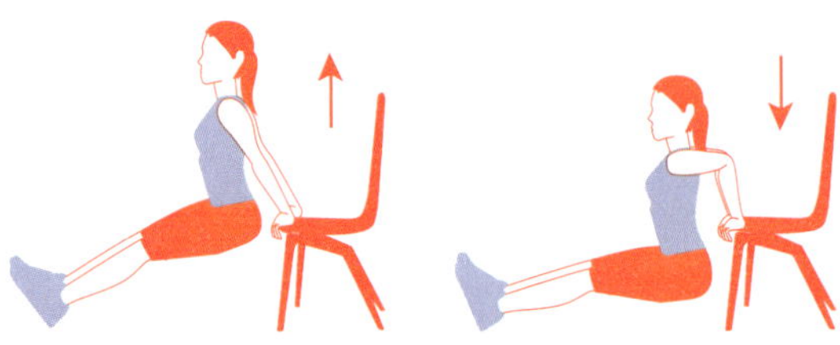

3. DIPS CHAISE

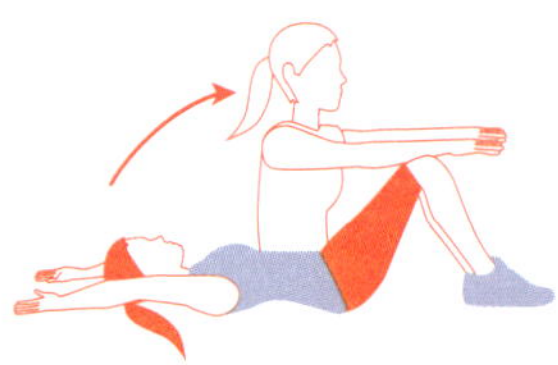

4. ABDOS SIT-UP

***MATÉRIEL :*** *une chaise.*

**MUSCLES SOLLICITÉS**

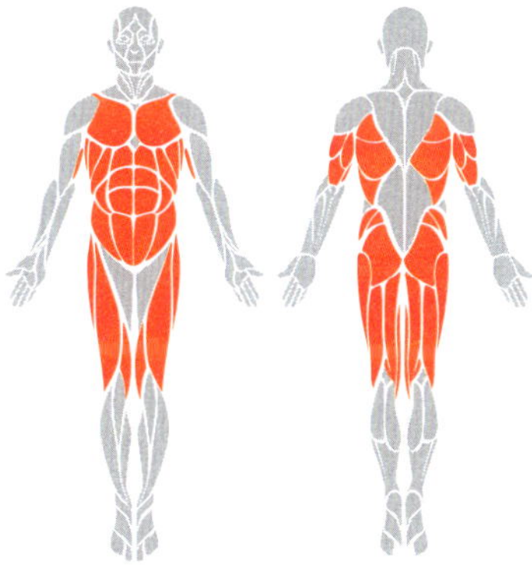

/ Abdominaux
/ Pectoraux
/ Quadriceps
/ Fessiers
/ Grand dorsal
/ Ischio-jambiers
/ Triceps

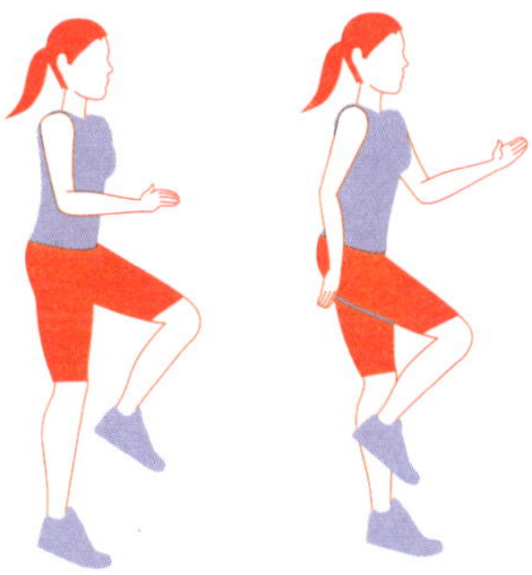

**5. COURSE SUR PLACE**

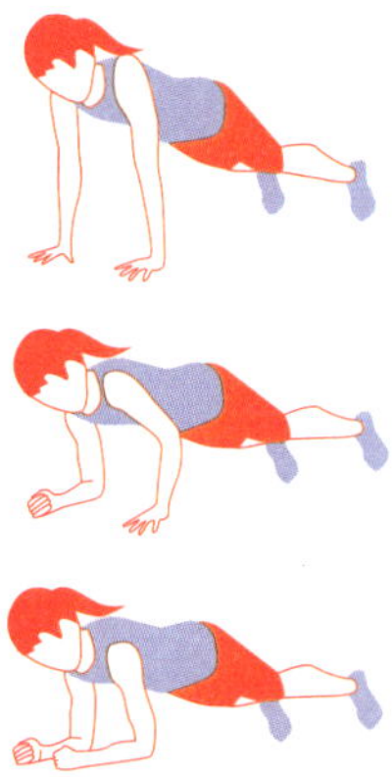

**6. GAINAGE PUSH-UP**

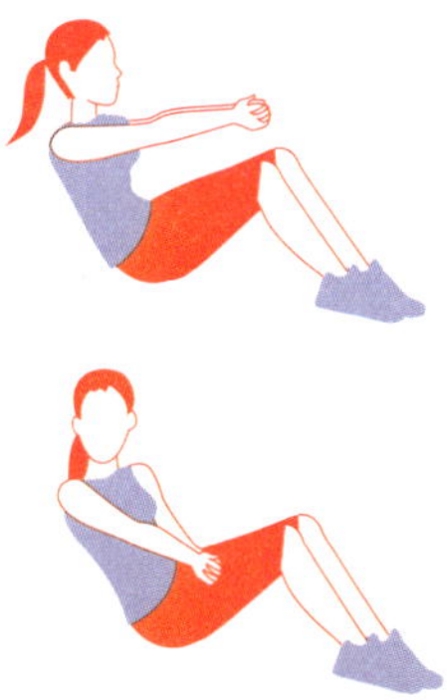

**7. GAINAGE TWIST**

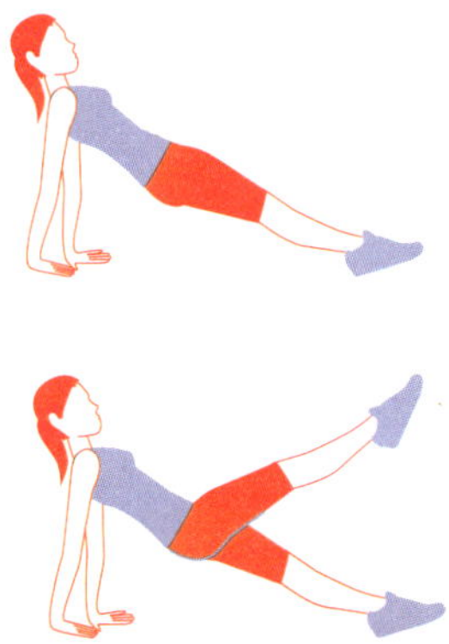

**8. RENFORCEMENT DOS ET BRAS**

# MON PROGRAMME TONIQUE

## ENCHAÎNEMENT

**DURÉE**
30 s
par exercice

**RÉPÉTITIONS**
2 séries
au minimum

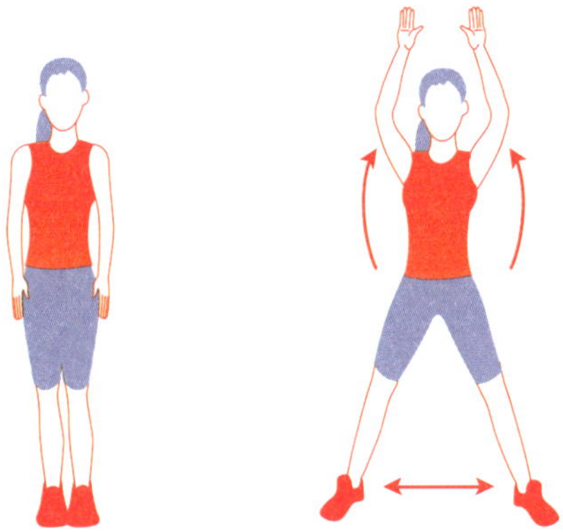

1. JUMPING JACK

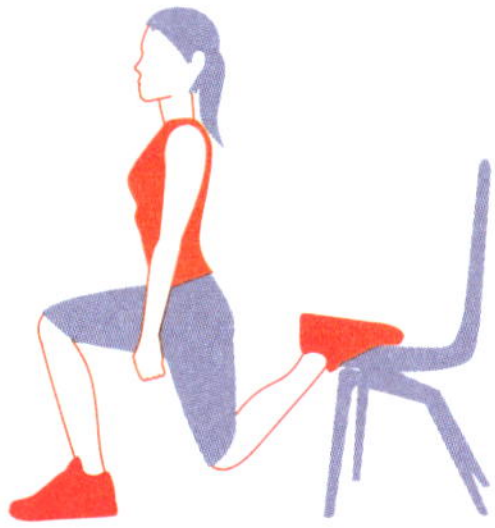

2. FENTE UN PIED SUR UNE CHAISE

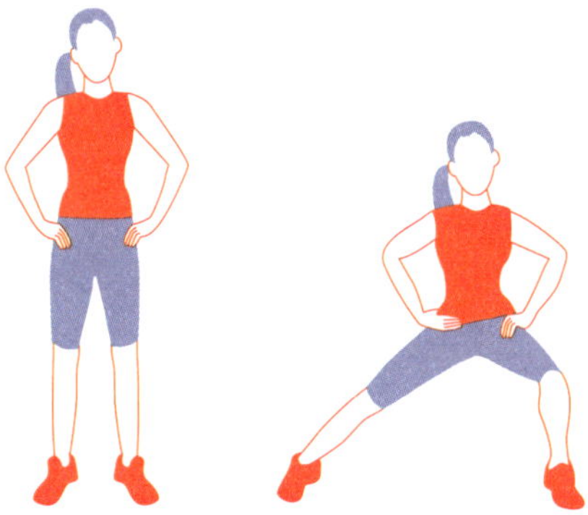

3. FENTES LATÉRALES

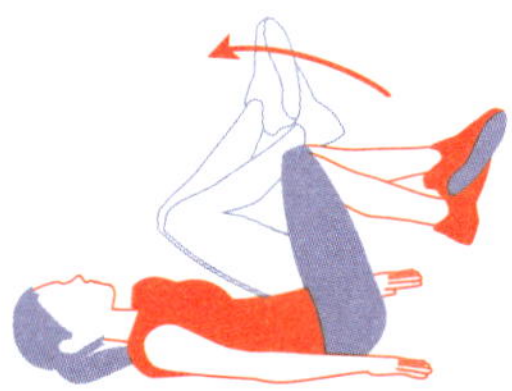

4. CRUNCH INVERSÉ

***MATÉRIEL :*** *une chaise.*

**MUSCLES SOLLICITÉS**

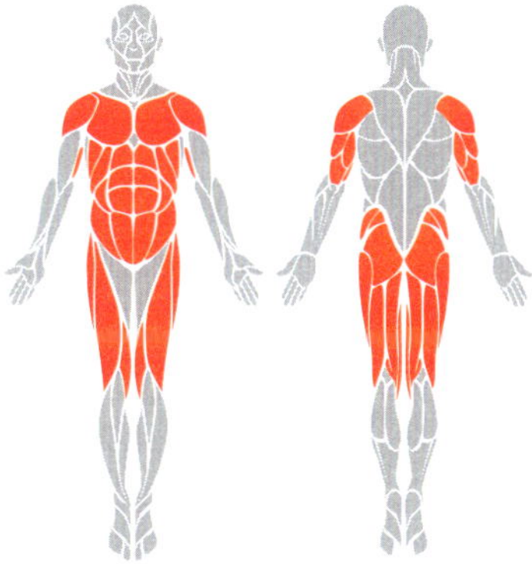

/ Abdominaux
/ Deltoïdes
/ Pectoraux
/ Quadriceps
/ Fessiers
/ Ischio-jambiers
/ Triceps

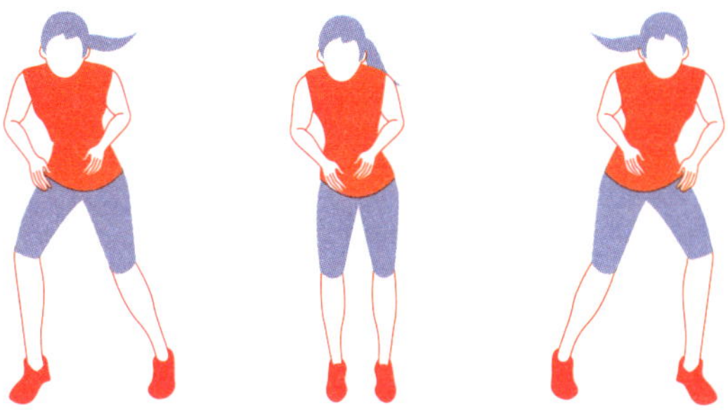

*5. SKIPPING*

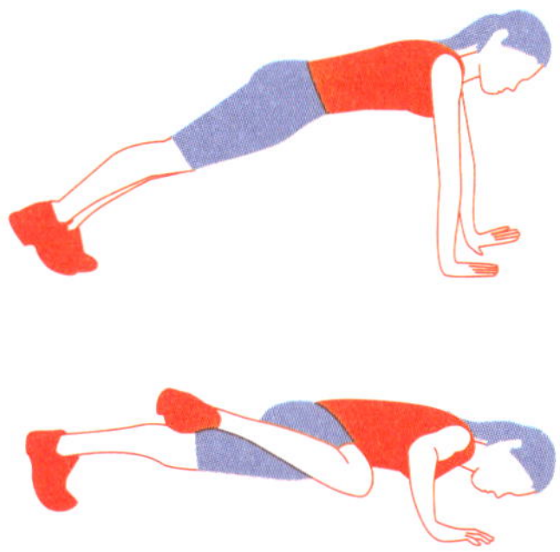

*6. POMPE GENOU / COUDE*

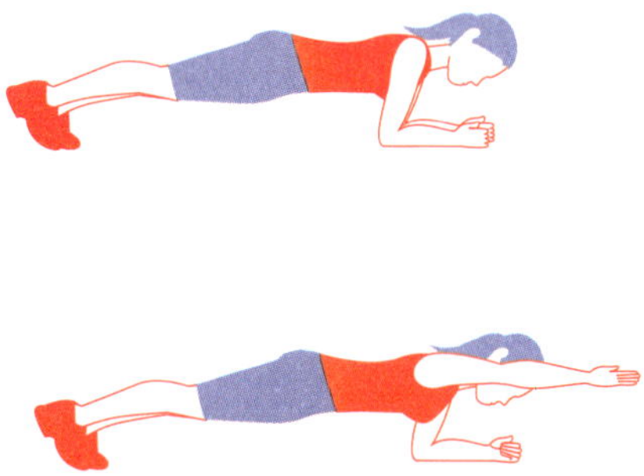

*7. GAINAGE SUPERMAN*

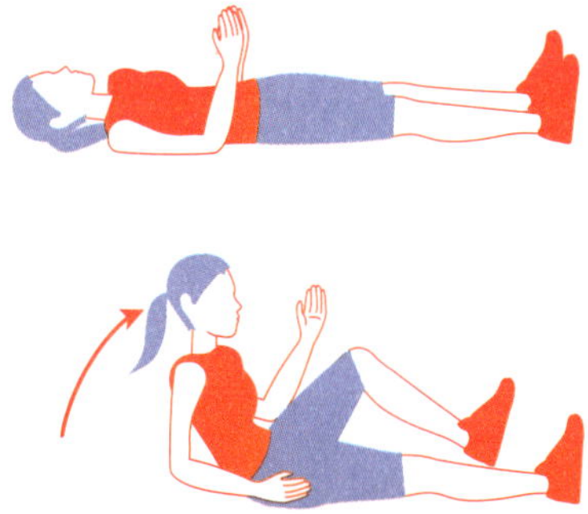

*8. ABDOS AVEC UNE JAMBE*

# MON PROGRAMME MODELANT

## ENCHAÎNEMENT

**DURÉE** 30 s par exercice / **RÉPÉTITIONS** 2 séries au minimum

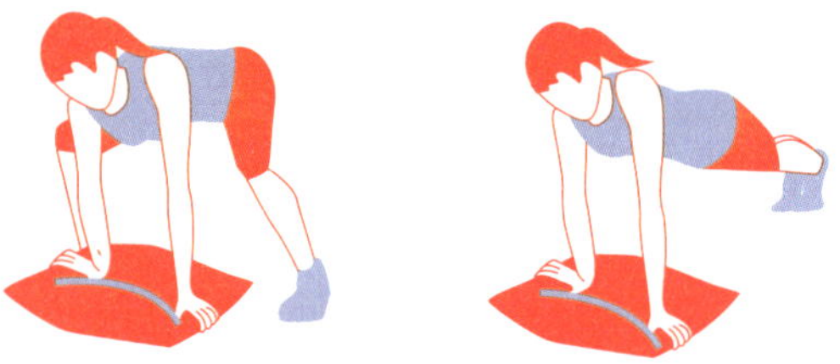

1. JUMPING JACK PLANCHE

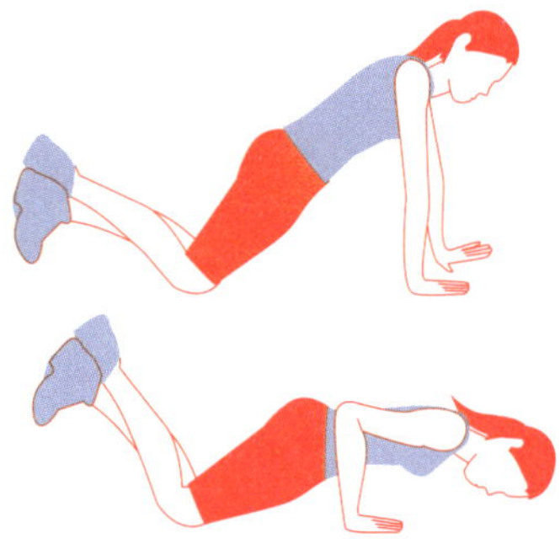

2. POMPES À GENOUX

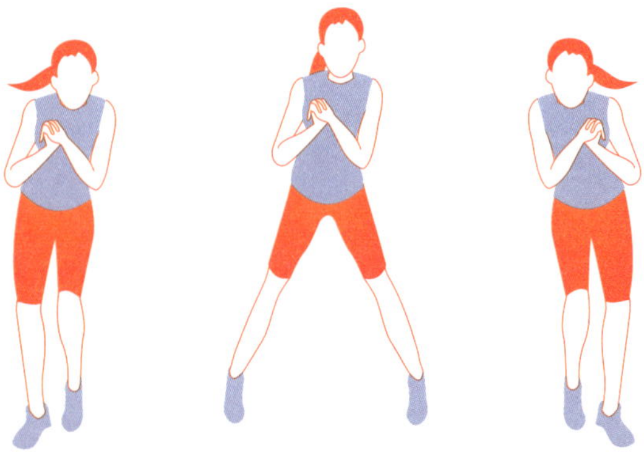

3. SAUTS LATÉRAUX

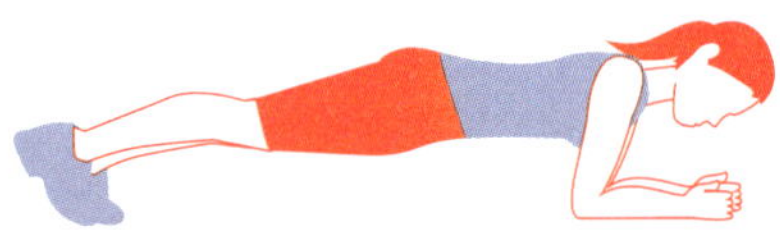

4. GAINAGE PLANCHE

***MATÉRIEL :*** *un coussin.*

**MUSCLES SOLLICITÉS**

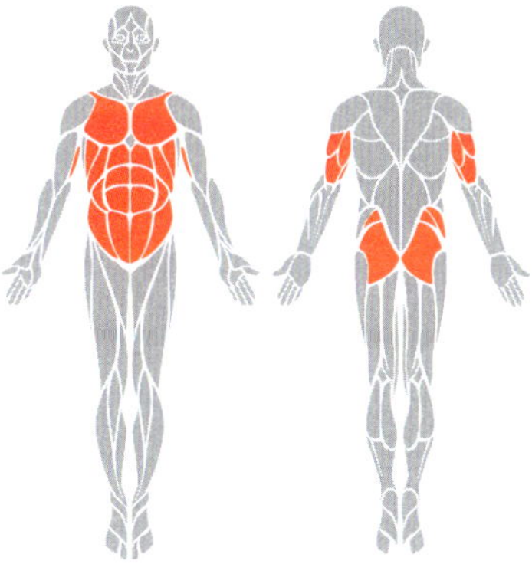

/ Abdominaux
/ Pectoraux
/ Fessiers
/ Triceps

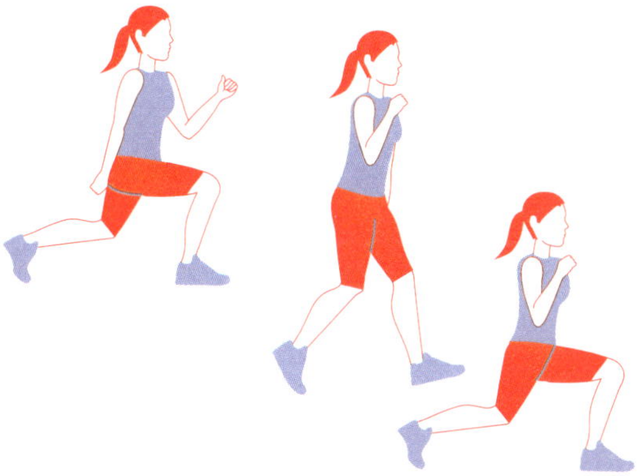

**5. FENTE ARRIÈRE ET FENTE AVANT**

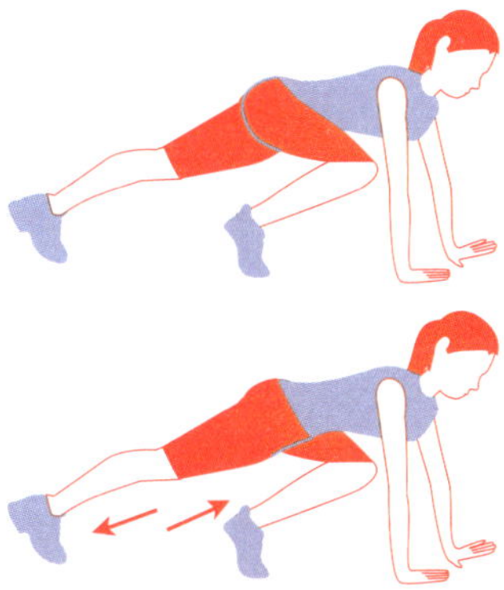

**6. MOUNTAIN CLIMBER**

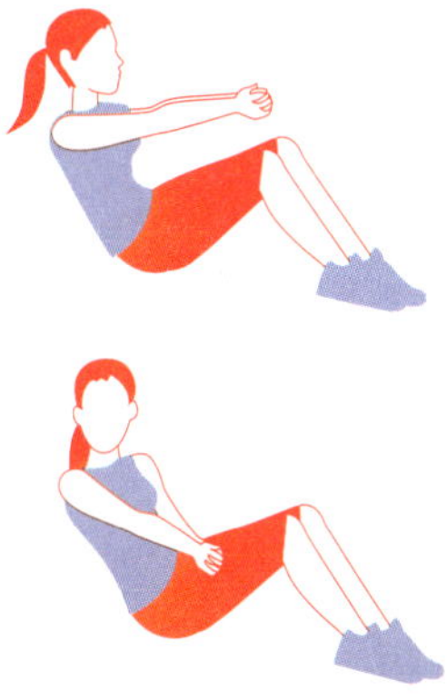

**7. GAINAGE TWIST**

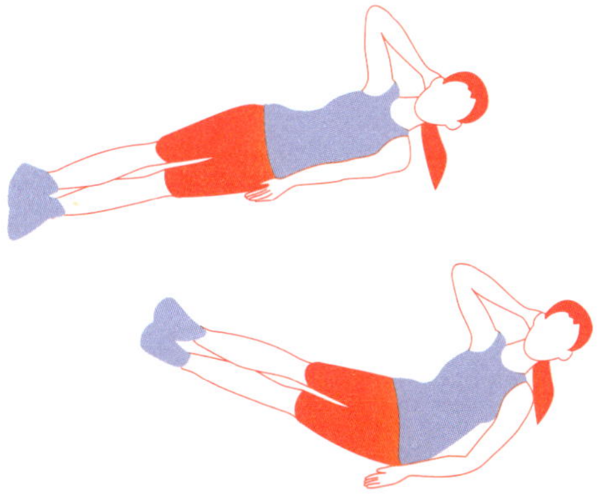

**8. OBLIQUES**

# MON PROGRAMME CARDIO BRÛLE-GRAISSES

Mes notes :

# MON PROGRAMME CARDIO BRÛLE-GRAISSES

Mes notes :

Mes notes :

# MON PROGRAMME GAINAGE COMPLET

**Mes notes :**

# MON PROGRAMME GAINAGE COMPLET

**Mes notes :**

**DIRECTION HACHETTE PRATIQUE :** *Catherine Saunier-Talec*
**RESPONSABLE D'ÉDITION :** *Stéphane Rosa*
**ÉDITION :** *Séverine Corson-Schneider*
**RESPONSABLE ARTISTIQUE :** *Antoine Béon*
**CONCEPTION GRAPHIQUE :** *Nicolas Gallois*
**TEXTES :** *Bakary Sissako*
**ILLUSTRATIONS :** *Aurélia Bertrand et Christophe-Alexis Perez*
**RÉALISATION INTÉRIEURE :** *CGI*
**CORRECTION :** *Margo Vitrac*
**RESPONSABLE PARTENARIATS :** *Sophie Morier (smorier@hachette-livre.fr)*

*Édition exclusivement réservée aux adhérents du Club*
*Avec l'autorisation des éditions Hachette Pratique*

*ISBN : 978-2-298-14029-3*
*N° éditeur : 91589*
*Dépôt légal : Janvier 2018*
*Achevé d'imprimer en Slovénie par Gorenjski tisk storitve d.o.o., avril 2018*